E. Wunn

BASICS Psychiatrie

Eva Wunn

BASICS
Psychiatrie

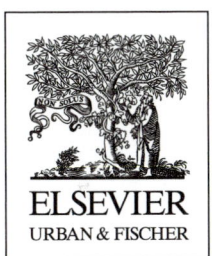

URBAN & FISCHER
München · Jena

Zuschriften und Kritik an:
Elsevier GmbH, Urban & Fischer Verlag, Lektorat Medizinstudium, z. Hd. Willi Haas, Karlstraße 45, 80333 München

Wichtiger Hinweis für den Benutzer
Die Erkenntnisse in der Medizin unterliegen laufendem Wandel durch Forschung und klinische Erfahrungen. Herausgeber und Autoren dieses Werkes haben große Sorgfalt darauf verwendet, dass die in diesem Werk gemachten therapeutischen Angaben (insbesondere hinsichtlich Indikation, Dosierung und unerwünschter Wirkungen) dem derzeitigen Wissensstand entsprechen. Das entbindet den Nutzer dieses Werkes aber nicht von der Verpflichtung, anhand der Beipackzettel zu verschreibender Präparate zu überprüfen, ob die dort gemachten Angaben von denen in diesem Buch abweichen, und seine Verordnung in eigener Verantwortung zu treffen.

Bibliografische Information der Deutschen Bibliothek
Die Deutsche Bibliothek verzeichnet diese Publikation in der Deutschen Nationalbibliografie; detaillierte bibliografische Daten sind im Internet unter http://dnb.ddb.de abrufbar.

Alle Rechte vorbehalten
1. Auflage April 2006
© Elsevier GmbH, München
Der Urban & Fischer Verlag ist ein Imprint der Elsevier GmbH.

06 07 08 09 10   5 4 3 2 1 0

Für Copyright in Bezug auf das verwendete Bildmaterial siehe Abbildungsnachweis.

Das Werk einschließlich aller seiner Teile ist urheberrechtlich geschützt. Jede Verwertung außerhalb der engen Grenzen des Urheberrechtsgesetzes ist ohne Zustimmung des Verlages unzulässig und strafbar. Das gilt insbesondere für Vervielfältigungen, Übersetzungen, Mikroverfilmungen und die Einspeicherung und Verarbeitung in elektronischen Systemen.

Programmleitung: Dr. Dorothea Hennessen
Lektorat: Willi Haas
Redaktion: Dagmar Reiche
Herstellung: Christine Jehl, Rainald Schwarz
Satz: Kösel, Krugzell
Druck und Bindung: MKT PRINT d.d., Ljubljana, Slowenien
Covergestaltung: Spieszdesign, Büro für Gestaltung, Neu-Ulm
Bildquelle: © DigitalVision/GettyImages, München
Gedruckt auf 1000 g Nopacoat Edition 1,1fach Volumen

Printed in Slovenia
ISBN-10: 3-437-42226-X
ISBN-13: 978-3-437-42226-3

Aktuelle Informationen finden Sie im Internet unter www.elsevier.com und www.elsevier.de

Vorwort

Liebe Studentinnen, liebe Studenten!

Die Psychiatrie hatte und hat immer noch eine schwierige Stellung in Medizin und Gesellschaft. Bis heute werden psychiatrische Patienten gesellschaftlich stigmatisiert. Deshalb fällt es vielen Menschen schwer, ein solches Leiden an sich selbst zu erkennen oder zu akzeptieren. Sehr häufig werden von den Betroffenen die Ursachen ihrer Erkrankung in einer körperlichen Störung oder im sozialen Umfeld gesucht. In der Bevölkerung wird die Institution „Psychiatrie" oft primär mit der Angst vor Zwangstherapie und Entmündigung verbunden. Auch die – durchaus berechtigte – Furcht, schief angesehen oder für „verrückt" erklärt zu werden, wenn man einen Psychiater aufsucht oder gar in der Klinik („Klapse") gewesen ist, fixiert den der Psychiatrie anhaftenden Ruf.

In der Medizin wird die Psychiatrie oft als „Psychofach" abgetan, das ausschließlich dem Interessierten vorbehalten ist. Dabei wird übersehen, dass viele Erkrankungen psychisch bedingt sind oder zumindest psychische Komponenten haben, die auch berücksichtigt werden müssen. Sowohl für die Lebensqualität des Patienten als auch für seine Heilung ist es wichtig, den seelischen Aspekt nicht zu vernachlässigen. So konnte z.B. gezeigt werden, dass somatische Erkrankungen besser und effektiver geheilt werden konnten, wenn die psychische Betreuung adäquat war.
Bis zu 30% der Patienten einer Allgemeinarztpraxis leiden an psychischen Erkrankungen. Das Fach der Psychiatrie ist weit gefächert. Dazu gehören nicht nur die bekannte Schizophrenie oder die Depression, sondern es geht auch um Abhängigkeiten von verschiedensten Substanzen, um Schlaf- oder Essstörungen, Persönlichkeitsstörungen und anderes. Im Gegensatz zur allgemein vorherrschenden Meinung ist die Psychiatrie also Teil eines jeden Fachgebietes in der Medizin. Derjenige, der sich darin zeitig Grundkenntnisse aneignet, kann oft seinen Patienten durch frühere Diagnosestellung und Überweisung an einen Spezialisten große Dienste leisten. Umgekehrt sollten z.B. in der Onkologie die schwerstkranken Patienten auch von psychischer Seite betreut werden, um ihnen eine ganzheitliche Therapie zu ermöglichen.

Dieses Buch aus der BASICS-Reihe soll also einen Überblick über dieses sehr vielseitige Fach bieten, ohne ausführlichere Lehrbücher ersetzen zu wollen. Die Themen werden großteils auf einer oder zwei Doppelseiten abgehandelt, so dass ein schneller Einstieg in die einzelnen Bereiche ermöglicht wird. Ergänzt werden die klar strukturierten Inhalte durch zahlreiche Tabellen und Abbildungen. Um den klinischen Bezug herzustellen und auf Probleme bei der Diagnosestellung oder Unterscheidung zwischen körperlicher oder psychischer Störung hinzuweisen, dienen die Fallbeispiele am Ende des Buches.

Mein besonderer Dank gilt Dr. Florian Pilger, der mir nicht nur aber besonders bei fachlichen Aspekten eine große Hilfe war. Des Weiteren danke ich meiner Lektorin Dagmar Reiche (Sprachquadrat) und meiner Betreuerin vom Elsevier, Urban & Fischer Verlag Willi Haas für die große Geduld und Unterstützung in jeglicher Hinsicht. Für viele hilfreiche Ratschläge (nicht nur) in studentischer Hinsicht danke ich Claas Bartram und meinen Eltern, weil sie immer hinter mir standen und mich unterstützten.

Ich hoffe, die Studenten im klinischen Abschnitt mit diesem Buch unterstützen zu können und sie für das Fach und dessen Bedeutung ein wenig zu gewinnen.
Viel Spaß damit!

München, im Winter 2005
Eva Wunn

Inhalt

A Allgemeiner Teil 2–21

Grundlagen 2–9
- Einführung und Anamneseerhebung 2
- Psychopathologischer Befund 4
- Klassifikation und Epidemiologie 6
- Diagnostik in der Psychiatrie 8

Therapie 10–21
- Psychotherapie I 10
- Psychotherapie II 12
- Psychotherapie III 14
- Psychopharmaka I 16
- Psychopharmaka II 18
- Psychopharmaka III 20

B Spezieller Teil 22–81

Affektive Störungen 24–29
- Affektive Störungen I 24
- Affektive Störungen II 26
- Affektive Störungen III 28

Schizophrene Psychosen 30–35
- Schizophrenie I 30
- Schizophrenie II 32
- Schizophrenie III 34

Neurotische Störungen 36–47
- Angststörungen I 36
- Angststörungen II 38
- Zwangsstörungen 40
- Somatoforme Störungen 42
- Belastungs- und Anpassungsstörungen 44
- Dissoziative Störungen 46

Persönlichkeitsstörungen und Verhaltensauffälligkeiten 48–57
- Persönlichkeitsstörungen I 48
- Persönlichkeitsstörungen II 50
- Essstörungen 52
- Schlafstörungen I 54
- Schlafstörungen II 56

Abhängigkeit 58–63
- Alkoholabhängigkeit I 58
- Alkoholabhängigkeit II 60
- Drogenabhängigkeit 62

Kinder- und Jugendpsychiatrie 64–69
- Kinder- und Jugendpsychiatrie I 64
- Kinder- und Jugendpsychiatrie II 66
- Mentale Retardierung 68

Gerontopsychiatrie 70–73
- Gerontopsychiatrie I 70
- Gerontopsychiatrie II 72

Spezielle Themen 74–81
- Psychiatrische Notfälle 74
- Sexualstörungen 76
- Psychiatrische Krankheitsbilder in Neurologie und Innerer Medizin 78
- Forensische Psychiatrie 80

C Fallbeispiele 82–91
- Fall 1: Suizidalität 84
- Fall 2: Schizophrenie 86
- Fall 3: Essstörung 88
- Fall 4: Somatoforme Störung 90

D Anhang 92–96

E Register 97–104

Abkürzungsverzeichnis

A., Aa.	Arteria, Arteriae
Abb.	Abbildung
Abk.	Abkürzung
AD	Antidepressiva
ADHS	Aufmerksamkeitsdefizit-Hyperaktivitäts-Syndrom
Ätiol.	Ätiologie
AV-Block	atrioventrikulärer Block
Benzos	Benzodiazepine
BMI	Body-Mass-Index
bzw.	beziehungsweise
ca.	zirka (ungefähr)
CJK	Creutzfeldt-Jakob-Krankheit
CT	Computertomographie/-gramm
DD	Differentialdiagnose
d.h.	das heißt
EEG	Elektroenzephalographie/-gramm
EKT	Elektrokrampftherapie
EOG	Elektrookulogramm
EPMS	extrapyramidal-motorische Störungen
etc.	et cetera
evtl.	eventuell
GABA	Gammaaminobuttersäure
ges.	gesamt
ggf.	gegebenenfalls
Ggs.	Gegensatz
GI(-)T(rakt)	Gastrointestinaltrakt
GT	Gesprächstherapie
HIV	human immunodeficiency virus
HOPS	hirnorganisches Psychosyndrom
i.A.	im Allgemeinen
i.a.	intraarteriell
i.m.	intramuskulär
Ind.	Indikation
inkl.	inklusive
insbes.	insbesondere
insges.	insgesamt
IPT	interpersonelle Psychotherapie
i.v.	intravenös
KH	Krankheit
KHK	koronare Herzkrankheit
Klassifik.	Klassifikation
Kompl.	Komplikationen
Kontraind.	Kontraindikation(en)
LJ	Lebensjahr
M., Mm.	Musculus, Musculi
MAO-Hemmer	Monoaminooxidasehemmer
Min.	Minuten
mind.	mindestens
Mio.	Millionen
MMS	Mini Mental State
MNS	malignes neuroleptisches Syndrom
Mrd.	Milliarden
MRT	Magnetresonanztomographie/-gramm
Ncl., Ncll.	Nucleus, Nuclei
NL	Neuroleptika
NW	Nebenwirkung
o.g.	oben genannt
PET	Positronenemissionstomographie/-gramm
Ph.	Phase
pos.	positiv
Progn.	Prognose
Prophyl.	Prophylaxe
PS	Persönlichkeitsstörung
PTBS	posttraumatische Belastungsstörung
rel.	relativ
RLS	Restless-Legs-Syndrom
s.	siehe
s.a.	siehe auch
SAS	Schlafapnoesyndrom
s.c.	subkutan
SLE	systemischer Lupus erythematodes
SNRI	selektiver Noradrenalin-Wiederaufnahmehemmer
s.o.	siehe oben
sog.	so genannt
SPECT	Single-Photon-Emissionscomputertomographie/-gramm
SSRI	selektiver Serotonin-Wiederaufnahmehemmer
STH	somatotropes Hormon
s.u.	siehe unten
Syn.	Synonym
Tab.	Tabelle
Ther.	Therapie
u.a.	unter anderem
u.Ä.	und Ähnliches
u.U.	unter Umständen
u.v.a.	und viele andere
V., Vv.	Vena, Venae
V.a.	Verdacht auf
v.a.	vor allem
vgl.	vergleiche
VT	Verhaltenstherapie
WHO	World Health Organisation
WS	Wirbelsäule
z.B.	zum Beispiel
ZNS	Zentralnervensystem
z.T.	zum Teil
zzt.	zur Zeit

Grundlagen

- 2 Einführung und Anamneseerhebung
- 4 Psychopathologischer Befund
- 6 Klassifikation und Epidemiologie
- 8 Diagnostik in der Psychiatrie

Therapie

- 10 Psychotherapie I
- 12 Psychotherapie II
- 14 Psychotherapie III
- 16 Psychopharmaka I
- 18 Psychopharmaka II
- 20 Psychopharmaka III

A Allgemeiner Teil

Einführung und Anamneseerhebung

Warum ist psychiatrisches Wissen für den Arzt wichtig?

Das Feld der Psychiatrie ist weit. Etwa 30 % der Patienten einer Allgemeinarztpraxis haben psychische Erkrankungen. Zu den Häufigsten zählen die **Depression**, die **Angsterkrankung** und der **Alkoholismus.** Nur wenige psychische Störungen werden auch als solche erkannt. Oft präsentieren sich vorwiegend somatische Symptome. Sowohl bei der Depression als auch bei der Angststörung oder den somatoformen Störungen gibt es Ausprägungen, bei denen fast ausschließlich körperliche Symptome im Vordergrund stehen. Aufwändige und vielseitige diagnostische Bestrebungen, dem vermeintlichen körperlichen Leiden auf die Spur zu kommen, schlagen fehl. Hinzu kommt, dass dadurch der Glaube des Patienten tatsächlich an einer somatischen Erkrankung zu leiden, sozusagen bestätigt und damit fixiert wird. Hier soll darauf hingewiesen werden, dass alle diese psychisch Erkrankten inklusive des Hypochonders tatsächlich unter ihren körperlichen Beschwerden leiden. Lediglich für den Simulanten trifft dies nicht zu – er versucht, sein Umfeld zu täuschen (doch auch dies hat Krankheitswert!). Wenn auch mannigfaltige Untersuchungen kein organisches Korrelat als Beweis einer Erkrankung liefern und so evtl. erst nach langer Zeit die Diagnose eines zugrunde liegenden psychischen Leidens gestellt wird, ist es sehr schwierig, den Patienten für diese Sicht der Dinge zu gewinnen. Er fühlt sich nicht selten stigmatisiert und nicht mehr ernst genommen. So ist auch das häufig zu beobachtende „doctor shopping" zu erklären. Das Vertrauensverhältnis ist gestört, die Patienten wechseln den Arzt.

In der Psychiatrie werden psychische und körperliche Faktoren für die Entstehung einer Erkrankung gleichermaßen berücksichtigt. Damit spielt sie in jedem Fachgebiet eine große Rolle. So entstehen z. B. depressive Episoden oft im Rahmen schwerer körperlicher Leiden, z. B. nach der Diagnose „Krebs". Hier ist es besonders wichtig, den Betroffenen adäquate Hilfe anzubieten und einen Spezialisten hinzuzuziehen, denn die „Gesundheit der Seele" bedeutet schließlich auch Lebensqualität.

Anamnese

Das Erstgespräch

Von besonderer Bedeutung ist der Erstkontakt nicht zuletzt deshalb, weil manche Patienten sehr ängstlich, unsicher, misstrauisch oder ablehnend einer Begegnung mit dem Psychiater gegenüberstehen. Oft steht dies auch in Zusammenhang mit der Frage, ob ein Patient aus eigener Entscheidung Rat sucht oder fremdmotiviert in eine Praxis/Klinik kommt. Der Aufbau einer vertrauensvollen Beziehung ist sowohl für die Compliance – also das Einhalten gewisser Behandlungsregeln sowie eine verlässliche Medikamenteneinnahme – als auch für die weitere Betreuung und den Erfolg einer Therapie wichtig. Deshalb sollte der Patient im Erstgespräch erfahren, dass der Arzt auf ihn eingeht, ihn ernst nimmt und nicht be- oder verurteilt. Der Arzt sollte dem Patienten Zeit geben, über seine Probleme zu sprechen und offene Fragen stellen. Auch sollte man keinen falschen Ehrgeiz entwickeln, schon im Erstgespräch alle relevanten Fakten zu erfahren und damit das Gespräch zu sehr zu strukturieren.

Am Ende eines Gesprächs (und das betrifft nicht nur das Erstgespräch) sollte eine Zusammenfassung erarbeitet werden; außerdem sollten diagnostische oder therapeutische Schritte, die sich aus dem Gespräch ergeben, erläutert werden. Es ist sinnvoll, den Patienten darauf hinzuweisen, dass alle an seiner Behandlung beteiligten Personen an die Schweigepflicht gebunden sind.

Aktuelle Krankheitsgeschichte (Tab. 1)

Zu Beginn der Anamnese sollte man sich auf die aktuell bestehende Symptomatik konzentrieren. Dauer und Intensität, Auslöser und Umstände, die die Symptomatik lindern, müssen erfragt werden. Dabei ist es auch wichtig, nach Schlafstörungen, Appetit und Schmerzen zu fragen.

> Besonders wichtig: Immer nach bestehender Suizidalität fragen!

Psychische und somatische Vorgeschichte

Der Therapeut sollte (mit Hilfe einer evtl. schon bestehenden Patientenakte oder mit dem Patienten selbst) alle zurückliegenden Krankheitsepisoden mit Dauer, Symptomatik und medikamentöser Therapie erarbeiten. Ganz wichtig für die Entscheidung, ob ein Patient stationär aufgenommen werden muss, sind Fragen nach Selbstverletzung oder Suizidalität. Auch körperliche Erkrankungen, Operationen und frühere stationäre Aufenthalte werden erfragt.

Aktuelle Krankheitsanamnese	Entwicklung der aktuellen Beschwerden und Symptome
	Subjektive Gewichtung der Symptome, Beurteilung und Erleben der Erkrankung
	Auslösefaktoren, die insbes. folgende Problemfelder betreffen: ▶ Persönliche Bindungen, Beziehungen, Familie ▶ Berufsprobleme, Lernschwierigkeiten ▶ Soziokultureller Hintergrund
	Bisherige psychopharmakologische, psychotherapeutische oder andere Behandlungsversuche? Erfolg?
	Therapiemotivation, Erwartung an die Behandlung, Krankheitseinsicht?
	Komplikationen wie: delinquentes Verhalten? Selbst-/Fremdverletzung/Gefährdung? Abusus psychotroper Substanzen?
Frühere Erkrankungen	▶ Psychisch ▶ Somatisch
	Diagnosen, Verlauf und Art der Erkrankung
	Psychosoziale Konsequenzen

Tab. 1: Inhalt der Krankenanamnese.

Medikamentenanamnese

Die aktuelle Medikation ebenso wie relevante frühere Medikamente sollten in Dosierung, Frequenz und Dauer der Einnahme erfragt werden. Auch Phytotherapeutika oder homöopathische Mittel sind dabei von Interesse. Wichtig ist es auch zu erfahren, ob somatische Krankheiten bestehen, die medikamentös behandelt werden, da es multiple Wechselwirkungen mit Psychopharmaka gibt und so z. B. ein Antidepressivum nicht die gewünschte Wirkung erzielen könnte.

Suchtanamnese

Dazu gehören Gepflogenheiten wie Alkohol-, Nikotin- und Drogenkonsum. Wichtig ist es auch, die Regelmäßigkeit und Menge des Konsums zu erfragen.

Familien- und Sozialanamnese

Die Familienanamnese ist unentbehrlich, da viele psychiatrische Erkrankungen (z. B. Depressionen, Schizophrenie) auch eine genetische Komponente besitzen.
Das soziale Umfeld bzw. die soziale Einbettung des Patienten ist oft bedeutsam: Die Art der Unterkunft, das familiäre Umfeld, die Stellung des Patienten in der Gesellschaft sowie seine finanzielle Situation sollten eruiert werden.

Fremdanamnese

Bei vielen Syndromen, bei denen der Patient z. B. nicht krankheitseinsichtig ist, hilft es, die Familie oder das nahe soziale Umfeld zu befragen, um die Schwere und das Ausmaß der Krankheit zu erkennen und eine möglichst objektive Meinung zu erhalten. Hilfreich können auch Informationen vom Hausarzt sein. Zudem kann die Miteinbeziehung der Familie in die Diagnostik (und ggf. auch die Therapie) eine Voraussetzung für eine bessere Akzeptanz einer psychischen Erkrankung sein und z. B. auch für eine bessere Compliance bei der Medikamenteneinnahme sorgen. Zu beachten ist die Schweigepflicht!

Schweigepflicht

In der Psychiatrie kommt der Schweigepflicht eine besondere Bedeutung zu, da die Gefahr einer Stigmatisierung durch Außenstehende, auch Familienangehörige, groß ist. Die psychiatrische Behandlung ist daher für den Patienten nicht selten mit Schamgefühlen verbunden. Es ist oft sinnvoll, den Patienten zu Beginn einer Therapie nochmals explizit auf die bestehende Schweigepflicht seitens des Therapeuten hinzuweisen. Nur der Patient selber kann den Arzt von der Schweigepflicht entbinden (s. a. Forensik, S. 81).

Untersuchung

Eine orientierende körperliche und v. a. neurologische Untersuchung schließt sich jedem Erstgespräch bzw. jeder Neuaufnahme an. Da differentialdiagnostisch v. a. körperliche Erkrankungen ausgeschlossen werden müssen, ist die Überprüfung des neurologischen Systems unabdingbar (Tab. 2).

Motorik	Überprüfen der Kraft, des Muskeltonus, Muskelatrophien (**Hypotonie, Rigor, Spastik, Paresen?**), Deformitäten an Wirbelsäule, einzelnen Gelenken oder Extremitäten? **Absinktendenz** im Vorhalteversuch?
Sensibilität	Berührungs-, Schmerz-, Vibrations-, Temperaturempfinden? Auf beiden Seiten gleich? **Hypästhesie? Parästhesie? Hypalgesie?** Nervendehnungsschmerzen? **Pos. Lasègue?** Zahlen werden, auf die Haut geschrieben, erkannt?
Reflexe	Eigenreflexe seitengleich auslösbar? **Hyper-/Hypo-/Areflexie?** Bauchhautreflex? **Pathologische Reflexe** (pos. Babinski?)
Vegetativum	Ausscheidungsfunktionen intakt? Genitalfunktion intakt? Libido?
Koordination	Diadochokinese? Feinmotorik? **Tremor?** Stand-/Gangbild, **überschießende Bewegungen?** Finger-Nase-Versuch?
Sprache/Verständnis	Spontansprache, Nachsprechen, Benennen?
Hirnnerven	
I	Geruchssinn intakt? **Anosmie?**
II	Visus? Gesichtsfeld? Augenhintergrund?
III, IV, VI	Isokore Pupillen? Prompte Reaktion auf Lichteinfall? **Augenmuskel- oder Blickparese?**
V	Gesichtssensibilität seitengleich regelrecht? Kaumuskulatur intakt? Masseterreflex? **Nervenaustrittspunkte schmerzhaft?**
VII	Mimische und willkürliche Gesichtsmuskulatur intakt?
VIII	Gehör beidseits?
IX, X	Würgereflex intakt? Gaumensegel seitengleich? Uvula mittelständig?
XI	Funktion Mm. trapezius und sternocleidomastoideus intakt?
XII	Zunge beim Herausstrecken seitengleich? **Abweichungen? Faszikulieren?**

Tab. 2: Übersicht über eine orientierende neurologische Untersuchung (mögliche pathologische Befunde „fett" ausgezeichnet).

Zusammenfassung

✘ Die Psychiatrie ist ein weites und wichtiges Feld in der Medizin. Sie als reines „Psychofach" abzutun wäre falsch und würde den Bedürfnissen vieler Patienten nicht gerecht werden.

✘ In der Psychiatrie hat das Erstgespräch als vertrauensbildende Basis einen besonderen Stellenwert. Erschwert wird der Arzt-Patienten-Kontakt bei nicht eigenmotivierten Patienten. Außerdem kämpft der Betroffene gegen eine Stigmatisierung, die im Zusammenhang mit psychischen Erkrankungen oder Psychotherapie enorm ist. Besonders in der Psychiatrie gilt besondere Achtsamkeit den nicht ausgesprochenen Worten und den zwischenmenschlichen Beziehungen. Trotz allem muss sich der Therapeut an gewisse objektivierbare Strukturen halten, ohne die eine Diagnose und ein Therapieplan nicht möglich sind.

Psychopathologischer Befund

Bei der Erhebung des psychopathologischen Befundes wird versucht, das Krankheitsbild zu beschreiben und verschiedene psychische Dimensionen zu charakterisieren, ohne aber eine direkte Verknüpfung zu Ätiologie oder Pathogenese herzustellen.

Äußeres Auftreten

Wichtig dabei sind u. a. das gesamte Erscheinungsbild, die Kleidung, Gestik, Mimik und die Körperpflege.

Verhalten

Wie verhält sich der Patient in der Untersuchungssituation? Ist er beispielsweise ablehnend oder misstrauisch, aggressiv oder eher zurückhaltend? Wirkt er kooperativ? Gibt es Hinweise auf ein Akzeptieren der Krankheit? Auch ist es wichtig zu berücksichtigen, wie sich der Patient ausdrückt und ob er sich über seine Krankheit bereits informiert hat.

Bewusstseinsstörungen

Unterschieden werden **quantitative** und **qualitative** Bewusstseinsstörungen (Abb. 1, Tab. 1). Beispiele für qualitative Bewusstseinseinschränkungen sind:
▶ Delir (z. B. Alkoholentzugsdelir), bei dem das Bewusstsein in erheblichem Maße durch Orientierungs-, Gedächtnis- und Auffassungsstörungen beeinträchtigt ist
▶ Dämmerzustand, z. B. postiktal (= nach einem Krampfanfall): Bewusstseinseinengung (d. h., das Wahrnehmen ist auf bestimmte Themen eingeengt) oder Bewusstseinsverschiebung (Farben werden hier z. B. intensiver gesehen oder Musik lauter gehört)

Unter quantitativen Bewusstseinsstörungen versteht man eine Bewusstseinsminderung als Störung der Vigilanz, die in verschiedene Grade eingeteilt werden kann.

Orientierungsstörungen

Unterschieden werden die Orientierung zur eigenen **Person** (Name, Geburtsdatum, Vorgeschichte), zum **Ort** (Krankenhaus, Station, Wohnort), zur **Zeit** (Datum, Monat, Jahr) und zur **Situation** (Untersuchungssituation, Klinik, zu Hause).

Aufmerksamkeits- und Gedächtnisstörungen

▶ **Aufmerksamkeit und Konzentration** lassen sich z. B. durch Rechenaufgaben (von 100 fortlaufend 7 abziehen) oder das Buchstabierenlassen von Wörtern testen.
▶ Das **Kurzzeitgedächtnis** lässt sich überprüfen, indem man drei Begriffe, wie z. B. Ei, Baum, Auto vorspricht und diese gleich und nach einigen Minuten reproduzieren lässt. Auch das **Langzeitgedächtnis** sollte mit Fragen über die eigene Kindheit o. Ä. geprüft werden.

Denkstörungen (s. Schizophrenie, S. 31)

Formale Denkstörungen
Diese betreffen Störungen des Denkablaufs. Man unterscheidet:
▶ Denkverlangsamung, Denkhemmung
▶ Gedankensperren und Gedankenabreißen, d. h., der Patient verliert mitten im Gespräch den Faden oder hat das Gefühl, dass seine Gedanken „gesperrt" sind
▶ Eingeengtes Denken, Grübeln, Perseveration, Haften (es wird über die immer gleiche Thematik nachgedacht und gegrübelt, ohne dass andere Inhalte zugelassen werden können)
▶ Umständliches, zerfahrenes („Wortsalat", kein Zusammenhang erkennbar) und inkohärentes (Zusammenhang gelockert, sehr sprunghaft) Denken: Der Patient hat Schwierigkeiten, seine Gedanken klar und verständlich zu äußern. Er kann sich nicht logisch geordnet äußern.
▶ Ideenflucht: Dabei geht die Fähigkeit verloren, das Denken auf einen Gegenstand zu richten (die Betroffenen kommen vom Hundertsten ins Tausendste), der Denkablauf ist beschleunigt, und die Patienten sind erhöht ablenkbar.

Inhaltliche Denkstörungen
Wahn
Der Wahn bedeutet für den Betroffenen eine unabänderliche Realität. Er lässt sich nicht vom Gegenteil überzeugen und kann auch nicht von einem anderen Standpunkt aus seine

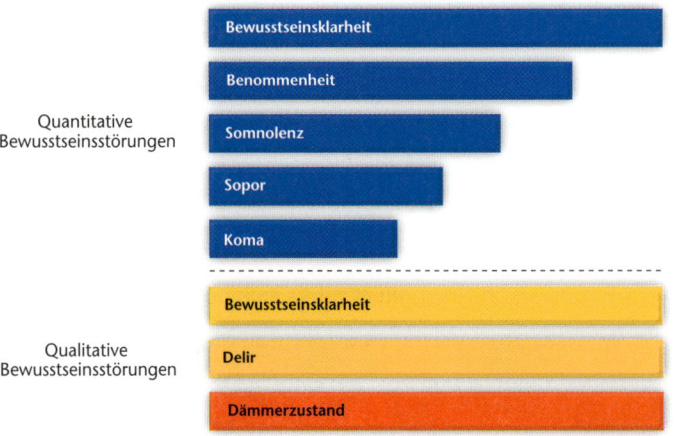

Abb. 1: Einteilung der Bewusstseinsstörungen. [1]

Bewusstseinsgrad	Definition
Benommenheit	Patient ist teilnahmslos und verlangsamt, v. a. in der Informationsaufnahme und -verarbeitung
Somnolenz	Patient ist schläfrig, reagiert nicht adäquat auf Ansprechen, ist aber erweckbar
Sopor	Patient schläft und ist nur durch Schmerzreize erweckbar
Koma	Patient ist nicht mehr bei Bewusstsein und auch nicht durch starke Reize erweckbar

Tab. 1: Quantitative Bewusstseinsstörungen.

Meinung variieren. Im Wahnverlauf unterscheidet man folgende Stadien: Wahnstimmung → manifester Wahn → Residualwahn.
Man unterscheidet folgende **Wahnformen:**
- Wahnstimmung: Der Patient hat das Gefühl, dass etwas „vor sich geht".
- Wahnwahrnehmung: Reale Sinneswahrnehmungen aus der Umwelt erhalten eine abnorme Bedeutung, die von außen nicht nachvollziehbar ist. Beispiel: Der Patient berichtet, dass alle Ampeln für ihn auf „Grün" geschaltet sind.
- Wahneinfall: plötzliches Auftauchen von wahnhaften Überzeugungen in der Vorstellungswelt ohne Sinneswahrnehmung.

Häufige **Wahnthemen** sind:
- **Verfolgungswahn** (welcher den häufigsten Wahn darstellt)
- **Beziehungswahn:** Der Patient bezieht Vorgänge, die um ihn herum geschehen, auf sich; er sieht sich in Beziehung stehen zu einigen oder auch vielen Geschehnissen.
- **Größenwahn:** Hier geht es um Themen wie Macht, hohe Abstammung oder als Sonderform den religiösen Wahn: Der Patient ist z.B. Jünger Christi, kommuniziert mit Gott oder ist der zukünftige Bundeskanzler.
- **Verarmungswahn:** Die Betroffenen sind überzeugt, dass sie schon in naher Zukunft alles verlieren werden und ihre Familie in eine desolate finanzielle Situation abrutschen wird (z.B. als Symptom bei depressiven Störungen).
- **Versündigungswahn:** Hier geht es um die Überzeugung, durch das eigene Handeln Schuld auf sich zu laden (auch typisch im Rahmen von Depressionen).

Zwänge (s. Zwangsstörungen, S. 40)
Man unterscheidet Zwangsgedanken von Zwangshandlungen. Häufige Zwangshandlungen sind:
- Waschzwang
- Kontrollzwang
- Putzzwang

Zwänge findet man als eigenes Erkrankungsbild, aber auch bei Schizophrenien, depressiven Episoden oder Persönlichkeitsstörungen. Im Unterschied zum Wahn nehmen die Betroffenen ihre Zwänge als sinnlos wahr und leiden unter ihnen.
Bei Zwangsgedanken drängen sich immer wieder gewisse Denkinhalte auf, die nicht unterdrückt werden können. Dies wird als sehr quälend erlebt.

Wahrnehmungsstörungen
Zu den Wahrnehmungsstörungen zählen Halluzinationen und Illusionen:
- **Halluzinationen** sind Trugwahrnehmungen ohne objektiv gegebenen Sinnesreiz. Man unterscheidet optische (z.B. weiße Mäuse), akustische (z.B. Stimmen), olfaktorische, gustatorische und taktile (= haptische) Halluzinationen.
- **Bei Illusionen** geht es im Gegensatz dazu um die Verkennung, also Fehldeutung real vorhandener Gegenstände (ein Patient nimmt beim Spazierengehen einen Baumstamm als Menschen wahr).

Ich-Störungen (s. Schizophrenie, S. 31)
Darunter versteht man die Störung der Integrität der eigenen Person. Die eigene Persönlichkeit kann nicht mehr gegen die Umwelt oder andere Personen abgegrenzt werden, bzw. die Grenzen zwischen Ich und Umwelt verschwimmen. Beispiele:
- Depersonalisation und Derealisation (sog. Entfremdungserlebnisse)
- Gedankenausbreitung, -entzug, -eingebung

Affektstörungen (s. Affektive Störungen, S. 24)
Bei der Anamnese und Untersuchung ist auf einen gedrückten Affekt (wie bei depressiven Episoden) zu achten sowie auf eine gehobene Stimmung (wie sie bei einer Manie vorkommt). Weitere Beispiele von Begrifflichkeiten zur Beschreibung eines (pathologisch) veränderten Gemütszustandes sind:
- Ratlosigkeit, Traurigkeit, Hoffnungslosigkeit, Affektarmut/-starre
- Euphorie, gesteigertes Selbstwertgefühl, Gereiztheit oder Aggressivität
- Parathymie: Gefühl und Situation passen nicht zusammen (Patient erzählt lachend vom Tod seiner Mutter).
- Wichtig ist auch, sich nach zirkadianen Besonderheiten zu erkundigen, z.B. nach Morgen- oder Abendtief.

Antriebsstörungen und Psychomotorik
- Antriebsarmut, Passivität
- Gesteigerte Motorik, Logorrhö
- Mutismus: wortkarg bis Versiegen der Sprache
- Logorrhö: verstärkter Redefluss
- Stupor: schwere Antriebshemmung bis zur völligen Regungslosigkeit

---

Zusammenfassung

Die Erhebung des psychopathologischen Befundes soll dazu dienen, möglichst vollständig und objektiv die vorliegenden Symptome zu erkennen. Dies ist wichtig zur Diagnosestellung und dient als Grundlage einer Therapie. Manche Symptome sind dabei typisch für bestimmte Krankheitsbilder, sie können aber auch bei verschiedenen Störungen auftreten. So ist die Störung des Affekts und Antriebs eines der Hauptsymptome der Depression. Allerdings können diese Symptome auch bei einer Schizophrenie vorherrschend sein. Es ist also Vorsicht vor einer überschnellen Diagnosestellung geboten!

Klassifikation und Epidemiologie

Klassifikationssysteme

Es gibt zwei große Klassifikationssysteme in der Psychiatrie. Erstens die von der WHO etablierte ICD-10 (= International Classification of Diseases, derzeit in der 10. Auflage) und zweitens das von der American Psychiatric Association entwickelte DSM IV (= Diagnostic Systems Manual, derzeit in der 4. Auflage). Wichtig ist, dass internationale Standards verwendet werden, damit die Diagnostik einer psychischen Krankheit normiert abläuft.

> **Standardisierung**
> Zur Diagnosestellung müssen sich bestimmte Symptome präsentieren und zwar in einer gewissen Ausprägung und über einen definierten Zeitraum. Auf dem Weg zur Diagnosestellung müssen verschiedene differentialdiagnostische Prozesse durchlaufen werden, um andere (oft auch organische) Krankheiten auszuschließen (Abb. 1).

ICD-10

Im Gegensatz zur ICD-9 hat die ICD-10 die klassische triadische Einteilung psychischer Störungen komplett verlassen. Zuvor wurden organisch bedingte, endogene und psychogene Störungen unterschieden. Diese Einteilung wurde zugunsten einer rein **deskriptiven, also eher phänomenologischen Klassifikation** geändert (Tab. 1). Deskriptiv bedeutet, dass die Erkrankungen entsprechend ihrem Verlauf, ihrer Dauer und Symptomatik charakterisiert und nicht mehr unter ätiologischen Gesichtspunkten betrachtet werden.

F0	Organische einschließlich somatischer psychischer Störungen • Demenzen verschiedener Ätiologie • Delir • Sonstige Störungen aufgrund einer Schädigung oder Funktionsstörung des Gehirns
F1	Psychische und Verhaltensstörungen durch psychotrope Substanzen (Suchterkrankungen) • Alkohol • Opioide • Tabak etc.
F2	Schizophrenie, schizotype und wahnhafte Störungen
F3	Affektive Störungen • Depression • Manie • Bipolare Störung
F4	Belastungs- und somatoforme Störungen • Angststörungen (Phobien, Panikstörung, generalisierte Angststörung) • Anpassungsstörungen • Somatoforme Störungen (körperliche Beschwerden ohne morphologisches Korrelat) • Dissoziative Störungen • Zwangsstörungen
F5	Verhaltensauffälligkeiten im Zusammenhang mit körperlichen Störungen oder Faktoren • Essstörungen (Anorexie, Bulimie) • Schlafstörungen • Psychische Störungen im Wochenbett
F6	Persönlichkeits- und Verhaltensstörungen • Alle Formen der Persönlichkeitsstörung • Störungen der Impulskontrolle • Störungen der Geschlechtsidentität und der sexuellen Präferenz
F7	Intelligenzminderung • Einteilung in verschiedene Grade je nach IQ
F8	Entwicklungsstörungen • Störungen in der Entwicklung von Sprache, des Sprechens, schulischer sowie motorischer Fertigkeiten • Tiefgreifende Entwicklungsstörungen wie z. B. Autismus
F9	Verhaltensstörungen und emotionale Störungen mit Beginn in Kindheit und Jugend • ADHS-Syndrom (Aufmerksamkeits-Defizit-Hyperaktivitäts-Syndrom) • Störungen des Sozialverhaltens oder anderen Verhaltens • Ticstörungen

Tab. 1: Diagnostische Hauptgruppen bei ICD-10 (die Gruppe F ist für psychiatrische Störungen relevant).

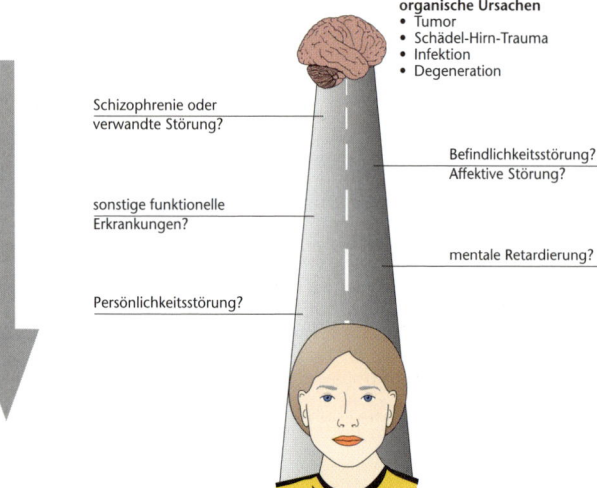

Abb. 1: Der Weg zur Diagnose: Beim Durchlaufen der differentialdiagnostischen Strecke haben Symptome weiter oben Vorrang gegenüber denen unten. [2]

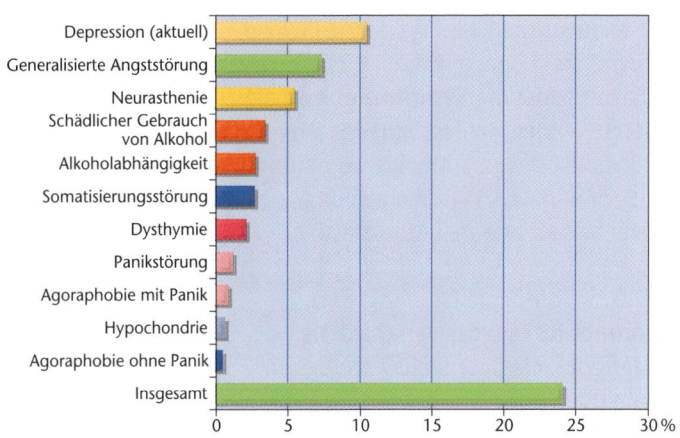

Abb. 2: Psychische Erkrankungen in hausärztlichen Praxen. [1]

Um eine bestimmte Diagnose stellen zu können, stehen verschiedene standardisierte Mittel zur Verfügung. Beispielsweise gibt es strukturierte Interviews, in denen spezielle Fragen zur Befunderhebung festgelegt sind. Die Auswertung dieser Interviews entbehrt jedoch nicht einer gewissen Subjektivität des jeweiligen Untersuchers. Es existieren auch standardisierte Interviews, bei denen die Antworten kodiert sind. Deren Auswertung kann EDV-gestützt erfolgen.

DSM-System

Das DSM-System folgt einer multiaxialen Klassifikation:
Achse I: Aktuelles psychopathologisches Syndrom
Achse II: Persönlichkeitsstörung
Achse III: Körperliche Erkrankung
Achse IV: Situativer Auslöser
Achse V: Soziale Adaptation

Dies soll zu einer größtmöglichen Fülle an Informationen über den Patienten führen.

Epidemiologie psychischer Erkrankungen

Psychische Erkrankungen sind allgemein sehr häufig (vgl. die Prävalenz- bzw. Inzidenzraten in den einzelnen Kapiteln). Deshalb ist es für jeden Mediziner, unabhängig von seiner medizinischen Fachrichtung, hilfreich, sich auf diesem Gebiet Wissen anzueignen. Studien konnten zeigen, dass bis zu 30 % der Patienten in einer allgemeinärztlichen Praxis (auch) unter psychischen Symptomen leiden. Im Vordergrund stehen dabei depressive Erkrankungen, Angststörungen, Alkoholismus und somatoforme Erkrankungen. Leider werden diese oftmals nur selten erkannt und behandelt, was für die Betroffenen zu einer erheblichen Reduktion der Lebensqualität führt. So werden z. B. nur 50 % aller Depressionen vom Hausarzt richtig diagnostiziert und von diesen wiederum nur 10 % adäquat behandelt. Abbildung 2 zeigt die häufigsten Symptome, mit denen Patienten beim Hausarzt vorstellig werden.

Zusammenfassung

In der Psychiatrie existieren zwei international anerkannte Klassifikationssysteme: Die ICD-10 der WHO und die DSM-IV der American Psychiatric Association. Die Vorteile dieser Systeme liegen in der Möglichkeit einer internationalen Verständigung und Angleichung der Diagnostik und Therapie. Jedoch geben diese Kodierungen keinen therapeutischen Rat. Sorgfältige Differentialdiagnostik ist mittels diagnostischer Interviews und Checklisten möglich. Ebenfalls sollte auf das Vorliegen komorbider Störungen geachtet werden. So treten z. B. im Rahmen von Depressionen häufig auch Angstsyndrome auf, die ggf. die zugrunde liegende Depression maskieren können. Es ist für jeden Mediziner, gleich in welchem Gebiet er tätig ist, von größter Wichtigkeit, psychiatrische Symptome erkennen und einordnen zu können, da psychische Erkrankungen sehr weit verbreitet sind.

Diagnostik in der Psychiatrie

Die Diagnostik in der Psychiatrie bewegt sich auf drei Ebenen (Abb. 1, S. 6):
- Davon bildet die **Symptomebene** die unterste – hier werden lediglich verschiedene psychopathologische Befunde aufgelistet (z. B. „Wahnvorstellung", „Depersonalisation", „Antriebsstörung").
- Die nächste Stufe bildet die **Syndromebene**, auf der verschiedene Symptome, die überzufällig häufig gemeinsam auftreten, zu übergeordneten Syndromen zusammengefasst werden (z. B. „depressives Syndrom").
- Die oberste stellt die **Diagnoseebene** dar, bei der Symptome, Syndrome und zusätzliche Merkmale zusammenlaufen, was sie v. a. in Lehrbüchern tun, aber wie so oft in der Medizin im klinischen Alltag nicht immer (z. B. Diagnose „Schizophrenie").

Grundbegriffe

Epidemiologie
- **Morbidität:** Sie stellt die Krankheitshäufigkeit innerhalb einer Population dar und wird mittels Prävalenz und Inzidenz beschrieben.
- **Prävalenz:** Sie stellt die Gesamtheit der Krankheitsfälle zu einem bestimmten Zeitpunkt bzw. im Laufe des Lebens (Lebenszeitprävalenz) in einer vorher definierten Population dar.
- **Inzidenz:** Sie bezeichnet die Anzahl der Neuerkrankungen innerhalb eines bestimmten Zeitraumes.
- **Mortalität:** Die „Sterblichkeit" beschreibt das Verhältnis der Anzahl der Sterbefälle (infolge einer bestimmten Krankheit) zur Zahl der in einer Bevölkerungsgruppe betroffenen Kranken.

Verlauf
- **Erstmanifestation:** Die Erstmanifestation bedeutet das erstmalige Auftreten der Krankheit. Dabei ist nicht enthalten, **wie** die Krankheit aufgetreten ist (akut, subakut, schleichend).
- **Prodromi:** Bei einem schleichenden Krankheitsbeginn lassen sich häufig sog. Vorläufer- oder Prodromalsymptome definieren, die mehr oder weniger typisch für die bevorstehende Krankheit sind.
- **Exazerbation:** bezeichnet den Ausbruch einer Krankheit.
- **Residualsymptomatik:** Darunter versteht man die nicht vollständige Rückbildung mancher für die Krankheit typischen Symptome. Bestimmte Krankheiten verlaufen in Phasen oder Schüben, zwischen denen entweder eine völlige Gesundung eintritt oder aber eine Residualsymptomatik bestehen bleiben kann.
- **Remission** (Voll-/Partial-): Der Begriff bedeutet so viel wie Heilung oder Genesung. Man unterscheidet die vollständige Heilung von der nur teilweisen Genesung. Diese beiden Begriffe werden im Zusammenhang mit therapeutischen Interventionen gebraucht im Gegensatz zur sog. Spontanremission, die sozusagen „ohne therapeutisches Zutun" eintritt.
- **Rückfall/Rezidiv:** Von einem Rückfall spricht man, wenn bei einem Patienten die krankheitsspezifischen Symptome (während einer Remissionsphase) wieder auftreten.

Untersuchungsinstrumente zur psychiatrischen Diagnostik

Strukturierte Interviews
Ein Interview dient der Informationssammlung. Damit alle wichtigen Fragen gestellt werden, um möglichst umfangreiche Informationen zu erhalten, gibt es strukturierte Interviews, die systematisch gegliedert sind. Es existieren vorformulierte Fragen, deren Bewertung aber oft dem Untersucher überlassen bleibt.

Standardisierte Interviews
Alle diagnostischen Schritte, alle Elemente einer Informationserhebung und auch deren Auswertung sind hier genau festgelegt. Die Auswertung erfolgt meist per Computer, ebenso die Diagnosestellung.

Testpsychologie

Testpsychologische Untersuchungen sollen in der Psychiatrie eine objektivere Diagnostik ermöglichen. Wichtige Evaluationskriterien stellen dabei die Objektivität, die Reliabilität und die Validität dar:
- **Objektivität:** Die Ergebnisse eines Tests sollen vom Untersucher unabhängig sein.
- **Reliabilität:** Sie ist ein Maß für die Wiederholbarkeit eines Tests, d. h. die Zuverlässigkeit, mit der ein bestimmtes Merkmal erfasst wird.
- **Validität:** Diese gibt den Grad der Genauigkeit an, d. h. die Gültigkeit eines Testverfahrens.

Testpsychologische Verfahren wendet man z. B. im Bereich der Leistungs- und Persönlichkeitsdiagnostik an.

Leistungsdiagnostik
- Intelligenztests (z. B. Hamburger-Wechsler-Intelligenztest für Erwachsene = HAWIE)
- Tests zur Beurteilung von Konzentration und Aufmerksamkeitsleistungen (z. B. Test d2)
- Tests zur Beurteilung von Gedächtnisleistungen
- Spezielle Tests für den gerontopsychiatrischen Bereich, wie z. B. der Mini-Mental-State (MMS) oder andere Testverfahren zur Demenzdiagnostik.

Persönlichkeitsdiagnostik
- Man unterscheidet hier Verfahren zur Feststellung der aktuell vorliegenden Persönlichkeitsstruktur (z. B. das FPI [Freiburger-Persönlichkeits-Inventar], den MMPI [Multiphasic-Minnesota-Personality-Inventory] und das Eysenck-Persönlichkeitsinventar) von Verfahren, die prämorbide Charaktereigenschaften erfassen, also die Persönlichkeit vor Ausbruch einer Krankheit beschreiben sollen. Beim FPI z. B. werden mehrere Fragen zur Selbstbeschreibung gestellt, auf die mit stimmt/stimmt nicht geantwortet wird. Aus den Antworten wird ein Persönlichkeitsprofil erstellt, das verschiedene Dimensionen umfasst.

Unter anderem geht es um Lebenszufriedenheit, Leistungsorientierung, Gehemmtheit, Offenheit, Aggressivität usw.

Apparative Diagnostik

EEG (Elektroenzephalographie)
Das Elektroenzephalogramm ist ein wichtiges diagnostisches Hilfsmittel zur Erkennung von hirnorganischen Störungen. Neben seiner Bedeutung in der (neurologischen) Diagnostik von Epilepsien und zur Differenzierung von psychischen Veränderungen nach Drogen- oder Medikamentenmissbrauch wird es in der Psychiatrie auch zur Überwachung von Psychopharmaka-Therapien eingesetzt, die Einfluss auf die Hirnströme haben.

CT (Computertomographie)
Da verschiedene Körpergewebe Röntgenstrahlen unterschiedlich stark absorbieren, kann je nach Dichte des Gewebes ein aussagekräftiges Bild entstehen. Der Einsatz von Kontrastmittel erbringt oft bessere Aussagewerte, v.a. im Bereich der Tumordiagnostik. Angewendet wird die CT in der Psychiatrie/Psychosomatik in erster Linie zum Ausschluss organischer Ursachen bei psychischen Symptomen. Auch atrophische Prozesse können anhand einer Ventrikelerweiterung bzw. einer Verminderung der Hirnsubstanz erkannt werden. Allerdings sind gewisse atrophische Prozesse mit zunehmendem Alter physiologisch und müssen somit immer zum Alter des Patienten in Beziehung gesetzt werden.

MRT (Magnetresonanztomographie)
Die MRT hat den großen Vorteil der fehlenden Strahlenbelastung und einer besseren und genaueren Auflösung. Sie funktioniert mit einem Magnetfeld, nach dem sich verschiedene Körperzellen wie Kompassnadeln ausrichten, wodurch verschiedene Gewebe dargestellt werden können. Sie ist allerdings kosten- und zeitaufwändiger als eine CT.

SPECT (Single-Photon-Emissionscomputertomographie)
Dem Patienten werden hier radioaktiv markierte Substanzen gespritzt. Entsprechend können Veränderungen des regionalen Blutstroms sichtbar gemacht werden. Angewendet wird das Verfahren v.a. bei ischämischen Hirnprozessen und zur Demenzabklärung. Ein großer Vorteil der SPECT besteht darin, dass sie bereits pathologische Strömungsveränderungen aufzeigt, bevor der Patient klinisch auffällig ist.

PET (Positronenemissionstomographie)
Sie erlaubt die regionale Messung und Darstellung von intrazerebralen Stoffwechselvorgängen und somit Regionen der Aktivität. Dargestellt werden Durchblutung, Stoffwechselprozesse und Medikamentenwechselwirkungen. Wichtige Informationen kann die PET zur Demenzdiagnostik (auch DD wie Pseudodemenz im Rahmen einer depressiven Episode), zu anderen degenerativen Prozessen, Enzephalitiden und chronischen Intoxikationen liefern (Abb. 1).

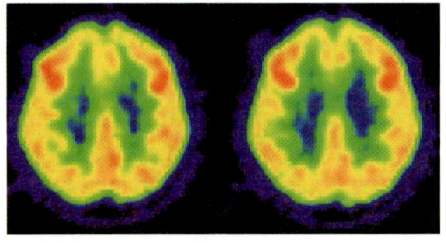

Abb. 1: Desoxy-Glukose-PET – verringerter Stoffwechsel im temporo-parietalen Hirnbereich bei beginnender Alzheimer-Demenz. Rechts: Symptomprogression nach 2 Jahren. [1]

Labordiagnostik

- Drogenscreening im Blut oder Urin: Dabei können folgende Substanzen identifiziert werden: Alkohol, Amphetamine, Barbiturate, Benzodiazepine, Cannabis, Halluzinogene, Opiate, LSD, Kokain.
- Überprüfung von Pharmakaspiegeln zur Therapieüberwachung: Damit kann bei Medikamenten mit enger therapeutischer Breite (z.B. Lithium) einer Intoxikation vorgebeugt, aber auch die Dosis bei zu geringen Spiegeln erhöht werden (z.B. infolge eines erhöhten Metabolismus verschiedener SSRI im Rahmen des Cytochrom-Polymorphismus).
- Ausschluss organischer Erkrankungen wie Hypo- oder Hyperthyreose und vielen anderen Störungen, die psychische Symptome auslösen können
- Liquordiagnostik zum Ausschluss entzündlicher Gehirnerkrankungen, die ebenfalls psychische Symptome verursachen können

Zusammenfassung

In der Psychiatrie stehen im Gegensatz zur somatischen Medizin eher weniger objektive Untersuchungsmöglichkeiten zur Verfügung. Eine apparative Zusatzdiagnostik wird hauptsächlich als Ausschlussdiagnostik angefordert. Die meisten psychischen Erkrankungen hinterlassen keine morphologisch sichtbaren Befunde und müssen somit entsprechend der klinischen Symptomatik diagnostiziert werden. Um die Diagnosestellung zu erleichtern, auch um sie zu strukturieren und objektivieren, wurden standardisierte und strukturierte Interviews sowie verschiedene testpsychologische Untersuchungsinstrumente entwickelt. Sie beruhen auf Erfahrungswerten bzw. orientieren sich an Normstichproben und können teilweise auch computerisiert ausgewertet werden, um die Subjektivität des Untersuchers auszuschließen.

Psychotherapie I

Psychoanalytisch-psychodynamische Therapieverfahren

Zu den psychoanalytisch-psychodynamische Therapieverfahren gehören zum einen die klassische Psychoanalyse, zum anderen tiefenpsychologisch fundierte Verfahren.
Die Psychoanalyse geht davon aus, dass in jedem Individuum unbewusste Ich-Anteile existieren, die Einfluss auf unser Tun und Handeln ebenso wie auf unser emotionales Erleben haben. Nicht bewusste Gedanken, Vorstellungen oder Träume können aufgedeckt und bearbeitet werden. Ins Unterbewusste verdrängte Konflikte sollten nach Auffassung der Psychoanalyse wieder ins Bewusstsein gebracht und dann adäquat bearbeitet werden. Begründet wurde die klassische Psychoanalyse von S. Freud als Urvater der Psychotherapie. Bis heute ist die Psychoanalyse von verschiedenen psychotherapeutischen Schulen modifiziert bzw. weiterentwickelt worden.

Grundlagen

Das Instanzenmodell
Laut Freud besteht die menschliche Psyche aus drei Instanzen: Dem **Es**, dem **Ich** und dem **Über-Ich**. Das Es ist durch unbewusste Triebe und Impulse gekennzeichnet, das Über-Ich stellt die moralische Instanz dar, die aus übernommenen Idealen und Normen besteht. Das Ich ist die Koordinationsinstanz, die zwischen Über-Ich, Es und Außenwelt vermittelt, d.h., das Ich muss den Anforderungen, die die Realität an den Menschen stellt, gerecht werden.

Das entwicklungspsychologische Modell
Nach Freud verläuft die menschliche Entwicklung in verschiedenen Phasen, beginnend mit der **oralen Phase** im ersten Lebensjahr. Grundbedürfnisse wie Essen, Trinken werden oral durch Lutschen oder Saugen befriedigt. Weinen dient der Kontaktaufnahme und dem Ausdruck von Unzufriedenheit. In der **analen Phase**, die sich vom zweiten bis zum dritten Lebensjahr anschließt, wird beispielsweise durch die Kontrolle über die Darmfunktion Autonomie erlebt und Macht ausgeübt, Grenzen werden hier ausgereizt. In dieser Phase wird auch das Über-Ich strukturiert, indem sich das Kind mit der Ausbildung von Gewissen, Normen und Regeln beschäftigt. Die anschließende **ödipale Phase**, welche bis zum 5. Lebensjahr reicht, wird durch die Entdeckung des eigenen Genitales gekennzeichnet. Es bilden sich Phantasien und Vorstellungen heraus, die sich hauptsächlich auf den gegengeschlechtlichen Elternteil beziehen. Es entsteht der so genannte Ödipuskomplex. Analog zur antiken Sage kommt es hierbei zu Liebe und geheimen Wünschen dem gegengeschlechtlichen Elternteil gegenüber. Der gleichgeschlechtliche wird gehasst, und es entsteht eine eifersüchtige Konkurrenz. Es folgt die **Latenzphase** bis zum Beginn der Pubertät, in der sich die psychosoziale Kompetenz entwickelt. Das Ich und das Über-Ich festigen sich. Die **Pubertätsphase** zeigt einen Rollenwechsel von der kindlichen in eine eigenständige Erwachsenenrolle.

Krankheitskonzepte
Ein Konflikt entsteht entweder durch widersprüchliche Haltungen der verschiedenen Instanzen oder aber durch eine ungünstige Entwicklung in einer der o.g. Phasen. Wenn ein Konflikt vom Ich nicht angemessen bewältigt werden kann, entsteht Angst. Diese Angst zwingt das Individuum, den Konflikt ins Unterbewusstsein zu verdrängen, um ungestört weiterleben zu können. Diesen Vorgang nennt man **Abwehr** (Tab. 1). Falls eine Entwicklungsphasenstörung vorliegt, kann es zu einer sog. **Fixierung** in dieser Phase kommen; die Phase kann im späteren Leben dann reaktiviert werden.

Therapiekonzept

Klassische Psychoanalyse
Ziel ist es, unbewusste Konflikte und Probleme dem Ich zugänglich zu machen, um sie anschließend bearbeiten zu können. Beim klassischen psychoanalytischen **Setting** liegt der Patient – wie zu Zeiten Freuds – auf der berühmten Couch, der Therapeut sitzt am Kopfende hinter ihm. Grundlage ist die **freie Assoziation**, was bedeutet, dass der Patient alles erwähnen soll, was ihm gerade in den Sinn kommt,

Abwehrmechanismus	Erklärung
Projektion	Probleme oder Verhaltensweisen, die man an sich ablehnt, werden auf andere übertragen und dann kritisiert
Verdrängung	Angstbesetzte Situationen, nicht akzeptierte Triebe oder Affekte werden durch Verdrängung vom Bewusstsein ferngehalten, wodurch eine scheinbar normale Fassade aufrechterhalten wird
Sublimierung	Umwandlung von Affekten und Trieben in sozial höher bewertete oder akzeptierte Formen, z.B. Umwandlung von sexuellen Trieben in intellektuelle oder künstlerische Fertigkeiten
Reaktionsbildung	Statt einem verdrängten Impuls zu folgen, wird eine Verhaltensweise ins Gegenteil verkehrt, z.B. in übertriebene Freundlichkeit statt Aggressivität

Tab. 1: Beispiele verschiedener Formen der Abwehr.

auch wenn er scheinbar keinen Zusammenhang im Gesagten sehen kann. Die Arbeit des Therapeuten besteht neben der **Abstinenz** (d.h. „Zuhören und nichts von sich erzählen") in der **Deutung** dieser aus dem Unterbewussten stammenden Themen.

Therapeutisch genutzt werden auch interpersonelle Vorgänge wie Übertragung und Gegenübertragung: Unter **Übertragung** versteht man, dass nicht verarbeitete Konflikte von Seiten des Patienten in der Beziehung zum Therapeuten reaktualisiert werden und dabei die früheren Gefühle bzw. nicht adäquaten Verhaltensmuster auf z.T. unbewusster Ebene wieder erscheinen. Beispielsweise spricht der Klient mit dem Therapeuten und fühlt sich so, wie er damals mit seinem Vater gesprochen hat bzw. sich ihm gegenüber gefühlt hat, als er auch zu spät (damals nach Hause und nicht in die Therapiestunde) gekommen ist. Bei der **Gegenübertragung** handelt es sich um Empfindungen, die der Patient beim Therapeuten auslöst. Der Therapeut soll sich seinerseits diese Empfindungen, die in ihm wachgerufen werden, bewusst machen und sie wiederum – unter Berücksichtigung eigener (biographischer) Anteile – zu deuten wissen.

▶ **Therapiedauer:** Langzeittherapie, mind. 2–3 Sitzungen/Woche
▶ **Indikation:** Neurosen
▶ **Nachteil:** hoher zeitlicher Aufwand, gewisse Voraussetzungen seitens des Patienten erforderlich: sprachliche Ausdrucksfähigkeit, Introspektionsfähigkeit, relativ hohe Frustrationstoleranz, gewisse Ich-Stärke

▶ **Vorteil:** Diese Therapie beschäftigt sich im Gegensatz zu der medikamentösen Therapie mit den Ursachen der Krankheit bzw. den Gründen einer Fehlentwicklung. Man könnte also sagen, die Psychotherapie betreibt Ursachenforschung statt „Symptomdoktorei".

Tiefenpsychologisch fundierte (dynamische) Psychotherapie

Im Zentrum stehen aktuelle Symptome bzw. Belastungen, jedoch im Kontext der Gesamtpersönlichkeit und Lebensgeschichte des Patienten. Das Setting sieht Klient und Therapeut (im Gegensatz zur klassischen Psychoanalyse) sitzend, sie schließen ein Arbeitsbündnis, das darin besteht, neurotische Fehlhaltungen des Patienten und den daraus entstehenden Leidensdruck zu erkennen und zu bearbeiten. Techniken sind auch hier Deutung, Widerstandsanalyse und Übertragungsphänomene.

▶ **Therapiedauer:** Anfangs 1–2 Sitzungen/Woche, dann auch in größeren Abständen möglich
▶ **Indikation:** reaktive Störungen (z.B. bestimmte Depressionsformen, Anpassungs- und akute Belastungsstörungen, Neurosen, Persönlichkeitsstörungen, somatoforme Störungen
▶ **Vorteil:** geringerer zeitlicher Aufwand, größere Indikationsbreite, problembezogen
▶ **Nachteil:** ggf. zu wenig lösungs- und gegenwartsorientiert im Vergleich zur VT

Exkurs: Sigmund Freud

In einem Brief an Wilhelm Fliess formuliert Freud 1897 nach selbstanalytischen Betrachtungen erstmals den „Ödipus Komplex", also das Phänomen libidinöser Bindungen zur eigenen Mutter bei einem gleichzeitigen Rivalitätsverhältnis zum Vater. Im November 1899 veröffentlicht Freud sein Werk „Die Traumdeutung". Traditionell setzt man den **Beginn der Psychoanalyse** mit dem Publikationsjahr dieses Buches an. 1910 gründet Freud die „Internationale psychoanalytische Vereinigung" (IPV), es folgen 1911 die amerikanische sowie 1919 die britische psychoanalytische Vereinigung.

Freud erforschte zunächst die Hypnose und deren Wirkung, um psychisch kranken Personen zu helfen. Später wandte er sich von dieser Technik ab und entwickelte eine Behandlungsform, die u.a. auf freier Assoziationen und Traumdeutung beruhte, um die seelische Struktur des Menschen zu verstehen und zu behandeln (Psychoanalyse). Nach ihm ist der „freudsche Versprecher" als offensichtlichstes Beispiel einer Fehlleistung benannt.

Eine der meist bezweifelten Theorien Freuds ist die vom **„Penisneid"**: Dieser stehe bei der psychischen Entwicklung von Mädchen symmetrisch der **Kastrationsangst** der Jungen gegenüber. Aus seinen Analysen schloss Freud, dass psychisch fehlgeleitete Handlungen von Frauen oft auf die mangelhafte psychische Verarbeitung der Tatsache zurückgingen, dass ihnen der Penis eines Jungen unerreichbar fehle, woraus ein Gefühl des Neides resultiere.

Zusammenfassung

Sigmund Freud ist der Begründer der Psychoanalyse. Er entwickelte sowohl das Instanzenmodell (Ich, Es, Über-Ich) als auch das Phasenmodell (orale, anale, ödipale, Latenz- und Pubertätsphase). Das typische Setting einer Psychoanalyse geht auf seine Gedanken zurück.

✖ In der klassischen Psychoanalyse geht es um die Aufdeckung unbewusster Konflikte, die in früher Kindheit entstanden. Um die Integrität des Individuums zu gewährleisten, wurden diese ins Unterbewusstsein „verbannt".

✖ Bei der psychodynamischen Therapie liegt der Fokus eher auf aktuellen Problemen, die jedoch „ganzheitlich" zur Person mit ihrer individuellen Vorgeschichte betrachtet werden.

Psychotherapie II

Kognitive Verhaltenstherapie (VT)

Die VT hat ihre Ursprünge in den 70er-Jahren und konzentriert sich auf das Bearbeiten von Verhaltensweisen und der Bedingungen, die ein bestimmtes Verhalten aufrechterhalten. Sie geht zurück auf die Konditionierungsversuche von Pawlow und Skinner: **Pawlow** machte die Beobachtung, dass ein Hund mit Hilfe eines Klingeltons und anschließender Nahrungsdarbietung mit Speichelfluss reagiert. Die „klassische Konditionierung" bestand darin, dass, nachdem diese Reize oft genug im Zusammenhang präsentiert wurden, auch schon der neutrale Reiz des Klingeltons Speichelfluss auslösen konnte. **Skinners** Experimente zeigten, dass Verhalten zu einem großen Teil durch dessen Auswirkungen geprägt ist: So werden Verhaltensweisen, die eine Belohnung oder den Wegfall einer Bestrafung als Folge haben, erlernt und oft wiederholt. Hingegen wird Verhalten mit negativen Konsequenzen weitgehend vermieden („operantes Konditionieren").

Therapiekonzept

Es gibt verschiedene verhaltenstherapeutische Techniken, die aus den obigen Erkenntnissen resultieren.

Systematische Desensibilisierung

Dieses Verfahren kommt besonders bei der Behandlung einfacher Phobien zur Anwendung (s. S. 36). Der Patient erlernt ein Entspannungsverfahren und wird dann mit den spezifischen Reizen, die die phobische Haltung auslösen können, in steigender Intensität konfrontiert. Zwischen den Situationen soll er lernen, sich wieder zu entspannen. Ziel ist es, dem Patienten zu zeigen, dass er sich an die Reize gewöhnen kann und dass Angst durch Entspannung antagonisierbar ist.

Expositionsverfahren

Diese Form wird auch als Reizüberflutung oder Konfrontationstherapie bezeichnet. Hier setzt sich der Patient Situationen aus, die mit sehr starker Angst besetzt sind. Er kann dabei erleben, wie sich die Angst anbahnt, wie sie seinen Körper, seine Gefühle und seinen Geist beansprucht, aber auch wie die Angst wieder von allein verschwindet. Der Patient lernt somit, dass er die Situation bewältigen kann und dass Angst nicht tödlich ist, sondern nach einer gewissen Zeit wieder abklingt.

> Diese Form der Therapie ist für den Patienten sehr unangenehm. Deshalb ist es wichtig, das Procedere mit dem Patienten vor der Konfrontation detailliert zu besprechen.

Operante Verfahren

Dazu zählt das Abschließen eines Vertrages zwischen Patient und Therapeut z. B. bei einer Anorexie (Gewichtsvertrag). Es wird vereinbart, dass die Patientin wöchentlich 700 Gramm Körpergewicht zunehmen soll. Wird das Ziel erreicht, darf sie z. B. am Sportprogramm teilnehmen (= positive Verstärkung). Wird das Ziel verfehlt, muss der Sport ausfallen, oder die Patientin bekommt eine Stationsbeschränkung (= negative Verstärkung), was ihr zugleich – da sie dann weniger Bewegungsmöglichkeiten hat – bei der Gewichtszunahme helfen soll.

Modelllernen

Das Lernen am Modell, also am Verhalten von Vorbildern (z. B. Eltern) prägt zu einem großen Teil das Verhalten von Kindern und Jugendlichen (= soziales Lernen). Therapeutisch kann dies genutzt werden, indem der Patient vom Therapeuten lernt oder eine Gruppe von Patienten aneinander. So kann z. B. eine Gruppe essgestörter Patienten gemeinsam kochen, und die therapeutisch Unerfahreneren können dann von den in der Therapie bereits Fortgeschrittenen profitieren.

Kompetenzaufbau

Dazu gehören das Erwerben von Problemlösungsstrategien, das Wahrnehmen und Zeigen von Emotionen (sog. Gefühlsmanagement) und das Lernen von sozialer Kompetenz (z. B. Umgang mit eigenen Rechten, öffentliche Beachtung, Abgrenzung, Äußern und Annehmen von Lob und Kritik).

Kognitive Verfahren

Nach **Beck** haben z. B. Depressionen ihren Ursprung u. a. in negativen Denkschemata der Betroffenen: Diese sehen sich selbst, ihre Umwelt und auch ihre Zukunft sehr negativ, woraus sich ein automatisierter negativierter Denkablauf (sog. dysfunktionale Gedanken) entwickelt, der meist sog. systematische Denkfehler beinhaltet.

Die kognitiven Verfahren sollen gewisse Denkabläufe modifizieren, die zu „falscher" Informationsverarbeitung führen und somit krankheitsauslösend und -aufrechterhaltend sind.

▶ **Therapiedauer:** unterschiedlich, je nach Art und Schweregrad der Störung zwischen 2 Wochen und – bei persönlichkeitsgestörten Patienten – bis zu Jahren
▶ **Indikation:** v. a. affektive Störungen, auch Angststörungen
▶ **Vorteil:** Lösungs-, Alltags- und Handlungsorientierung
▶ **Nachteil:** ggf. „oberflächlicher" – je nach Therapeut

Datum	Situation Kurze Situationsbeschreibung	Emotion(en) Bewertung zwischen 0 und 100 %	Automatische(r) Gedanke(n) Versuchen Sie, Gedanken aufzuführen: Bewerten Sie dann zwischen 0 und 100 %, inwieweit Sie von jedem Gedanken überzeugt sind	Rationale Antwort Bewerten Sie ihre Überzeugung zwischen 0 und 100 %	Ergebnis Nochmalige Bewertung der Emotionen
5.6.	Beim Kaffeetrinken auf Station eine Tasse fallen lassen.	deprimiert, 90 % wütend, 50 % hoffnungslos, 100 %	Das ist ja wieder 'mal typisch. So 'was Blödes passiert nur mir. Alles mache ich kaputt. Sogar zum Kaffeetrinken bin ich zu blöd. Mit mir ist sowieso nichts mehr los. Ich bin ein totaler Versager.	Das kann jedem passieren und ist nicht so tragisch. Nur weil ich die Tasse kaputt gemacht habe, bin ich noch lange kein Versager. Ich habe heute auch schon einige Dinge gut erledigen können.	deprimiert, 30 % wütend, 10 % hoffnungslos, 20 %

■ Abb. 1: Protokoll von automatischen Gedanken mit verzerrtem Inhalt. Der Patient wird aufgefordert, die Gedanken zu protokollieren und anschließend zu objektivieren bzw. zu relativieren, um dadurch nach und nach auch das emotionale Erleben positiv zu beeinflussen. [1]

Therapie

Gesprächstherapie (GT)

Die Gesprächstherapie ist eine klientenbezogene Psychotherapie. Da es viele verschiedene Abwandlungen gibt, existiert keine einheitliche Definition. Allgemein lässt sich sagen, dass es hierbei weniger um die Symptome oder die Ursache der Erkrankung geht, sondern um den Klienten, der im Mittelpunkt stehen soll. Eingeführt wurde die GT von **Rogers**.

Therapiekonzept

Der Therapeut verhält sich nondirektiv. Es soll eine gleichgestellte Beziehung zwischen den Beteiligten herrschen. Ziel ist das Erkennen und das Lösen der für den Patienten belastenden Probleme, indem der Klient dem Therapeuten sein emotionales Inneres darlegt. Der Therapeut soll also für Einsicht und Klarheit beim Patienten sorgen, er soll ihm bei der Analyse seines Problems beratend zur Seite stehen (als eine Art „Leitplanke"). Dabei soll sich der Patient über seine Gefühle, Bedürfnisse, Wünsche und persönlichen Ziele klar werden.

> **Nach Rogers gelten drei Basisregeln (1942):**
> ▶ **Akzeptanz:** Der Therapeut erkennt den Patienten ohne Bedingungen oder Einschränkungen voll an (positive Wertschätzung).
> ▶ **Empathie:** bedeutet Einfühlungsvermögen und die Fähigkeit, sich in die Emotionen und Gedanken des Patienten hineinzuversetzen
> ▶ **Echtheit und Selbstkongruenz:** sind wichtig für die Beziehung zwischen Therapeut und Klient (also die Glaubwürdigkeit und die Kontinuität im Verhalten des Therapeuten)

▶ **Therapiedauer:** sehr unterschiedlich: Monate bis wenige Jahre
▶ **Indikation:** gute Anwendbarkeit bei bestimmten depressiven Störungen, Angst- oder auch schizophrenen Störungen
▶ **Vorteil:** sog. Selbstexploration des Patienten, indem der Therapeut Inhalte überwiegend zusammenfasst und der Klient den Faden praktisch selbst weiterspinnt, was allerdings je nach Persönlichkeit des Patienten auch von Nachteil sein kann; manchmal ist ein direktiveres Umgehen wohl besser.
▶ **Nachteil:** Bei mangelnder Introspektions- und Kritikfähigkeit, bei ungenügender Verbalisierung ist die GT nicht anwendbar.

Interpersonelle Psychotherapie (IPT)

Psychische Störungen werden als Folge fehlgeschlagener Anpassungsprozesse angesehen, sie bilden sich deshalb im interpersonellen Kontext ab. Somit haben die psychosozialen und zwischenmenschlichen Erfahrungen des Patienten großen Einfluss auf das Krankheitsgeschehen. So erklärt sich auch besonders das Auftreten einer Depression nach dem Verlust oder der Störung von interpersonellen Kontakten (wie Tod des Partners, Scheidung, Eheprobleme, „life events"). Für die Entstehung des Leidens ist ein Zusammenspiel von Veranlagungs-, Belastungs- und situativen Faktoren verantwortlich. Der Patient wird entlastet, indem ihm ein medizinisches Krankheitsbild zur Erklärung seiner Leiden präsentiert wird.

Therapiekonzept

In der **Initialphase** soll eine Minderung der Symptomatik erreicht werden. In der **mittleren Phase** werden Bewältigungsstrategien und alternative Verhaltensmuster erarbeitet. Außerdem kann je nach vorherrschender Problematik Trauerarbeit oder Paartherapie Bestandteil dieser Phase sein. In der **Beendigungsphase** wird der Patient auf das Ende der Therapie vorbereitet. Es wird bilanziert, was während der Behandlung erreicht werden konnte und welche Bedeutung das für die Zeit nach der Therapie hat.
▶ **Indikation:** Die interpersonelle Psychotherapie befasst sich deshalb mit folgenden Schwerpunkten:
– Verlust eines nahe stehenden Menschen → Trauer
– Einsamkeit, Isolation
– Partnerschafts- oder sonstige interpersonelle Konflikte
– Rollenwechsel → Lebensabschnitte wie Berentung, Geburt eines Kindes
▶ **Vorteil:** Fokussierung und Arbeit an der Beziehung Klient – Therapeut im Hier und Jetzt als Modell der Beziehungen des Patienten im Leben draußen
▶ **Nachteil:** keine Thematisierung unbewusster Konflikte

> ### Zusammenfassung
> Neben der traditionellen Psychoanalyse und dem mehr problemorientierten psychodynamischen Modell existiert die Gruppe der Verhaltenstherapien. Diese sind eher symptomorientiert und haben andere Indikationsgebiete. Ihr Ziel ist es, das Verhalten durch Training und Schulung zu ändern. Die Reizüberflutung und die systematische Desensibilisierung sind die wohl bekanntesten Verfahren der Verhaltenstherapie. Andere Möglichkeiten bieten die Gesprächstherapie nach Rogers und die interpersonelle Therapie. Letztere wird häufig bei Depressionen angewendet, die Rogers-Therapie ist sehr konfliktzentriert. Welche Therapie bei welchem Patienten zur Anwendung kommt, hängt von der vorherrschenden Symptomatik, aber auch vom jeweiligen Therapeuten ab. Oft werden auch verschiedene Ansätze gemischt.

Psychotherapie III

Systemische Therapien

Diese Behandlungsstrategien beschäftigen sich mit Systemen, wie z. B. Familien oder Organisationen. Hier soll kurz auf die **Familientherapie** eingegangen werden.

Therapiekonzept

Es gibt viele verschiedene Schulen, wie eine Therapie durchgeführt werden kann; diese einzeln zu erklären würde hier den Rahmen sprengen. Genannt seien psychoanalytische, strukturelle, erfahrungszentrierte und die verhaltenstherapeutische Richtung (in Familien mit einem schizophrenen Mitglied). Beispiele zeigt ▮ Tab. 2.

Ziele der Familientherapie sind die Lösung von Konflikten, das Thematisieren von Autonomie und Loslösen, die Stärkung ehelicher Beziehungen und ein harmonisches Zusammenleben.

▸ **Therapiedauer:** Wochen, Monate oder Jahre je nach Art und Ausprägung der Konflikte

▸ **Indikation:**
– Familiäre Schwierigkeiten oder Unstimmigkeiten tragen oft in erheblichem Maße zur Entstehung oder Fixierung einer psychischen Erkrankung eines Familienmitglieds bei. Ist ein Mitglied erkrankt, kann bei entsprechender Schulung die Familie wesentlich zur Lösung der Probleme beitragen und den Betroffenen unterstützen.
– Außerdem können die Coping-Ressourcen einer Familie aktiviert und ausgebaut werden.

▸ **Vorteil:** Blick von außen und von einem Unbeteiligten auf das ganze System „Familie" und Hilfe für alle statt für nur eine Person.

▸ **Nachteil:** Nicht durchzuführen ist die Familientherapie, wenn die Kooperationsbereitschaft fehlt.

Entspannungstherapien

Biofeedback

Diese Form der Therapie beruht auf der visuellen Darstellung vegetativer Körperprozesse. Das Biofeedback findet beispielsweise Anwendung bei Migräne, Spannungskopfschmerz oder essentieller arterieller Hypertonie, wobei Entspannung besonders wichtig ist. Bei Erkrankungen wie Harninkontinenz (Beckenbodengymnastik) oder der Enuresis bei Kindern (sog. Klingelhosen) kommt sie ebenfalls zum Einsatz.

Der Muskeltonus, aber auch z. B. der Blutdruck, ein Gefäßdurchmesser oder die Hautleitfähigkeit können auf einem Bildschirm sichtbar gemacht werden. Dabei kann das autonome (unwillkürliche) Nervensystem langsam trainiert und willentlich eine Entspannung herbeigeführt werden. Bei arterieller Hypertonie oder einer Neigung zur Tachykardie können z. B. Herzschläge und Blutdruck hör- bzw. sichtbar gemacht werden. Durch das Anwenden eingeübter Entspannungstechniken können dann Pulsfrequenz und Blutdruck unter Kontrolle gesenkt werden.

Progressive Muskelrelaxation nach Jacobson (PME)

Die Grundlage dieser Therapie bildet die Annahme, dass muskuläre Entspannung auch zu **seelischer Entspannung** führen kann. Muskeln einzelner Körperpartien werden angespannt und nach kurzer Verweildauer wieder entspannt, wodurch das Entspannungserleben noch besonders verstärkt wird. Bei den Übungen beginnt man meist bei der Gesichtsmuskulatur, wandert über Schulter-, Thorax- und Bauchmuskulatur zu Beinen und Füßen. Anwendung findet diese Entspannungstechnik v. a. bei Stresserkrankungen, leichten Depressionen und Angstzuständen (z. B. im Rahmen generalisierter Angststörungen).

Autogenes Training

Stress, Muskelverspannungen, Schlafstörungen und bestimmte (leichte) Angstzustände können mit diesem Autosuggestionsverfahren erfolgreich therapiert werden. Dabei bringt sich der Patient selbst durch das Wiederholen bestimmter selbstinstruktiver Formeln (z. B. „Mein linkes Bein wird schwerer und schwerer" oder „Mein rechter Arm wird ganz warm") in einen **hypnoseähnlichen Zustand** körperlicher und geistiger Entspannung.

Hypnose/Hypnotherapie

In veränderter Bewusstseinslage können bestimmte Problembereiche über das Unterbewusstsein besser angesprochen und verändert werden. Indikationen sind u. a. Angst- und im Besonderen chronische Schmerzstörungen.

Begleitende Therapieformen, Prophylaxe und Rehabilitation

Soziotherapie

Unter Soziotherapie versteht man jede Behandlung, die sich mit zwischenmenschlichen Beziehungen und um die Umgebung psychisch Kranker kümmert. Teilaspekte sind Sozialarbeit, Arbeits- und Beschäftigungstherapie und Milieugestaltung.

Ganz allgemein hat diese Form der Therapie zum Ziel, den Patienten in seinen sozialen Fähigkeiten zu trainieren. Initial

Joining	Ein Arbeitsvertrag zwischen dem Therapeuten und jedem einzelnen Familienmitglied zum Aufbau eines emotional tragfähigen Verhältnisses
Reframing	Ereignisse oder Probleme werden umgedeutet, von einem anderen Standpunkt aus betrachtet. So können alternative Erklärungsmodelle entstehen
Arbeiten an Grenzen	Eine schwache Eltern-Kind-Grenze kann gestärkt werden und somit das Familiengefüge festigen
Zirkuläres Befragen	Alle Familienmitglieder werden der Reihe nach aufgefordert, die Beziehungen untereinander zu kommentieren
Verschreibungen	Die Familie soll etwas Neues für sich entdecken. Damit kann der Zusammenhalt gestärkt werden

▮ Tab. 2: Beispiele für familientherapeutische Interventionen. [1]

Therapie

kann dies bereits auf Station im Krankenhaus beginnen, mit Angestellten und Mitpatienten. Geübt werden sozialer Umgang, Kommunikation und Aufbau von Beziehungen. Dabei soll der Patient nicht überfordert werden, und es sollten ihm Möglichkeiten des Rückzugs offen stehen. Therapiearten sind Sozialtherapie, Ergotherapie und Arbeitstherapie.

Sozialtherapie
Darunter fallen die Organisation, Vorbereitung und Vermittlung einer Arbeitsstelle. Meist sind Sozialarbeiter oder Sozialpädagogen daran beteiligt. Sie begleiten den Patienten ggf. bei einer stufenweisen Wiedereingliederung in seinen Beruf.

Ergotherapie
Die Beschäftigungstherapie im Sinne eines Trainings handwerklicher oder kreativer Fähigkeiten, Üben von alltagsrelevanten Aktivitäten (Kochen, Einkaufen, Nutzen öffentlicher Verkehrsmittel) soll die Wiedereingliederung des Patienten in den Alltag erleichtern. Außerdem kann er das Leben mit sich selbst und seinem Umfeld üben. Es besteht auch die Möglichkeit eines kognitiven Trainings.

Arbeitstherapie
Diese dient der Wiedereingliederung des Patienten in einen beruflichen Alltag. Dazu kann der Patient z. B. in der Gärtnerei einer Klinik eingearbeitet werden. Er soll nicht nur die Arbeit an sich wieder erlernen, sondern auch Disziplin, Pünktlichkeit, Konzentrationsfähigkeit und Ausdauer.

Rehabilitation
Man kann eine medizinische, soziale und berufliche Rehabilitation unterscheiden, die aber in der Praxis oft nicht voneinander getrennt werden können. Gemeinsames Ziel soll sein, dem Patienten das Leben mit Symptomen zu ermöglichen bzw. ihm einen Weg zu zeigen, mit seiner Krankheit umzugehen. Dabei soll der Betroffene weitgehend unabhängig seine familiären, persönlichen und/oder beruflichen Pflichten erfüllen können. Des Weiteren sollen Möglichkeiten erarbeitet werden, wie er seine Freizeit sinnvoll und auf seine Bedürfnisse abgestimmt gestalten kann.

Psychoedukation
Darunter versteht man alle Möglichkeiten, den Patienten und – bei entsprechendem Einverständnis – sein Umfeld/seine Familie über seine Erkrankung aufzuklären. Darunter fallen Informationen über die Entstehung, die Symptomatik, aufrechterhaltende Bedingungen und eine evtl. Funktionalität der Erkrankung, den Verlauf und die Behandlungsmöglichkeiten. So können Angst und Misstrauen gegenüber der Therapie reduziert und eine vertrauensvolle Arzt-Patient- bzw. Therapeut-Klient-Beziehung geschaffen werden. Außerdem ist die genaue Aufklärung über die Wirkungsweise der Therapie nötig, auch um eine ausreichende Compliance hinsichtlich der Medikamenteneinnahme zu erreichen. Bei einer einfühlsamen und genauen Aufklärung der Familie (das Einverständnis des Betroffenen vorausgesetzt → Schweigepflicht!, s. S. 81) über die Erkrankung des Betroffenen ist es wichtig, eine Stigmatisierung und Ablehnung unbedingt zu vermeiden.

Eine erste Hilfe bieten so genannte **Patientenratgeber** in Buch oder Heftform. Mit **Selbsthilfemanualen** kann bei leichteren Störungen gearbeitet werden. Es wird versucht, dem Leser (also dem Patienten) in didaktisch sinnvoller Weise eine Therapie für seine Störung anzubieten, die für ihn selbst in Frage kommt. Weiter existieren **Informationsgruppen** für Betroffene sowohl im Rahmen eines stationären als auch ambulanten Settings. In **Angehörigengruppen** können sich die Familie bzw. der Partner austauschen und gegenseitig unterstützen.

Zusammenfassung

- Der akuten Krisenintervention schließen sich meist Verfahren an, die dem Patienten langfristige Möglichkeiten aufweisen sollen, wie „Problemprophylaxe" funktionieren kann. So werden beispielsweise Patienten, die an einer Panikstörung leiden, angehalten, Entspannungstechniken zu erlernen, die eine Panikattacke gar nicht aufkommen lassen.

- Oft entstehen Konflikte in der Familie, unter denen ein Mitglied mehr als die anderen leidet. Auch so können sich Persönlichkeitsstörungen ausbilden. Da das gesamte System „erkrankt" ist, bietet sich hier eine Familien-(System-)Therapie an. Voraussetzung ist die Motivation aller Mitglieder und der Wille zur Veränderung.

- Die Psychoedukation soll den Patienten über seine Erkrankung aufklären und ihm dabei helfen, sie anzunehmen. Dadurch kann eine Motivationssteigerung und eine bessere Ansprechbarkeit der Therapie erreicht werden.

Psychopharmaka I

Antidepressiva (AD)

Antidepressiva machen **nicht** abhängig und unterliegen keiner Toleranzentwicklung. Je nach Stoffklasse wirken sie antriebssteigernd oder eher sedierend. Sedierung ist bei stark agitierten oder suizidgefährdeten Patienten angezeigt.

Wirkmechanismus

Alle AD erhöhen durch unterschiedliche Mechanismen die Monoaminkonzentration (v. a. die von Serotonin und Noradrenalin) im synaptischen Spalt. Die Konzentration kann entweder durch verminderten Abbau (**MAO-Hemmer**) oder aber durch verminderte Resorption aus dem synaptischen Spalt (**SSRI, SNRI**) aufrechterhalten werden. Da die volle Wirkung von AD erst mit einer Latenz von Wochen bis Monaten erreicht wird, nimmt man an, dass AD nicht ausschließlich über die Konzentrationsänderung der Monoamine im synaptischen Spalt wirken. Wahrscheinlich beeinflussen sie langfristig u.a. die Rezeptordichte und -funktion, die Second-Messenger-Systeme sowie auch deren genetische Expression.

Indikationen

Antidepressiva kommen sowohl bei **Depressionen** (s. S. 26) als auch bei anderen Indikationen zum Einsatz:
- Schmerztherapie (z. B. Amitriptylin)
- Angststörungen (SSRI und MAO-Hemmer)
- Zwangsstörungen (v. a. SSRI)
- Schlafstörungen (v. a. trizyklische Antidepressiva, Mirtazapin)
- Posttraumatische Belastungsstörungen (v. a. SSRI)
- Essstörungen (v. a. SSRI)

Klassifikation

Antidepressiva werden nach der **Stoffgruppe** (Tab. 1) oder nach ihrer **Wirkung** eingeteilt (Tab. 2).

Abbau

Wie die meisten Psychopharmaka werden auch die AD über das Cytochrom-System der Leber abgebaut. Da es hier zahlreiche Polymorphismen gibt, wird ein bestimmtes Medikament von verschiedenen Menschen in unterschiedlicher Geschwindigkeit abgebaut. Der „ultra-rapid metabolizer" baut ein Medikament enorm schnell ab, so dass u. U. keine wirksame Dosis erreicht werden kann. Der „poor metabolizer" verstoffwechselt das Medikament hingegen so langsam, dass bereits bei geringen Dosen Nebenwirkungen oder gar Intoxikationen auftreten können. Den Wirkspiegel im Blut zu bestimmen kann übrigens auch Sinn machen, um bei „Normalmetabolisierern" die regelmäßige Einnahme zu überprüfen. Da auch viele andere Medikamente (auch Nicht-Psychopharmaka) über diesen Stoffwechselweg abgebaut werden, muss bei gleichzeitiger Einnahme anderer Pharmaka auf Wechselwirkungen geachtet werden.

Nebenwirkungen

Insbesondere die trizyklischen AD haben unangenehme Nebenwirkungen (Tab. 3). SSRI werden im Allgemeinen besser vertragen. Allerdings führen sie insbesondere zu Beginn der Therapie zu Übelkeit und Erbrechen sowie zu Unruhe mit Schlafstörungen (serotonerge Nebenwirkungen), was zu hohen Abbrecherraten führt. Außerdem können im weiteren Verlauf sexuelle Funktionsstörungen (↓ Libido, verzögerte Ejakulation) auftreten.

Klasse	Wirkstoff	Produktname	Wirkung
Trizyklische Antidepressiva	Amitriptylin	Saroten®	Sedierend
	Imipramin	Tofranil®	Mittelstellung zwischen Sedierung und ↑ Antrieb
	Doxepin	Aponal®	Sedierend
Tetrazyklische Antidepressiva	Maprotilin	Ludiomil®	Sedierend
Selektive Serotonin-Wiederaufnahmehemmer (SSRI)	Fluoxetin	Fluctin®	↑↑ Antrieb
	Paroxetin	Seroxat®	↑↑ Antrieb
	Fluvoxamin	Fevarin®	↑↑ Antrieb
	Citalopram	Cipramil®	↑↑ Antrieb
	Sertralin	Zoloft®	↑↑ Antrieb
Selektive Noradrenalin-Wiederaufnahmehemmer (SNRI)	Reboxetin	Edronax®	Aktivierend
Monoaminoxidasehemmer (MAO-Hemmer)	Tranylcypromin	Jatrosom®	↑ Antrieb
	Moclobemid	Aurorix®	↑ Antrieb
α_2-Rezeptor-Antagonisten	Mianserin	Tolvin®	Sedierend
	Mirtazapin	Remergil®	Sedierend

Tab. 1: Stoffgruppeneinteilung der AD.

Wirkung	Präparat
Sedierende AD	Amitriptylin
	Doxepin
	Trimipramin
	Mianserin
	Mirtazapin
Antriebssteigernde AD	Desipramin
	Nortriptylin
	SSRI
	Venlafaxin
	MAO-Hemmer
Mittelstellung	Imipramin

Tab. 2: Effekte einzelner AD.

Tab. 3: Nebenwirkungen verschiedener trizyklischer Antidepressiva.

NW	Symptome	Blockade von
Anticholinerg	Mundtrockenheit, Obstipation, Miktionsprobleme, Akkomodationsstörungen, Sinustachykardie	Muskarinische Acetylcholinrezeptoren
Antiadrenerg	Hypotonie, Orthostase, reflektorische Tachykardien, Palpitationen, Schwitzen	α_1-Rezeptoren
Antihistaminerg	Müdigkeit, Gewichtszunahme	Histamin-1-Rezeptoren
Andere	PQ- und QT-Zeit-Verlängerung im EKG	
	Senkung der Krampfschwelle → erhöhte Gefahr von Krampfanfällen	
	Kardiomyopathien	
	Agranulozytose	
	Syndrom der inadäquaten ADH-Sekretion (SIADH)	

Phasenprophylaktika

Die auch als Stimmungsstabilisierer bezeichneten Therapeutika kommen v. a. bei Depressionen oder Manien zum Einsatz, um einem erneuten Krankheitsschub vorzubeugen. Folgende Prophylaktika sind einsetzbar:
- Lithium (z. B. Hypnorex®)
- Antiepileptika:
  – Carbamazepin (z. B. Tegretal®)
  – Valproat (z. B. Ergenyl®)
  – Lamotrigin (z. B. Lamictal®)

Lithium
Indikationen sind v. a. manisch-depressive und unipolar depressive Erkrankungen sowie die Prophylaxe schizoaffektiver Psychosen. Der Wirkmechanismus ist bislang ungeklärt, die Lithiumsalze werden an Plasmaproteine gebunden und unverändert renal ausgeschieden. Allerdings hat Lithium eine sehr geringe therapeutische Breite, weshalb zur Vorbeugung einer Intoxikation regelmäßig Spiegelkontrollen durchgeführt werden müssen.

Richtlinien der Therapie sind langsames Einschleichen mit steigender Dosierung und die Kontrolle des Plasmaspiegels nach einer Woche. Der therapeutische Bereich als Prophylaktikum eingesetzt liegt bei 0,5 mmol/l bis 0,8 mmol/l (Abb. 1). Zur Behandlung des akuten Stadiums werden Serumspiegel von 1–1,2 mmol/l angestrebt. Ab Werten über 1,6 mmol/l beginnen Zeichen einer Intoxikation. Dazu gehören Schwindel, Schläfrigkeit, Erbrechen, Durchfall, Tremor und Reflexsteigerung, mit zunehmender Schwere Krampfanfälle, Bewusstseinsverlust bis hin zum Tod.

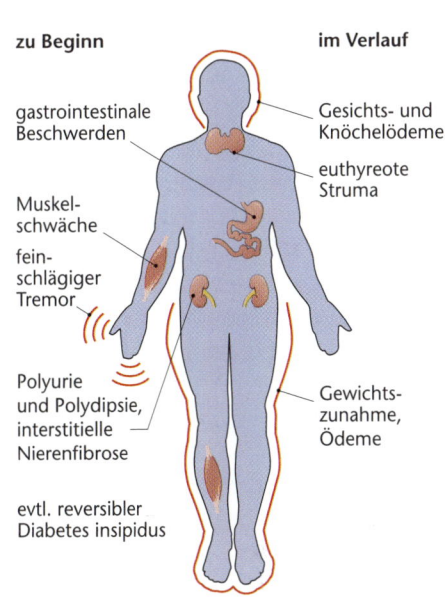

Abb. 1: Mögliche Nebenwirkungen einer Lithiumtherapie. [1]

Zusammenfassung
Unter Antidepressiva wird eine Reihe von Medikamenten zusammengefasst, die vorwiegend bei Depressionen, aber auch anderen Indikation (z. B. Ängsten, Zwängen, PTBS, Essstörungen) eingesetzt werden und entweder einen antriebssteigernden oder einen eher dämpfenden Effekt aufweisen. Es besteht kein Abhängigkeitspotential, und bei Gesunden ist kein Effekt zu erzielen. Zu beachten bei antriebssteigernden Präparaten ist, dass der stimmungsaufhellende Effekt der Antriebssteigerung nachhängt, was zu einer latenten Suizidalität führen kann. Deshalb sollten entsprechende Präparate anfänglich mit einem Tranquilizer kombiniert werden. Auch Stimmungsstabilisierer werden bei affektiven Störungen eingesetzt, um weitere Phasen zu verhindern (Phasenprophylaktika) oder die Anzahl und das Ausmaß der Rezidive zu verringern. Verwendete Substanzen sind Lithium und als Antikonvulsiva bekannte Präparate.

Psychopharmaka II

Neuroleptika (NL)

Indikationen

- Schizophrenien (akut und als Rezidivprophylaxe)
- Wahnhafte Depressionen
- Akute Manien
- Psychomotorische Unruhe, Erregungszustände und Schlafstörungen

Niedrigpotent	Levomepromazin	Neurocil®
	Pipamperon	Dipiperon®
	Promethazin	Atosil®
	Chlorprothixen	Truxal®
Hochpotent	Haloperidol	Haldol®
	Fluphenazin	Lyogen®
	Benperidol	Glianimon®

Tab. 4: Klassische Neuroleptika.

Klassifikation

Klassische Neuroleptika

Da Chlorpromazin als erstes Neuroleptikum eingesetzt wurde, beschreibt man seine „neuroleptische Potenz" mit 1. Daran orientieren sich alle nachfolgend zugelassenen NL: So sind schwach potente NL unter der Potenz von 1 angesiedelt und werden vornehmlich zur Sedierung eingesetzt. NL mit starker (10–50) und sehr starker (50–400) Potenz werden zur Reduktion produktiver psychotischer Symptome bei Schizophrenien oder im Rahmen affektiver Episoden eingesetzt. Wichtige Vertreter zeigt Tab. 4.

> Als Faustregel gilt: Je höher die Potenz eines NL, desto höher ist die antipsychotische Wirkung und desto niedriger die sedierende.

Atypische Neuroleptika

Sie zeichnen sich v.a. durch eine bessere antipsychotische Wirkung bei geringeren extrapyramidal-motorischen Nebenwirkungen (s.u.) aus. Außerdem werden sie als Reservemittel bei Therapieresistenz oder auch zur Beseitigung von Negativ-Symptomen einer Schizophrenie eingesetzt. Wichtige Vertreter zeigt Tab. 5.

Wirkmechanismus

Klassische Neuroleptika

Die meisten klassischen NL wirken hauptsächlich über eine Blockade der Dopaminrezeptoren. Es existieren verschiedene Dopaminrezeptor-Untergruppen. Dabei wirken die klassischen NL verstärkt hemmend auf D_2-Rezeptoren und zwar in allen drei dopaminergen Systemen des ZNS. Man unterscheidet das mesolimbische, das mesokortikale und das nigrostriatale System. Die Systeme haben Aufgaben in der Lern- und Gedächtnisfunktion und stehen in Verbindung zu affektiven Prozessen. Die motorischen Nebenwirkungen werden auch mit der Blockade von Dopaminrezeptoren in Verbindung gebracht. Zudem kommt es zu einer Prolaktinausschüttung in der Hypophyse via Dopaminblockade. So sind die Nebenwirkungen wie Galaktorrhö (Milchausfluss aus der Brustdrüse), Gynäkomastie (Anschwellen der Brustdrüsen, v.a. bei Männern) und sexuelle Funktionsstörungen zu erklären.

Atypische Neuroleptika

Sie wirken besonders über die Hemmung von Serotoninrezeptoren (5-HT_2-Rezeptoren).

Nebenwirkungen

Klassische Neuroleptika

Hier spielen v.a. die sog. extrapyramidal-motorischen Störungen (EPMS) eine Rolle. Durch die Blockierung der o.g. dopaminergen Bahnen wird durch den relativen Mangel an Dopamin u.a. ein Parkinsonoid ausgelöst.

- **Frühdyskinesien:** Sie treten bei 20% der Patienten zu Beginn der Einnahme auf. Man beobachtet dabei Zungen-, Schluck- und Blickkrämpfe oder Torticollis (muskulärer Schiefhals) und eine innere Unruhe. Ebenfalls kann man choreatische Zuckungen der Arme oder Halsmuskeln beobachten. Linderung schafft in diesen Fällen recht schnell die Gabe von Anticholinergika, z.B. Biperiden (Akineton®). Bei langsamem Einschleichen der NL kommen Frühdyskinesien seltener vor.
- **Akathisie:** Sie tritt v.a. beim Einsatz hochpotenter NL auf und äußert sich durch die Unfähigkeit, ruhig zu sitzen, und einen nicht kontrollierbaren Bewegungsdrang. In diesem Fall sollte die Neuroleptika-Dosis reduziert werden oder ein Versuch der Linderung mittels β-Blocker oder mit Biperiden unternommen werden.
- **Medikamentöses Parkinson-Syndrom:** Es tritt bei etwa 20–30% der Patienten, in der Regel nach 1- bis 2-wöchiger Einnahme auf. Es ist charakterisiert durch Bewegungsarmut, Tremor, Rigor (Erhöhung des Muskeltonus) und Gangveränderungen. Therapieren lässt sich das induzierte Parkinsonoid durch Absetzen des Medikamentes, den Ersatz durch ein atypisches NL oder durch die Gabe von Anticholinergika (s.o.).
- **Spätdyskinesien:** Diese entwickeln sich innerhalb von 3 Jahren nach Beginn der Einnahme bei ca. 20% der Patienten. Sie bestehen – ähnlich wie die Frühdyskinesien – aus unwillkürlichen Bewegungen oder Zuckungen der Kopf-, Hals- oder Armmuskulatur. Dazu zählen beispielsweise auch das Schmatzen oder Herausstrecken der

Clozapin	Leponex®
Risperidon	Risperdal®
Olanzapin	Zyprexa®
Quetiapin	Seroquel®
Amisulprid	Solian®

Tab. 5: Atypische Neuroleptika.

Zunge oder Schleuderbewegungen der Arme. Eine Therapie ist hier kaum möglich, da die Spätdyskinesien irreversibel sind. Vielmehr sollte rechtzeitig auf ein atypisches Neuroleptikum umgestellt werden.

▶ **Weitere Nebenwirkungen** sind – ähnlich wie bei den atypischen NL – anticholinerge NW (s. S. 17), Krampfneigung, QT-Zeit-Verlängerung im EKG, Blutdruckabfall, Agranulozytose und das maligne neuroleptische Syndrom.

Atypische Neuroleptika

Die Nebenwirkungen, die durch atypische NL verursacht werden, bestehen aus:
▶ Senkung der Krampfschwelle → Erhöhung der Krampfbereitschaft
▶ Sedation
▶ Gewichtszunahme
▶ Agranulozytoserisiko, besonders unter Clozapin (in ca. 1–2% der Fälle); Blutbildkontrollen sind deshalb unabdingbar.

Richtlinien zur Therapie mit Clozapin
▶ Einsatz als Reservetherapeutikum bei fehlendem Ansprechen oder Unverträglichkeit anderer NL
▶ VOR Beginn der Behandlung muss ein normales Blutbild vorliegen mit einem Anteil von Leukozyten > 3500/μl.
▶ In den ersten 18 Wochen der Behandlung wöchentliche Blutbildkontrollen, danach mind. einmal pro Monat
▶ Sofort absetzen, wenn Leukozyten < 3000/μl und/oder Neutrophile < 1500/μl
▶ Weitere NW: Prolaktinanstieg, Orthostase, anticholinerge NW

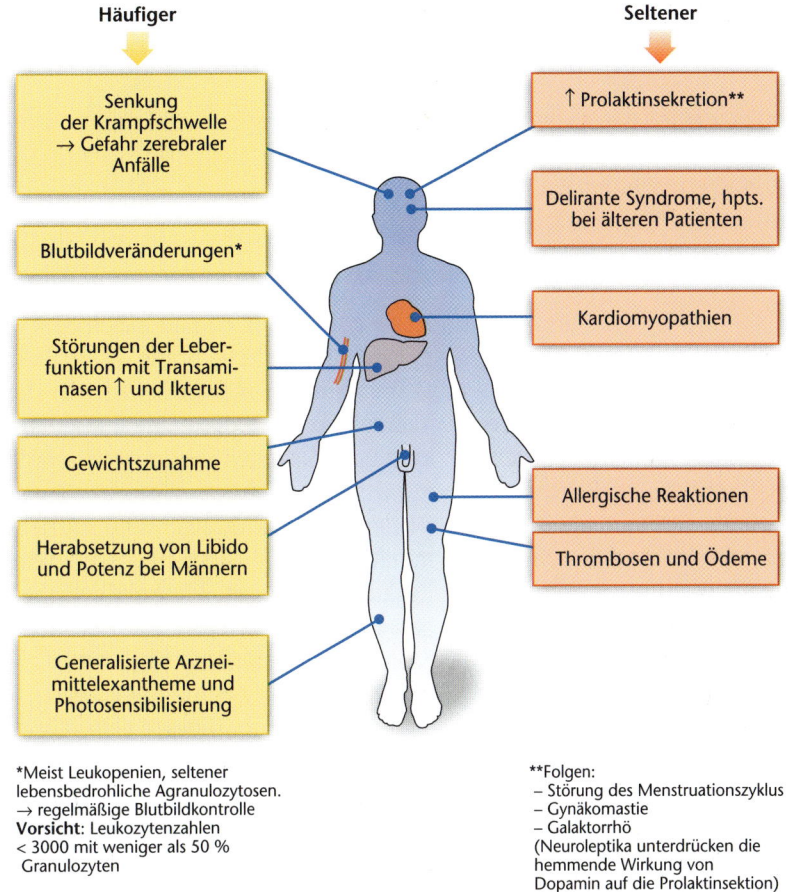

*Meist Leukopenien, seltener lebensbedrohliche Agranulozytosen. → regelmäßige Blutbildkontrolle
Vorsicht: Leukozytenzahlen < 3000 mit weniger als 50 % Granulozyten

**Folgen:
– Störung des Menstruationszyklus
– Gynäkomastie
– Galaktorrhö
(Neuroleptika unterdrücken die hemmende Wirkung von Dopamin auf die Prolaktinsektion)

▮ Abb. 2: Somatische Nebenwirkungen von Neuroleptika. [1]

Zusammenfassung

Neuroleptika finden ihre Anwendung bei produktiven Psychosen mit Wirkung auf typische Symptome wie Halluzinationen und Wahndenken, außerdem auf Verhaltensstörungen, Aggressivität sowie psychomotorische Spannungs- und Erregtheitszustände. Chemisch werden sie in zwei große Gruppen eingeteilt: die klassischen und die atypischen NL. Innerhalb der klassischen NL unterscheidet man wiederum 3 Untergruppen: die Butyrophenone, Diphenylbutylpiperidine und die trizyklischen NL (unter ihnen die Phenothiazine). Außerdem unterscheidet man niedrig-, mittel- und hochpotente NL (allerdings mit fließenden Übergängen), die in ansteigendem Maße auf produktiv-psychotische Symptome wirken. Zu den typischen Nebenwirkungen v. a. der klassischen NL gehören die extrapyramidal-motorischen Störungen (EPMS). Sie sind ein häufiger Grund für ein Abbrechen einer medikamentösen Therapie oder Non-Compliance. Deshalb wird heutzutage überwiegend mit atypischen NL behandelt.

Psychopharmaka III

Anxiolytika (Tranquilizer, Sedativa)

Als Anxiolytika werden Medikamente bezeichnet, die angst- und spannungslösend wirken. Dazu gehören v. a. Benzodiazepine, aber auch andere wie β-Blocker oder Buspiron (5-HT$_3$-Antagonist).

Wirkmechanismus

Anxiolytika verstärken die hemmende Transmitterwirkung von GABA durch Interaktion an spezifischen Benzodiazepinrezeptoren, wodurch die Dichte der Chloridionenkanäle an den Nervenzellen steigt. Sie besitzen eine große therapeutische Breite, da die Chloridionenkonzentration abhängig von GABA-Rezeptoren steigt (im Gegensatz zu Barbituraten, die direkt am Chloridkanal GABA-unabhängig ansetzen).

Indikationen und Wirkung

Ihre Wirkungen sind Anxiolyse, Sedation, Muskelrelaxation und antikonvulsive Wirkung. Antidot ist Flumazenil (Anexate®). Dementsprechend zum Einsatz kommen sie:

- Bei **Angst- oder Panikstörungen:** jedoch nur unterstützend und kurzfristig zur Krisenintervention, anschließend sollte das Medikament durch Motivations- bzw. Psychotherapie ersetzt werden. Ansonsten kann durch die Gabe von Benzodiazepinen – abgesehen von der Gefahr einer Abhängigkeit – eine Angststörung fixiert werden (s. S. 38).
- Bei **depressiven Episoden** mit vorherrschender ängstlicher Symptomatik oder Suizidgefährdung
- Bei **Krampfanfällen**
- Zur **Muskelrelaxierung** in Anästhesie, Orthopädie
- Zur **Sedierung** in Notfallsituationen (z. B. bei Myokardinfarkt)

Nebenwirkungen

Zwar sind die Substanzen dieser Stoffklasse gut verträglich und haben eine große therapeutische Breite, beinhalten aber ein hohes Abhängigkeitsrisiko. Deshalb sollten Benzodiazepine immer nur kurz und in kleinen Packungen verordnet werden.
Weitere Nebenwirkungen sind Antriebsminderung, Müdigkeit, eingeschränktes Reaktionsvermögen, Muskelschwäche, paradoxe Wirkung besonders bei alten Menschen, Verstärkung einer evtl. Alkoholwirkung sowie Atemdepression; außerdem Rebound-Effekte beim Absetzen.

> **Richtlinien zur Therapie mit Benzodiazepinen**
> - Strenge Indikationsstellung und regelmäßige Überprüfung der Indikation
> - Nicht länger als 3 – 4 Wochen verordnen
> - Verwendung in der niedrigstmöglichen Dosierung; die anxiolytische tritt vor der sedierenden Wirkung ein
> - Bei Risikopatienten (für die Entwicklung einer Abhängigkeit): eher Einsatz von niedrigpotenten NL oder AD, die keine Abhängigkeit erzeugen.

Hypnotika (Schlafmittel)

Hypnotika sind alle Pharmaka, die Schlaf erzeugen. Früher wurden **Barbiturate** als Schlafmittel eingesetzt, was heute aufgrund des hohen Abhängigkeitsrisikos und der engen therapeutischen Breite (s. o.) allerdings verboten ist. Sie finden noch Anwendung zur Prophylaxe bei Epilepsien oder als Narkoseeinleitung. Dennoch werden sie häufig bei Suizidversuchen verwendet, weil sie über eine Atemdepression zum Tode führen können.
Heute werden hauptsächlich **Benzodiazepine** mit kurzer Halbwertszeit (z. B. Bromazepam = Lexotanil®) oder Benzoabkömmlinge, die nicht mehr ganz so (schnell) abhängig machen (z. B. Zolpidem = Stilnox® oder Zopiclon = Ximovan®), eingesetzt. Alternativen sind **sedierende trizyklische AD** (z. B. Trimipramin = Stangyl®) oder **sedierende neuere AD** (z. B. Mirtazapin = Remergil®). Im Fall von heftigem Grübeln oder starker innerer Unruhe können als Einschlafhilfe auch niedrig- bis mittelpotente **Neuroleptika** eingesetzt werden (z. B. Atosil® oder Taxilan®). Auch **pflanzliche Präparate** (Baldrian, Hopfen) können helfen. Besonders bei älteren Menschen kommt – in Anbetracht der paradoxen Effekte und eines Kumulationsrisikos der Benzodiazepine – **Chloralhydrat** zum Einsatz.

Nootropika (Antidementiva)

Die Substanzen sollen die Hirnfunktionen (Aufmerksamkeit, Konzentration, Gedächtnis) durch eine angenommene neuroprotektive Wirkung verbessern. Sie weisen sehr unterschiedliche pharmakologische Eigenschaften auf.

Indikationen

- Dementielles Syndrom
- Hirnorganisches Psychosyndrom (HOPS)

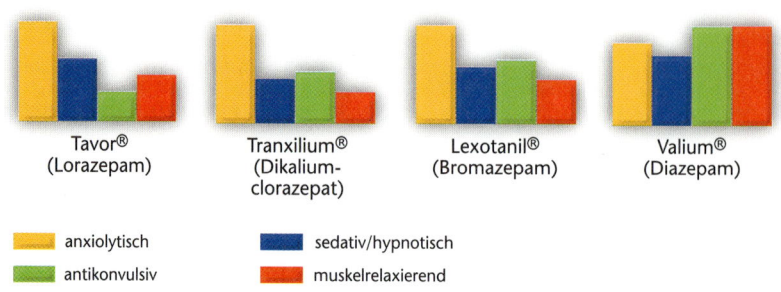

Abb. 3: Wirkprofil und Beispiele verschiedener Benzodiazepine. [1]

Tavor® (Lorazepam) — Tranxilium® (Dikaliumclorazepat) — Lexotanil® (Bromazepam) — Valium® (Diazepam)

- gelb: anxiolytisch
- blau: sedativ/hypnotisch
- grün: antikonvulsiv
- rot: muskelrelaxierend

Klassifikation und Wirkmechanismen

Die Wirkmechanismen sind – entsprechend der heterogenen Substanzgruppe – sehr unterschiedlich:
- **Acetylcholinesterasehemmer** (Donepezil, Rivastigmin, Galantamin): Erhöhung der Konzentration von Acetylcholin
- **Glutamatmodulatoren** (Memantin, Amantadin): spannungsabhängige, nichtkompetitive Antagonisten an NMDA-Rezeptoren. Daraus folgt eine Erniedrigung der Glutamatkonzentration und so eine Reduktion neuronaler Funktionsstörungen.
- **Andere**
  - Ginkgo soll als Radikalfänger und somit schützend auf das Gewebe wirken.
  - Vitamin E: antioxidative Wirkung
  - Nicergolin: Gefäßdilatation und Verminderung der Blutviskosität
  - Piracetam: unbekannter Wirkmechanismus

Psychostimulanzien

Diese Substanzen führen zu einer Konzentrationserhöhung von Katecholaminen im ZNS, entweder durch eine verstärkte Ausschüttung oder eine gehemmte Wiederaufnahme von Noradrenalin, Dopamin und/oder Serotonin. Sie haben damit sowohl zentrale als auch periphere sympathomimetische Wirkungen:

- **Zentrale Wirkungen:** Euphorie, gesteigerte Leistungsfähigkeit, Schlafstörungen, Appetithemmung, Kopfschmerzen
- **Periphere Wirkungen:** Vasokonstriktion, Tachykardie bis hin zu Rhythmusstörungen, Hypertonie

Indikationen

- Narkolepsie
- Hyperkinetisches Syndrom (ADHS, s. S. 66)

Beispiele für häufig eingesetzte Substanzen sind Methylphenidat und Modafinil. **Methylphenidat** (Ritalin®) ist sowohl bei ADHS als auch bei Narkolepsie anwendbar. Es hemmt die Wiederaufnahme von Dopamin aus dem synaptischen Spalt. Der genaue, paradoxe Wirkmechanismus im Sinne von erhöhter Aufmerksamkeit und geringerem Aktivitätsniveau ist nicht bekannt. **Modafinil** (Vigil®) ist für die Behandlung der Narkolepsie zugelassen. Es steigert die Vigilanz wahrscheinlich durch eine Aktivierung der α_1-adrenergen Aktivität, evtl. auch durch eine Verminderung der GABA-Freisetzung.

Häufige Nebenwirkungen der Psychostimulanzien sind Kopfschmerzen, Palpitationen, Kraftlosigkeit, Verdauungsstörungen, Appetitminderung, Übelkeit und Nervosität.

Zusammenfassung

- **Tranquilizer** werden zur Behandlung von Angst- und Spannungszuständen eingesetzt, v. a. Benzodiazepine. Sie besitzen ein hohes Abhängigkeitspotential und sollen nicht über einen längeren Zeitraum verordnet werden. Hypnotika werden bei Schlafstörungen eingesetzt, Hauptvertreter sind dämpfend wirkende, kurz wirksame Benzodiazepine. Wann ein Hypnotikum zum Sedativum oder Narkotikum wird, ist letztlich eine Frage der Dosierung.
- **Nootropika** oder Antidementiva werden in der Behandlung von Demenzen eingesetzt. Es ist eine heterogene Stoffgruppe, die den Hirnstoffwechsel verbessert.
- **Psychostimulanzien** werden mit ihrem paradoxen Wirkmechanismus bei Narkolepsie und in der Kinderpsychiatrie bei Aufmerksamkeitsdefizit-Hyperaktivitäts-Syndromen (ADHS) eingesetzt.

Affektive Störungen

- 24 Affektive Störungen I
- 26 Affektive Störungen II
- 28 Affektive Störungen III

Schizophrene Psychosen

- 30 Schizophrenie I
- 32 Schizophrenie II
- 34 Schizophrenie III

Neurotische Störungen

- 36 Angststörungen I
- 38 Angststörungen II
- 40 Zwangsstörungen
- 42 Somatoforme Störungen
- 44 Belastungs- und Anpassungsstörungen
- 46 Dissoziative Störungen

Persönlichkeitsstörungen und Verhaltensauffälligkeiten

- 48 Persönlichkeitsstörungen I
- 50 Persönlichkeitsstörungen II
- 52 Essstörungen
- 54 Schlafstörungen I
- 56 Schlafstörungen II

Abhängigkeit

- 58 Alkoholabhängigkeit I
- 60 Alkoholabhängigkeit II
- 62 Drogenabhängigkeit

Kinder- und Jugendpsychiatrie

- 64 Kinder- und Jugendpsychiatrie I
- 66 Kinder- und Jugendpsychiatrie II
- 68 Mentale Retardierung

Gerontopsychiatrie

- 70 Gerontopsychiatrie I
- 72 Gerontopsychiatrie II

Spezielle Themen

- 74 Psychiatrische Notfälle
- 76 Sexualstörungen
- 78 Psychiatrische Krankheitsbilder in Neurologie und Innerer Medizin
- 80 Forensische Psychiatrie

B Spezieller Teil

Affektive Störungen I

Viele körperliche und seelische Störungen gehen mit einer veränderten Stimmungslage einher, oftmals ist es die Depression. Der Begriff „affektive Störung" wird Erkrankungen vorbehalten, bei denen das vorrangige Symptom die veränderte Stimmungslage ist und körperliche Symptome als sekundäre Begleiterscheinungen auftreten. Unter den affektiven Störungen findet man **depressive Syndrome** mit eher gedrückter Stimmung sowie **manische Zustände,** bei denen die Stimmung pathologisch gehoben ist.

Klassifikation

Die Einteilung von affektiven Störungen variiert je nach Klassifikationssystem (Tab. 1). Prinzipiell können – je nach vorherrschender Symptomatik – uni- und bipolare Störungen unterschieden werden:

- **Unipolare Störungen:** Bei diesen Patienten finden sich entweder vorherrschende Symptome einer Depression oder einer Manie. Die Krankheit verläuft in Schüben, zwischen denen vollständige Remission erreicht werden kann.
- **Bipolare Störungen:** Die Patienten erleben in aufeinander folgenden Phasen abwechselnd manische und depressive Episoden. Auch diese Patienten können zwischen den Phasen beschwerdefrei sein.

> Die Begriffe „endogen" und „reaktiv" im Zusammenhang mit affektiven Störungen sind überholt. An ihre Stelle treten die rein deskriptiven Begriffe „depressive Episode" (ICD-10) und „Major Depression" (DSM-IV).

Depression

Depressive Gefühle kennen wir alle. Sie können eine normale emotionale Reaktion darstellen, als Symptom oder als eigenständige Krankheit auftreten. Erst Letztere wird als Depression (Syn. depressive Episode, Major-Depression = MD) bezeichnet.

Epidemiologie

Die Wahrscheinlichkeit, an einer Depression zu erkranken, liegt bei 3–7%, wobei Frauen etwa doppelt so häufig betroffen sind (Tab. 2). Das durchschnittliche Erkrankungsalter liegt für unipolare Störungen zwischen dem 30. und 40. Lebensjahr. Patienten, die unter bipolaren Störungen leiden, erkranken etwas früher, nämlich zwischen 20 und 35 Jahren. Depressionen unter Jugendlichen haben während der letzten 10–20 Jahre deutlich zugenommen. Studien vor der Psychopharmaka-Ära ergaben eine mittlere Phasendauer von 6–8 Monaten.

Erkrankung	Frauen : Männer	Häufigkeit
Depression	2:1	3–7%
Bipolare Störung	1:1	1–2%
Manie	1:1	1%

Tab. 2: Epidemiologie affektiver Störungen.

> Etwa 10% der Patienten in einer Allgemeinarztpraxis leiden unter Depressionen!

Ätiologie

Depressive Episoden treten familiär gehäuft auf. Für **genetische Faktoren** sprechen die höheren Erkrankungszahlen bei Verwandten ersten Grades und Zwillingsstudien, wobei allerdings nur die Vulnerabilität vererbt wird, d. h. das Risiko zu erkranken.
Psychosoziale Faktoren wie belastende Lebensereignisse („life events"), z. B. Verlust, Überforderung, Kränkungen usw., können die Entwicklung depressiver Episoden fördern. Auch **somatische Faktoren** wie schwere Krankheit oder hormonelle Umstellungen (Wochenbett) können Auslöser sein.
Es existieren mehrere Hypothesen über eine **Störung im Regelkreis von Neurotransmittern.** Am bekanntesten ist wohl die Monoaminmangel-Hypothese, nach der bei Erkrankten ein Mangel an Noradrenalin und/oder Serotonin besteht. Gestützt wird diese Hypothese durch den Wirkmechanismus verschiedener Antidepressiva (z. B. der SSRI oder SNRI), die die Konzentration der Amine im synaptischen Spalt erhöhen. Auch diese Hypothese ist wissenschaftlich nicht eindeutig zu belegen. Vielmehr scheint sie zu stark vereinfacht, wenn man den Fokus auf die Plastizität unseres gesamten Nervensystems lenkt – man beachte dabei z. B. auch Mechanismen wie die Herauf- und Herabregulation von Rezeptorsystemen. So bleibt abzuwarten, was die Hirnforschung in den nächsten Jahren zur Ätiologie von psychischen Erkrankungen beiträgt.

ICD-10	Einteilung	DSM-IV	Einteilung
Manische Episode	▸ Manie ▸ Hypomanie (abgemilderte Form) ▸ Mit oder ohne psychotische Symptome		▸ Manische Episode ▸ Hypomane Episode
Depressive Episode	▸ Unterteilung nach Schweregrad (leicht/mittel/schwer) ▸ Mit oder ohne psychotische Symptome ▸ Mit oder ohne körperliche Symptome	Depressive Störung	Major Depression
Anhaltende affektive Störungen	▸ Dysthymia ▸ Zyklothymie		Dysthyme Störung
Rezidivierende depressive Episode	Unterteilung nach Schweregrad		
Bipolare affektive Störung	▸ Unterteilung nach Schweregrad ▸ Episode (manisch, depressiv, gemischt) ▸ Verlauf ▸ Schweregrad		▸ Bipolar I (Manie/Depression) ▸ Bipolar II (Depression, Hypomanie)

Tab. 1: Klassifikation von affektiven Störungen nach ICD-10 und DSM-IV.

Klinik

Nach ICD-10 müssen zur Diagnosestellung einer Depression mehrere Kriterien erfüllt sein:

Hauptsymptome:
- Depressive Stimmung
- Verlust von Interesse und Freude
- Erhöhte Ermüdbarkeit bzw. Energieverlust

Weitere Symptome:
- Verminderte Konzentration und Aufmerksamkeit
- Vermindertes Selbstwertgefühl und Selbstvertrauen
- Schuldgefühle und Gefühle der Wertlosigkeit
- Eine negative oder pessimistische Zukunftsperspektive
- Suizidgedanken oder erfolgte Suizidhandlungen
- Schlafstörungen (Ein- und/oder Durchschlafstörungen, bei einigen Patienten besteht ein erhöhtes Schlafbedürfnis = Hypersomnie)
- Verminderter Appetit

Zur Diagnosestellung müssen die Patienten über mindestens **zwei Wochen** unter zwei (schwere Episode: drei) der Hauptsymptome und insgesamt unter vier (schwere Episode: mindestens acht) weiteren Symptomen leiden. Beim Vorliegen einer schweren Depression können die Aufgaben des täglichen Lebens meist nicht mehr erfüllt werden.
Zu erwähnen sind zusätzlich sehr häufig auftretende vegetative Symptome im Rahmen eines sog. **somatischen Syndroms** wie Obstipation, Kopfschmerzen, Herzbeschwerden, Schwindel und Übelkeit (Abb. 1).

Sonderformen
Wahnhafte Depression (Depression mit psychotischen Symptomen)
Das Realitätsempfinden dieser Patienten kann massiv beeinträchtigt sein durch Wahnideen, Halluzinationen und depressivem Stupor. Wahninhalte, die bei diesen Depressionsformen besonders häufig auftreten sind:
- Hypochondrischer Wahn: Krankheitsbefürchtungen, denen kein organisches Korrelat zugrunde liegt
- Nihilistischer Wahn: Vorstellung, dass die Realität, die ganze Welt, der Körper oder die Seele teilweise oder ganz inexistent sind
- Verarmungswahn: feste Überzeugung, durch eigenes oder Fremdverschulden in den finanziellen Ruin getrieben zu werden
- Schuldwahn: Gefühl, an allem, was passiert, schuld und v.a. für negative Ereignisse verantwortlich zu sein
- Versündigungswahn: Überzeugung, schwere (moralische) Schuld auf sich geladen zu haben

Wochenbettdepression
Etwa 10% der Frauen entwickeln eine depressive Symptomatik nach der Entbindung. Diese hohe Zahl erklärt man sich durch dramatische hormonelle Umstellungen nach der Geburt des Kindes. Die Mütter sehen sich mit einer neuen Situation konfrontiert, die hohe Anforderungen an sie stellt; auch Schlafmangel kann eine Rolle spielen (Abb. 2).

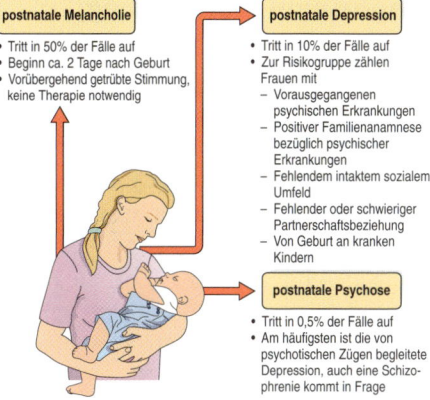

Abb. 2: Postnatale Stimmungsveränderung. [2]

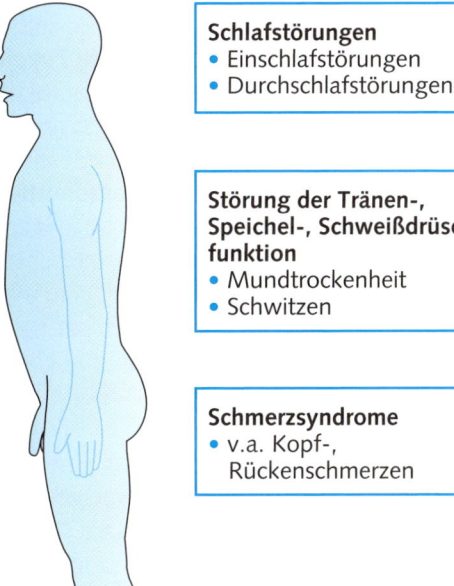

Abb. 1: Vegetative Symptome der Depression. [3]

Affektive Störungen II

Depression (Fortsetzung)

Differentialdiagnosen

In jedem Fall müssen organische Erkrankungen ausgeschlossen werden, insbesondere Infektionen (Meningitis), Neoplasmen (Hirntumor oder -metastasen), endokrinologische Störungen (Hypothyreose, M. Addison, M. Cushing etc.), metabolische Störungen (Urämie, Leberinsuffizienz), Kollagenosen (systemischer Lupus erythematodes) und Hirnerkrankungen wie M. Parkinson, M. Alzheimer und multiple Sklerose.

> Es ist unbedingt eine Medikamenten- und Drogenanamnese erforderlich! Medikamente und Drogen, die Depressionen auslösen können, sind Antihypertensiva, Antibiotika, Benzodiazepine, Alkohol, Opiate, orale Kontrazeptiva und Antiarrhythmika.

	Besonders indiziert bei	(Neben-)Wirkungen
Trizyklische Antidepressiva (z. B. Amitriptylin, Imipramin)	Schwerer Depression, innerer Unruhe, Agitiertheit, Schlafstörungen	Sedierung, Mundtrockenheit, orthostatische Dysregulation, kardiale Überleitungsstörungen
SSRI (z. B. Fluoxetin, Fluvoxamin, Paroxetin, Sertalin, [Escitalopram])	Leichten und mittelschweren depressiven Episoden ohne Agitiertheit und Schlafstörungen	Schlafstörungen, Übelkeit, Unruhe

Tab. 3: Antidepressiva mit verschiedenen Wirkprofilen.

Therapie

Stationäre Aufnahme
Soll man einen depressiven Patienten stationär aufnehmen? Für diese Entscheidung sollten folgende Punkte abgeklärt werden:
- Besteht Suizidalität?
- Gibt es bei dem Patienten schwere familiäre Konflikte? Ist es ratsam, ihn erst einmal durch einen stationären Aufenthalt zu entlasten und ihn von dem Konflikt zumindest räumlich zu trennen?

Depressive Patienten erleben einen stationären Aufenthalt häufig als sehr entlastend, sowohl was private und familiäre Aufgaben als auch berufliche Pflichten angeht.

Pharmakotherapie
Die Pharmakotherapie einer depressiven Episode hat drei Grundpfeiler: die Akutbehandlung, die Erhaltungstherapie und die Rezidivprophylaxe. Die Grundlage bildet das vertrauensvolle Arzt-Patient-Verhältnis.

- **Akuttherapie:** In den letzten Jahren ist die Zahl der zur Verfügung stehenden Antidepressiva sprunghaft gestiegen. Sie unterscheiden sich u.a. durch ihre Nebenwirkungen und Kosten. Die Auswahl des Medikamentes muss sich auf die vorherrschende Symptomatik beziehen (Tab. 3).
Die Patienten sollten über den verzögerten Wirkungseintritt (Besserung meist erst nach ca. 2–3 Wochen) aufgeklärt werden. In etwa 70% der Fälle kann unter Medikamenten eine Besserung erzielt werden, der volle Wirkungseffekt ist durchschnittlich nach ca. 6 Wochen erreicht (Abb. 3).
- **Erhaltungstherapie:** Wichtig ist, dem Patienten zu erklären, dass beim Nachlassen der Symptomatik die Medikation nicht abgesetzt werden sollte. Vielmehr soll sie nach erfolgter Remission noch in voller Dosierung (bzw. Erhaltungsdosis) zwischen 4 und 6 Monate fortgeführt werden. Dann kann mit einem langsamen Ausschleichen begonnen werden. Wichtig ist eine genaue Beobachtung der Patienten in dieser Phase, damit einem sich andeutenden Rückfall ggf. sofort mit einer Dosissteigerung entgegengewirkt werden kann.
- **Prophylaxe:** Als Prophylaktika stehen zwei Möglichkeiten zur Verfügung:
  - Lithium (wirkungsvoller in der Prophylaxe bipolarer Störungen)
  - Weiterführen einer antidepressiven Therapie

Psychotherapie
Es gibt verschiedene Optionen einer psychotherapeutischen Unterstützung bzw. Behandlung. Die Entscheidung für oder gegen eine solche muss sich nach der vorherrschenden Problematik und nach den Möglichkeiten des Patienten richten. Zur Auswahl stehen:

- **Tiefenpsychologisch orientierte** oder psychoanalytische Therapie (nur bei Patienten mit hoher Introspektionsfähigkeit ratsam)
- **Kognitive Therapie:** Negative, pessimistische Denkschemata sollen erkannt und abgebaut werden. Es werden alternative Wahrnehmungs- und Verhaltensmuster erarbeitet. Sie wird meist kombiniert mit der
- **Verhaltenstherapie:** Der Patient lernt hier z.B. Strategien, mit für ihn scheinbar unlösbaren Problemen umzugehen (Konfliktbewältigung). Außerdem sollen positive Aktivitäten wieder aufgenommen und soziale Kompetenzen trainiert werden.
- **Interpersonelle Psychotherapie:** wöchentliche Einzelsitzungen (ges. 10–20), in denen vor allem interpersonelle Konflikte fokussiert und bearbeitet werden, die evtl. für das Entstehen der Depression verantwortlich waren
- **Paar- und Familientherapie:** Sie ist vor allem dann indiziert, wenn wichtige krankheitsauslösende Faktoren in der Familie oder Partnerschaft vermutet werden. Diese Art der Therapie kann zudem sehr hilfreich sein im Sinne einer Psychoedukation der Familie, welcher die Erkrankung und der Umgang mit dieser „näher gebracht" werden sollen.

Schlafentzug
Patienten, die an einer Depression leiden und eine Nacht vollständig durchwachen (oder zumindest die zweite Nachthälfte), erleben am nächsten Tag in 50–80% der Fälle eine deutliche Besserung der Stimmung. Dieser Effekt dauert jedoch leider häufig nur kurz an.

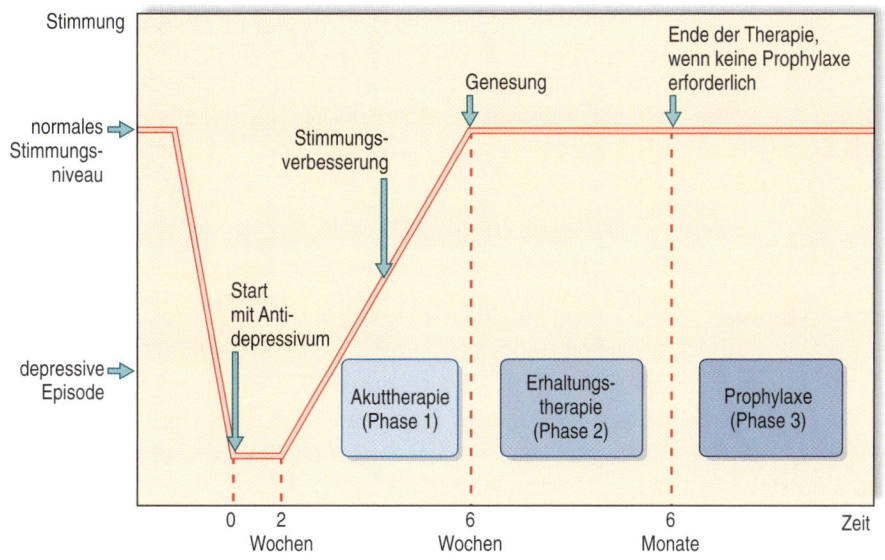

Abb. 3: Wirkprofil antidepressiv wirksamer Medikamente. [2]

Lichttherapie

Diese Form der Therapie wird bei der Herbst-Winter-Depression (SAD = Seasonal Affective Disorder) angewandt. Dabei werden Patienten morgens oder mehrfach täglich über einige Zeit (meist $1/2$–2 Stunden) sehr hellem Licht ausgesetzt. Die Symptome bessern sich dadurch oft innerhalb weniger Wochen oder verschwinden sogar vollkommen.

Elektrokrampftherapie (EKT)

Indikationen

Angezeigt ist die EKT bei Versagen der medikamentösen Therapie, Depressionen mit psychotischen Symptomen, katatonischen Zuständen oder hoher Suizidalität. Bei Patienten, die erfolglos medikamentös behandelt wurden, liegt die Ansprechraterate auf EKT in manchen Studien bei bis zu 70%, bei zuvor unbehandelten Patienten sogar bei ca. 80%! Da man auch nach erfolgter EKT Rezidive beobachtet, sollte direkt im Anschluss eine medikamentöse Erhaltungstherapie begonnen werden.

Durchführung

Es wird ein generalisierter Krampfanfall mittels elektrischen Stroms erzeugt, der meist unipolar über der nichtdominanten Hirnhemisphäre appliziert wird. Der Patient wird vorher von einem Anästhesisten in Kurznarkose versetzt und muskelrelaxiert, um Verletzungsgefahr und Nebenwirkungen zu senken. Die Krampfschwelle ist individuell verschieden und wird je nach Alter und Anfalls-EEG variiert bzw. kontrolliert. In der Regel führen 6–12 Sitzungen im Abstand von 3 Tagen zu einer deutlichen Besserung der Symptomatik.

Nebenwirkungen

Als Hauptnebenwirkung gelten kurz dauernde kognitive Beeinträchtigungen mit postiktaler Verwirrtheit. Das Langzeitgedächtnis wird nicht beeinträchtigt. Es entstehen keine strukturellen Hirnschäden! Weitere Nebenwirkungen sind häufig Muskel- und Kopfschmerzen. Bei Vorliegen einer KHK oder Hypertonie ist besondere Vorsicht geboten, und oft sind eine medikamentöse Vorbehandlung sowie eine ernsthaftere Risiko-Nutzen-Abwägung nötig.

Soziale Unterstützung

Es gibt die Möglichkeit, dem Patienten einen Sozialarbeiter zur Seite zu stellen, der sich insbesondere um finanzielle Unterstützung und z. B. um Wohnmöglichkeiten kümmert. Außerdem gibt es zahlreiche Selbsthilfegruppen, die u. a. beim Wiederaufbau sozialer Kontakte helfen können.

Zusammenfassung

Eine depressive Episode ist gekennzeichnet durch eine melancholische, gedrückte Stimmung über mindestens 2 Wochen, negative oder auch suizidale Gedankeninhalte und häufig zusätzliche vegetative Symptome wie Kraftlosigkeit, Antriebsstörung, Schlafstörungen oder Appetitstörungen.

Die Therapie depressiver Episoden beinhaltet:

* Vertrauensverhältnis zwischen Arzt und Patient als Grundlage
* Ausschluss von möglichen Differentialdiagnosen
* Medikamentöse Therapie: akut, Erhaltungstherapie (für 6 Monate), Phasenprophylaxe (bei Auftreten von zwei oder mehr Phasen innerhalb von 2 Jahren, z. B. mit Lithium oder durch Fortführung der antidepressiven Therapie)
* Psychotherapie
* Andere: EKT, Schlafentzug, Lichttherapie

Affektive Störungen III

Bipolare Störungen

Bei den bipolaren Störungen wechseln sich depressive und manische (bzw. hypomane) Episoden ab. Zwischen den Episoden können die Patienten vollkommen genesen. Kommt es zu mehr als vier dieser Phasen innerhalb eines Jahres, spricht man von einem „rapid cycling".
Differentialdiagnostisch abzugrenzen ist die Zyklothymie (s. u.). Des Weiteren unterscheidet man nach DSM-IV zwischen **Bipolar I** = Major-Depression mit Manie und **Bipolar II** = Major-Depression mit Hypomanie.

Epidemiologie

Bipolare Störungen sind sehr viel seltener als monopolare depressive Störungen. Sie treten in aller Regel früher auf, im Durchschnitt beginnt die erste Episode mit Anfang 20. Das Lebenszeitrisiko, an einer bipolaren Störung zu erkranken, beträgt 1–2 % (im Gegensatz zur Depression: 15–18 %). Männer und Frauen erkranken etwa gleich häufig.

Klinik

Die Klinik ist gekennzeichnet durch die Symptome der verschiedenen Phasen – der depressiven Episode (s. S. 24), der Manie und/oder Hypomanie.

Manie

Die Manie ist durch bestimmte Verhaltens- und Stimmungsänderungen charakterisiert, wobei eine gehobene euphorische, oft auch gereizte Stimmung im Vordergrund steht. Weitere Symptome können sein:
- Antriebssteigerung, vermindertes Schlafbedürfnis, hoher Tätigkeitsdrang, Kaufrausch (unüberlegte Geldausgaben, Abschließen von Verträgen)
- Distanzlosigkeit (reicht von Aufdringlichkeit und enthemmtem Verhalten bis zu Promiskuität), Stimmungslabilität, Irritierbarkeit (die Patienten können sich schlecht konzentrieren und sind sehr leicht ablenkbar)
- Ideenflucht (ein Gedanke jagt den nächsten, die Patienten können oft nicht bei der Sache bleiben, weil die Gedanken „rasen"), Größenideen (auch als Größenwahn bezeichnet, resultiert aus dem oft überschätzten Selbstbewusstsein), Logorrhö (nicht kontrollierbarer Redefluss)

Es existieren auch hier (wie bei der Depression) verschiedene Subtypen, so z. B. die psychotische Manie mit dem Auftreten von Wahninhalten und zuweilen sogar Halluzinationen oder die hypomanische Episode, bei der die Symptomatik weniger stark ausgeprägt ist.

Differentialdiagnosen

Bei gehobener, expansiver Stimmung muss die Manie bzw. die Zyklothymie (s. u.) abgegrenzt werden. Weitere mögliche Ursachen sind Schizophrenie und Intoxikationen (Drogen, Medikamente). Auch organische Erkrankungen wie eine Hyperthyreose oder Karzinome bzw. Hirnmetastasen können zugrunde liegen.

Akuttherapie

Meist ist bei akut manischen Patienten eine **stationäre Krankenhausaufnahme** indiziert, nicht zuletzt wegen der Kaufräusche bei eingeschränkter Geschäftsfähigkeit sowie aufgrund der Selbst- und Fremdgefährdung. Ambulante Versuche scheitern auch an den Krankheitssymptomen, die Patienten können Termine nicht einhalten und vergessen dabei ihre Medikation (v. a. aufgrund der oft fehlenden Krankheitseinsicht). Zunächst ist eine schnelle und ausreichend dosierte medikamentöse Therapie angezeigt. Verwendet werden verschiedene Substanzen: **Neuroleptika** mit antipsychotischer Wirkung (Olanzapin, Haloperidol), **Antikonvulsiva** (Carbamazepin, Valproat) und **Lithium.** Lithium reicht durch den verzögerten Wirkungseintritt (ca. eine Woche) zwar nicht als Akuttherapeutikum aus, ein rechtzeitiger Behandlungsbeginn ist aber durch die früher erreichten, wirksamen Plasmaspiegel zur Prophylaxe indiziert. Als Akuttherapeutikum werden Spiegel von 1–1,2 mmol/l angestrebt, die dann auf 0,6–0,8 mmol/l reduziert werden können, wenn es als Prophylaktikum gedacht ist. Allerdings wird heutzutage häufig mit anderen sog. Stimmungsstabilisierern aus der Gruppe der Antikonvulsiva behandelt, da deren Nebenwirkungsspektrum und ihre therapeutische Breite bei ähnlicher Potenz wesentlich günstiger sind (s. u.).

Aus „psychohygienischer" Sicht ist ausreichender **Schlaf** dringend erforderlich. In Studien konnte gezeigt werden, dass eine Schlafdauer von 6–7 Stunden antipsychotisch und antimanisch wirkt. Dazu verabreicht man Patienten, die unter extremem Schlafmangel leiden, Neuroleptika und/oder Benzodiazepine (Letztere nicht zu lange wegen Abhängigkeitspotential!). Therapie der letzten Wahl bei schweren Episoden mit hoher Gefahr der Selbst- oder Fremdgefährdung ist die **Elektrokrampftherapie** (EKT, s. S. 27).

Prophylaxe

Bei bipolaren Störungen wird eine Phasenprophylaxe mit sog. Stimmungsstabilisatoren („mood stabilizer") durchgeführt. Verwendet werden entweder Lithium oder Antikonvulsiva wie Carbamazepin oder Valproat. Beim Vorliegen

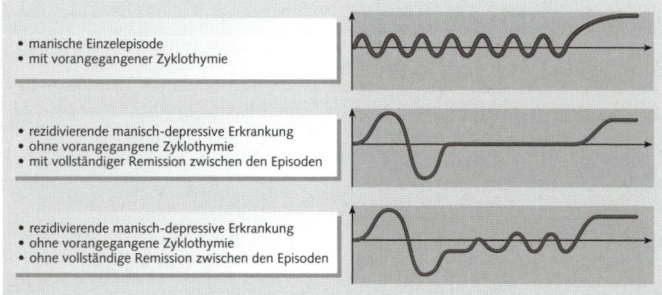

Abb. 4: Verlauf einer bipolaren Erkrankung (nach DSM-IV). [4]

eines „rapid cycling" ist z. B. Carbamazepin besser wirksam als Lithium.

Lithium

Lithium hat eine geringe therapeutische Breite, weshalb häufige Spiegelkontrollen nötig sind: Wirksame Serumkonzentrationen liegen zwischen 0,5 und 1,2 mmol/l, toxisch wirkt Lithium ab Spiegeln von etwa 1,5 mmol/l. Zu Beginn der Behandlung führt man wöchentliche Kontrollen durch, später genügen Kontrollen alle 2–3 Monate. Unter Lithiumtherapie werden seltener Rückfälle beobachtet. Studien belegen ein sinkendes Suizidrisiko unter kontinuierlicher Therapie. Bei dem sehr hohen Wiedererkrankungsrisiko bei bipolaren Störungen ist eine Rezidivprophylaxe schon nach der ersten Manifestation der Erkrankung zu empfehlen.

Voruntersuchungen vor Beginn einer Lithiumtherapie
- Blutbild
- Kreatinin, Kreatininclearance (wegen interstitieller Nierenfibrose)
- Urinstatus (auch Proteinurie, Sediment)
- Elektrolyte
- T_4, freies T_4 (wegen Gefahr der Entwicklung einer Struma)
- TSH

Nebenwirkungen einer Lithiumtherapie (Abb. 1, S. 17)
- Häufig feinschlägiger Fingertremor (kann wirksam mit β-Blockern behandelt werden)
- EKG-Veränderungen (Abflachung der T-Welle), meist nur vorübergehend
- Übelkeit, Erbrechen, Diarrhö (kann auch Ausdruck einer Intoxikation sein!)
- Polydipsie (vermehrter Flüssigkeitsbedarf), evtl. interstitielle Nierenfibrose, Polyurie
- Gewichtszunahme, Ödeme
- Ausbildung einer Struma, der mit L-Thyroxin-Gabe vorgebeugt werden kann
- Teratogenität (vor allem im ersten Trimenon)

Lithiumintoxikation

Diese ist meist bedingt durch Dehydratation bzw. Kochsalzmangel nach kochsalzarmer Diät oder starkem Schwitzen. Lithium wird in der Niere im proximalen Tubulus wie Natrium „gehandhabt", 80% werden tubulär rückresorbiert. Die Lithiumausscheidung ist also stark von der des Natriums abhängig! **Symptome** einer Intoxikation sind grobschlägiger Tremor, Erbrechen, Diarrhö, Herzrhythmusstörungen, Krampfanfälle, Oligurie und Bewusstseinstrübung bis zum Koma. Die **Therapie** besteht in forcierter Diurese oder Dialyse.

Antikonvulsiva

Sie finden v. a. Anwendung bei „rapid cycling" und Zyklothymien:
- **Carbamazepin:** Der Wirkmechanismus besteht in der Blockierung spannungsabhängiger Na^+-Kanäle und kalziumantagonistischen Effekten im ZNS. Inwiefern die Wirksamkeit bei manischen Episoden und als Phasenprophylaxe bei bipolaren Störungen zusammenhängt, ist noch nicht ausreichend untersucht. Die Nebenwirkungen einer Carbamazepin-Behandlung manifestieren sich im ZNS (Schwindel, Müdigkeit, Benommenheit, Ataxie), am Herzen (Arrhythmie, Bradykardie), an der Leber (Cholestase) und im Blutbild (Agranulozytose). Kontraindikationen sind entsprechend AV-Block und schwere Leberfunktionsstörungen.
- **Valproat** hemmt den GABA-Abbau im Gehirn. Der genaue Wirkmechanismus bei affektiven Störungen ist noch nicht bekannt.

Psycho- und sozialtherapeutische Möglichkeiten

Die Psychotherapie bietet für Intervallphasen ambulant wie stationär neben der Aufklärung über die Erkrankung Strategien zum rechtzeitigen Erkennen von Prodromalsymptomen, die Förderung der Selbstverantwortung sowie Maßnahmen zur Stressbewältigung und zur Psychohygiene (reizarme Umgebung, Zeitmanagement, Ordnungstherapie usw.) an. Die sozialtherapeutische Unterstützung erstreckt sich u. a. auf Möglichkeiten der Wiedereingliederung in den beruflichen und familiären Alltag.

Zyklothymie

Nach neuen Diagnosekriterien (DSM-IV) ist die Zyklothymie folgendermaßen definiert: Stimmungslabilität, die wie bei der bipolaren Störung von Misslaune in gehobene, expansive Stimmung umschlagen kann, die aber gemessen an Schwere, Dauer und Intensität weder die Kriterien der Major Depression noch die der Manie erfüllt. Erstmanifestation oft im frühen Erwachsenenalter.

Zusammenfassung

- Eine manische Episode ist charakterisiert durch eine inadäquat gehobene Stimmung, Hyperaktivität sowie Logorrhö, und zwar für länger als eine Woche.
- Eine schnelle Intervention ist erforderlich, insbesondere um den Patienten vor den Folgen seines überschätzten Selbstbewusstseins zu schützen.
- Medikamentöse Akuttherapie und Phasenprophylaxe sind mit Lithium, Antikonvulsiva und Neuroleptika möglich. Die Phasenprophylaxe sollte im Gegensatz zu unipolaren Störungen wegen des erhöhten Rückfallrisikos gleich nach der Erstmanifestation beginnen.
- Psycho- und Soziotherapie beinhalten die Aufklärung des Patienten und seiner Umgebung, psychotherapeutische Maßnahmen zur Phasenprophylaxe sowie die Wiedereingliederung in den beruflichen und familiären Alltag.

Schizophrenie I

Die Schizophrenie ist eine der „bekanntesten" Krankheiten in der Psychiatrie und hat viele Gesichter. Es gibt vielfältige Symptome, mit den verschiedensten Ausprägungen, Verläufen und Intensitäten. Psychopathologisch findet man Wahn, Ich-Störungen, Halluzinationen, Affekt- und psychomotorische Störungen. Da die Diagnose „Schizophrenie" eine erhebliche Beeinträchtigung des normalen Lebens sowohl für den Betroffenen als auch für dessen Familie darstellen kann, sollte man sich sehr sorgfältig an die Diagnose herantasten.

Epidemiologie

Die Lebenszeitprävalenz beträgt 1–2 % und die Inzidenz liegt bei 1:1000, und das weltweit! Männer und Frauen erkranken gleich häufig, allerdings liegt der Zeitpunkt der Erstmanifestation bei Männern zwischen 15 und 25, bei Frauen zwischen 25 und 35 Jahren.

Ätiologie

Am wahrscheinlichsten ist eine **multifaktorielle Genese** der Erkrankung. Das bedeutet, dass einerseits – wie Zwillings- und Familienuntersuchungen gezeigt haben (Abb. 1) – hereditäre Faktoren eine Rolle spielen, diese jedoch allein die Schizophrenie nicht erklären können. Zerebrale Schädigungen, neurobiologische Faktoren und Umwelteinflüsse beteiligen sich individuell in unterschiedlichem Maße an der Entstehung der Krankheit. Alle prädisponierenden Faktoren bilden die Basis einer Disposition (Vulnerabilität).

Psychosoziale Auslöser

Es ist nicht gelungen, eine schizophrenogene Primärpersönlichkeit zu identifizieren. Allerdings gibt es eine schizotypische Persönlichkeit. Menschen, die an einer solchen Persönlichkeitsstörung leiden, haben ein erhöhtes Risiko, eine Schizophrenie zu entwickeln. Für ein Kind zählt ein negatives Familienumfeld mit „high expressed emotions", aber auch mit sozialer Unterstimulation zu den Risikofaktoren. Weitere Stressoren stellen bei entsprechender Vulnerabilität Wohnungs- oder Arbeitsplatzwechsel dar, Partnerschaften (Neubeginn, Ende) sowie Ablösung vom Elternhaus.

Transmittersysteme

Da Neuroleptika, die zur Therapie eingesetzt werden, die Dopaminfreisetzung hemmen, geht man davon aus, dass im mesolimbischen System eine Überaktivität mit vermehrter Dopaminausschüttung besteht. Allerdings bezieht man heute auch Glutamat in die Hypothese mit ein – im Sinne eines Glutamatmangels. Genauere Studienergebnisse liegen dazu allerdings noch nicht vor.

Hirnmorphologische Befunde

In CCTs und MRTs von Schizophrenen finden sich folgende morphologische Veränderungen: Erweiterung der Seitenventrikel und oft auch des III. Ventrikels, Volumenminderung im Hippocampus und in der Amygdala, mit insgesamt linksseitiger Betonung. Außerdem zeigt sich eine Minderung der Leistungen im Frontalhirn (Hypofrontalität).

Klinik

Die Schizophrenie hat ein breit gefächertes Erscheinungsbild, die Differentialdiagnose zu anderen psychiatrischen Erkrankungen kann schwer fallen. Man unterscheidet bei Schizophrenien eine sog. Negativ- und eine Positivsymptomatik:

Vorherrschende Negativsymptomatik

Im Vordergrund steht eine Passivität, deren einzelne Ausprägungen als Minussymptome bezeichnet werden. Differentialdiagnostisch ist z. B. die Depression abzugrenzen.
▶ Gefühlsverarmung, Affektverflachung (Gleichgültigkeit, Interesselosigkeit, Gefühlsleere)
▶ Anhedonie (sozialer Rückzug, Unfähigkeit, Freude zu empfinden)
▶ Aufmerksamkeitsstörungen
▶ Alogie (Sprachverarmung)

Vorherrschende Positivsymptomatik

Da solche Symptome beim gesunden Menschen nicht anzutreffen sind, werden sie auch als Plussymptome bezeichnet:
▶ Alle Arten von Halluzinationen
▶ Wahn (s. u.)
▶ Formale Denkstörungen (s. u.)
▶ Bizarre Verhaltensweisen
▶ Zwänge

Psychopathologischer Befund

Affektstörungen

▶ Der Affekt kann gehoben (läppische Gestimmtheit; lauter, enthemmter, Patient) oder gedrückt sein (Patient ratlos, hilflos).

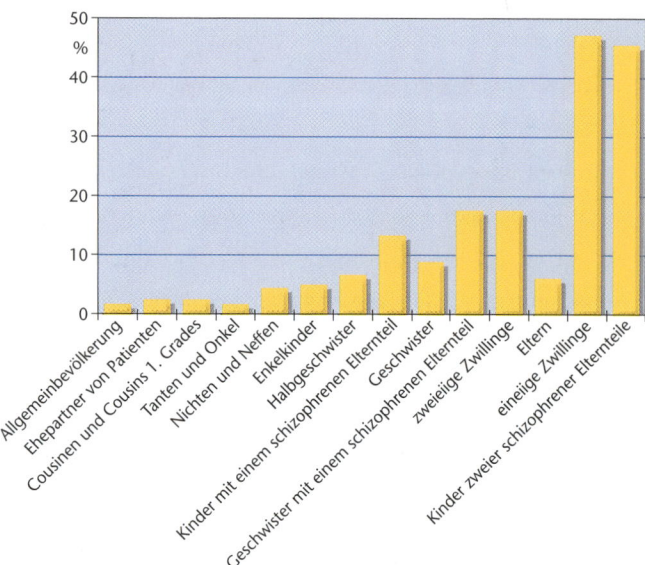

Abb. 1: Erkrankungsrisiko in Europa bei Schizophrenie. [1]

- Inadäquater Affekt (Parathymie): Die Stimmungslage passt mit der entsprechenden Situation nicht überein (z.B. lautes Lachen bei einer Beerdigung).
- Instabilität der Stimmungslage (Affektlabilität)
- Ambivalenz/Ambitendenz (das Nebeneinander von gegensätzlichen Gefühlsregungen bzw. Trieben)
- Angst, evtl. verbunden mit sozialem Rückzug, Aggressionen oder Eigen-/Fremdgefährdung.

Ich-Störungen

Diese sind charakterisiert durch das Verschwimmen der Grenzen zwischen Ich und Umwelt. Oft können bestimmte Handlungen nicht mehr als die eigenen identifiziert werden, sondern werden als „von außen gemacht" oder gelenkt empfunden. Zu den Ich-Störungen gehören:
- **Gedankeneingebung:** Unbekannte Personen zwingen dem Patienten Gedanken auf, fremde Gedanken werden eingegeben.
- **Gedankenausbreitung:** Andere Menschen haben an den eigenen Gedanken teil, sie wissen, was der Patient denkt, können seine Gedanken lesen.
- **Gedankenentzug:** Andere nehmen dem Patienten die Gedanken weg, sie werden ihm entzogen.
- **Willensbeeinflussung:** Wille und Handlungen werden von außen beeinflusst und gemacht. Der Patient fühlt sich „ferngesteuert wie ein Roboter", eigene Handlungen können nicht mehr als solche identifiziert werden.
- **Derealisation** und **Depersonalisation:** Eigene Körperteile, andere Menschen oder Umgebungen werden als irreal und fremd empfunden.

Wahn

Bei mehr als 90% der schizophrenen Patienten liegt eine Art des Wahns vor. Zu unterscheiden sind:
- **Wahnstimmung:** Vorstufe des Wahns, der Patient merkt, dass „irgendetwas im Gange" ist, was sich meist auf ihn bezieht.
- **Wahnwahrnehmung:** Tatsächlich Erlebtes oder Gesehenes wird vom Patienten wahnhaft umgedeutet, z.B. hört er die Stimmen seiner Nachbarn im Nebenzimmer und ist davon überzeugt, dass diese über ihn sprechen und ihn fertig machen wollen.
- **Wahneinfall:** Objektiv falsche, aus krankhafter Ursache entstehende Überzeugung, an der krampfhaft festgehalten wird. Der Patient lässt sich nicht vom Gegenteil überzeugen.

Wahnthemen sind Verfolgungswahn, Größenwahn („Ich bin der Papst"), Vergiftungs- und Beeinträchtigungswahn, Beziehungswahn (Patient bezieht alles auf sich), religiöser Wahn, Liebeswahn, Sendungswahn („Ich bin Gottes Apostel").

Halluzinationen

Diese treten v.a. als **akustische Halluzinationen** in Erscheinung, z.B. in Form dialogischer, imperativer oder kommentierender Stimmen, können sich aber auch auf anderen Sinnesgebieten äußern (**optisch, olfaktorisch, gustatorisch**). Zu den **Leibeshalluzinationen** gehören:
- **Leibliche Beeinflussungserlebnisse:** Die Patienten haben das Gefühl, von außen mit Strahlen, Apparaten und anderen Methoden elektrisch oder magnetisch beeinflusst zu werden. Zuweilen geht es auch um sexuelle Beeinflussung.
- **Zönästhesien:** Es handelt sich um abstruse Leibesempfindungen, wobei im Gegensatz zu den leiblichen Beeinflussungserlebnissen das Gefühl des „von außen Gemachten" hier fehlt. Beispiele: das Gefühl, dass Nervenwasser den Rachen hinunterläuft oder dass Wellen den Körper durchströmen.

Katatonie

Bei diesem Krankheitsbild steht eine Störung der Psychomotorik im Vordergrund. Wegen der heute meist rechtzeitig einsetzenden Neuroleptika-Therapie ist das Krankheitsbild selten geworden. Man unterscheidet den katatonen Stupor mit vorherrschender Minussymptomatik vom katatonen Erregungszustand mit v.a. vegetativer Plussymptomatik. Die Dauer der einzelnen Krankheitsperioden beträgt Tage bis Monate.

Katatoner Stupor
- **Erstarrungszustand:** Der Patient ist erstarrt wie eine Statue, unfähig, sich zu bewegen. Er ist ohne Hilfe nicht lebensfähig, ist dabei aber bei vollem Bewusstsein.
- **Mutismus:** Versiegen der Sprachproduktion
- **Katalepsie:** Verharren in einer Körperposition, der Patient setzt jedem Versuch einer Änderung großen Widerstand entgegen. Bei der Untersuchung verspürt man einen zähen Widerstand bei der passiven Bewegung der Gliedmaßen (wächserne Biegsamkeit = Flexibilitas cerea).

Katatoner Erregungszustand
- **Hyperaktivität:** Schreien, Schimpfen, Selbst-/Fremdaggression, in manchen Fällen stereotypes Wiederholen zweckloser Bewegungsabläufe oder von Gesagtem (Bewegungs- und Sprachstereotypien)
- **Befehlsautomatie:** Echopraxie (Nachahmen von Handlungen) und Echolalie (Nachsprechen von Gesagtem)
- **Sonderform: Perniziöse Katatonie** mit Hyperthermie und Tachykardie, oft letal endend (DD: malignes neuroleptisches Syndrom). Die Therapie erfolgt auf Intensivstation mit Flüssigkeit, EKT und hochpotenten Neuroleptika.

Denkstörungen

Man unterscheidet formale von inhaltlichen Denkstörungen, Letztere entsprechen bei der Schizophrenie im Wesentlichen den Wahninhalten. Formale Denkstörungen beschreiben veränderte Denkabläufe:
- **Denkzerfahrenheit:** Der Gedankenfluss wird ständig unterbrochen oder kann nicht zu Ende geführt werden. Das Gespräch wirkt für Außenstehende unverständlich und zusammenhangslos.
- **Begriffszerfall:** Die exakte Bedeutung bestimmter Begriffe geht verloren, ebenso deren scharfe Abgrenzung gegenüber anderen Worten.
- **Gedankenabreißen:** Der Gedanke bricht plötzlich ab, ohne dass der Faden wieder gefunden wird.
- **Paralogie:** Begriffe werden durch andere ersetzt, wodurch die Sätze zusammenhangslos erscheinen.
- **Vorbeireden:** Die Antwort passt nicht zur gestellten Frage.

Schizophrenie II

Subtypisierung der Schizophrenie nach ICD-10

Eine Subtypisierung nach der jeweils vorherrschenden Symptomatik ist nicht nur hinsichtlich der Therapie sinnvoll, sondern kann evtl. auch etwas über die Prognose aussagen (Tab. 1).

Diagnosestellung

Die Diagnose erleichtern soll die Einteilung der Symptomatik nach Kurt Schneider (1952) in Symptome ersten und zweiten Ranges (Tab. 2).
Laut ICD-10 müssen zur Diagnosestellung mindestens ein Symptom 1. Ranges und zwei weitere der folgenden vorliegen:
- Schneider-Symptome 2. Ranges oder
- formale Denkstörungen oder
- Katatonie oder
- Negativsymptomatik (nach Ausschluss einer Depression)

Diese Symptome müssen ständig und für mindestens 4 Wochen vorhanden sein.
Bei kürzerer Manifestationsdauer lautet die Diagnose akute schizophreniforme Störung.

Differentialdiagnosen

- Substanzmissbrauch: Kokain, Amphetamin, Halluzinogene, Alkohol

Symptome ersten Ranges	Symptome zweiten Ranges
Akustische Halluzinationen (dialogische [in Form von Rede und Gegenrede], kommentierende [die unablässig das Handeln und das Verhalten des Patienten kommentieren] oder imperative Stimmen [die Befehle erteilen])	Alle anderen Halluzinationen
Wahnwahrnehmung	Wahneinfall
Gedankenlautwerden: Der Patient hört seine eigenen Gedanken	Depressive Verstimmung, Ratlosigkeit
Leibliche Beeinflussungserlebnisse (das Gefühl des Von-außen-Gemachten z. B. Bestrahlung oder Elektrisierung)	Zönästhesie (z. B. das Gefühl, als sei das Bein aus Stein)
Gedankeneingebung (s. Ich-Störungen)	
Gedankenausbreitung (s. Ich-Störungen)	
Gedankenentzug (s. Ich-Störungen)	

Tab. 2: Symptome ersten und zweiten Ranges nach Kurt Schneider.

- Organische Erkrankungen: Hirntumor, ZNS-Infektion, Epilepsie, Autoimmunerkrankungen
- Andere psychische Erkrankungen: wahnhafte Störung, Depression, Persönlichkeitsstörungen, Mischbilder wie schizoaffektive Störungen
- Borderline-Persönlichkeitsstörung

Krankheitsverlauf

Es gibt verschiedenartige Verläufe, die in Abb. 2 nach M. Bleuler dargestellt sind:
Dem Ausbruch der Krankheit geht meist eine **Prodromalphase** voraus, die ein bis fünf Jahre andauern kann. Sie wird charakterisiert durch:
- Zunehmende Negativsymptomatik mit sozialem Rückzug, schwindendes Engagement in allen Lebensbereichen, emotionale Distanzierung, Stimmungslabilität bis hin zur unzureichenden Körperhygiene und Apathie
- Des Weiteren ist bekannt, dass die Mehrzahl der Schizophrenien mit einer Negativsymptomatik beginnen, wohingegen nur ca. 10 % der Patienten durch Plussymptome auffällig werden.

Der weitere **Verlauf nach Ausbruch** ist unterschiedlich (Abb. 2), wobei ein akuter Beginn und eine anschließende Vollremission (Heilung) prognostisch am günstigsten sind. Teilremissionen sind durch eine Residualsymptomatik gekennzeichnet, die in abgeschwächter Form den Symptomen der aktiven Phase gleicht. Dabei findet man meistens eine vorherrschende Negativsymptomatik. Besteht die Residualsymptomatik allerdings länger als 3 Jahre, so gilt sie als nicht mehr rückbildungsfähig.
Rückfälle kündigen sich oft mit einer Symptomatik an, die man durchaus (z. B. verhaltenstherapeutisch) nutzen kann. Man muss daher individuell mit dem Patienten die Warnphasen dokumentieren, damit der Patient, wenn er mit diesen vertraut ist, selbst einen Arzt aufsuchen kann, bevor die

Schizophrenie F20	Symptomatik	Prädispositionsalter und Prognose
F20.0 Paranoide Schizophrenie (häufigste Form)	Geprägt von Wahnhalten (Verfolgungs-, Größenwahn) Halluzinationen (v. a. akustisch) und Ich-Störungen	Erwachsene, relativ gute Prognose
F20.1 Hebephrene Schizophrenie	Alberne, läppische Stimmung, Affekt- und Antriebsstörungen, Apathie, Kontaktstörungen, z. B. Distanzlosigkeit, gelegentlich Aggressivität, enthemmtes Sozialverhalten	Jugendliche, schlechte Prognose
F20.6 Schizophrenia simplex	Es stehen v. a. Affektänderungen im Vordergrund, fast immer ist es eine Negativsymptomatik, Nachlassen beruflicher Leistungen, Verlust mitmenschlicher Beziehungen. Psychotische Symptome werden nicht beobachtet	Progredienter Verlauf, schlechte Prognose
F20.2 Katatone Schizophrenie (selten)	S. Text	Eher gute Prognose
F20.4 Postschizophrene Depression	Negativsymptomatik, die sich oft an eine psychotische Phase anschließt und länger als zwei Wochen anhält	

Tab. 1: Subtypisierung der Schizophrenie. (Filmtipp: „A beautiful mind" mit Russell Crowe zeigt die sehr eindrückliche Geschichte einer paranoiden Schizophrenie.)

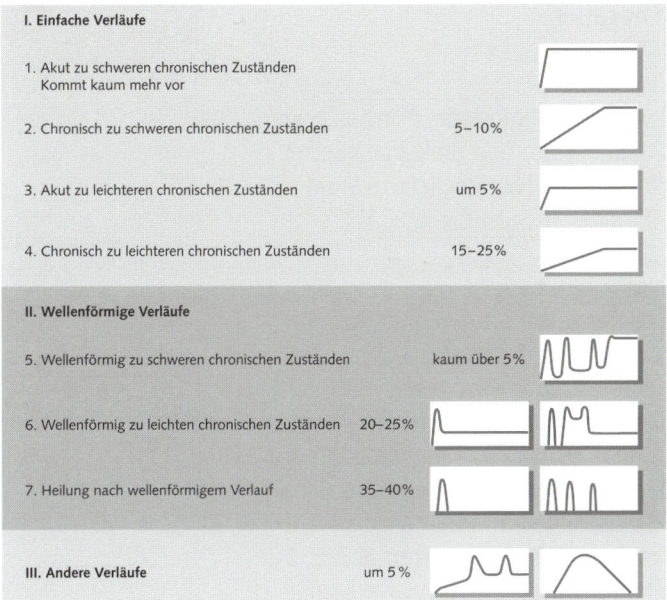
Abb. 2: Verlaufsformen der Schizophrenie und ihre Häufigkeit (nach Bleuler, 1983). [4]

Krankheit wieder akut ausbricht. Erschwert ist dieses Vorgehen bei äußerst uncharakteristischen Symptomen wie:
- Ruhelosigkeit
- Schlafstörungen
- Nervosität
- Sich überfordert fühlen
- Weniger Freude empfinden, sozialer Rückzug

Langzeitprognose

Es gilt die so genannte Drittelregel:
- Ca. 1/3 der Patienten kann dauerhaft geheilt werden.
- Bei ca. 1/3 bleibt eine uncharakteristische Residualsymptomatik erhalten.
- Bei 1/3 finden sich eine charakteristische Residualsymptomatik mit ausgeprägter Negativsymptomatik oder chronische Schizophrenien mit Persönlichkeitsveränderungen, was prognostisch ungünstig ist.

Über die Hälfte der an einer schizophrenen Psychose erkrankten Patienten ist wieder voll erwerbsfähig, nur ca. 7% sind arbeitsunfähig. Auch Patienten mit Residualsymptomatik können je nach deren Ausprägung ein annähernd „normales" Leben führen.

Komplikationen

Die sicherlich häufigste und ernsthafteste Komplikation ist der Suizid. Schizophrene Patienten haben gegenüber der Normalbevölkerung ein deutlich erhöhtes Suizidrisiko. Des Weiteren wird häufig selbstverletzendes Verhalten beobachtet.

Zusammenfassung

Die Schizophrenie ist eine Erkrankung, die sich in den verschiedensten Ausprägungen zeigen kann. Wichtig dabei ist die Erhebung des psychopathologischen Befundes (Denkstörungen, Wahn, Halluzinationen etc.) Außerdem ist für die Therapie entscheidend, ob aktuell eine Positiv- oder eine Negativsymptomatik im Vordergrund steht.

Wichtig ist der unterschiedliche Krankheitsbeginn, der bei Männern mit 15–25 Jahren deutlich unter dem der Frauen liegt (25–35 Jahre). Ein eindeutiges ätiopathogenetisches Modell zur Entstehung der Schizophrenie fehlt. Man nimmt ein Zusammenspiel von Genetik, Umweltfaktoren und individuellen Persönlichkeitsanteilen an. Verlauf und Prognose sind interindividuell sehr verschieden. Auch sie hängen von der Persönlichkeit des Patienten und von seiner Umgebung ab. Des Weiteren ist die Art der Manifestation entscheidend (akut, schleichend).

Bei der Diagnosestellung einer Schizophrenie stehen sowohl die internationalen Klassifikationssysteme (ICD-10) als auch die von Kurt Schneider erarbeiteten Symptome zur Verfügung. Wichtig ist, dass eine organische Ursache ausgeschlossen wird. Die Diagnose „Schizophrenie" sollte nur bei absoluter Gewissheit dem Patienten mitgeteilt werden, da sie besonders belastend sein kann. Es gibt gutartige Krankheitsverläufe, mit einmaligen Schüben und Spontanremission. Meistens verläuft die Schizophrenie allerdings chronisch intermittierend. Wichtig sind die Schubprophylaxe und Früherkennung. Differentialdiagnostisch ist es oft schwierig, zwischen einem bestehenden oder einem auslösenden Substanzmissbrauch zu unterscheiden.

Schizophrenie III

Therapie

Die Behandlung setzt sich zusammen aus Neuroleptikagabe, Psychotherapie, Soziotherapie und Elektrokrampftherapie als Therapie letzter Wahl (s. Affektive Störungen, S. 27).

Neuroleptika

Neuroleptika (NL) oder Antipsychotika sind die Mittel erster Wahl bei schizophrenen Psychosen. Bis jetzt hat sich keine andere Medikamentengruppe als wirksam erwiesen. Neuroleptika lassen sich untergliedern in klassische (hoch- und niedrigpotente) und atypische Substanzen (Tab. 3). Hauptwirkmechanismus ist die Blockade von Dopamin-, v. a. D_2-Rezeptoren. Substanzabhängig können jedoch auch m-Cholinozeptoren, α-Adrenozeptoren, Serotonin- und Histaminrezeptoren blockiert werden. Die sedierende Wirkung tritt meist vor der antipsychotischen ein.

Vergleich niedrigpotenter mit hochpotenten Neuroleptika		
	Niedrigpotent	Hochpotent
Vorteile	Geringere Affinität zu D_2-Rezeptoren	Hohe D_2-Rezeptor-Affinität → geringere Dosis erforderlich für gleiche antipsychotische Wirkung, wirkt stark antipsychotisch
Nachteile	Weniger EPMS, dafür mehr vegetative Nebenwirkungen (s.u.) und stärkere Sedierung, schwächere antipsychotische Wirkung	Schwache Sedierung, hohes Risiko für EPMS (s.u.)
Wirkstoffe	Levomepromazin (Neurocil®), Promethazin (Atosil®), Perazin (Taxilan®)	Haloperidol (Haldol®), Flupentixol, Pimozid, Bromperidol
Vergleich klassischer mit atypischen Neuroleptika		
	Klassisch	Atypisch
Vorteile	Niedrige Therapiekosten	Reservetherapeutikum bei Therapieresistenz, keine EPMS, wirkt verstärkt gegen die Negativsymptomatik, blockt sowohl Dopamin- als auch Serotoninrezeptoren
Nachteile	Häufigeres Auftreten von EPMS	Höhere Kosten
Wirkstoffe	S.o.	Clozapin (Leponex®), Risperidon (Risperdal®), Amisulprid, Olanzapin (Zyprexa®), Zotepin, Ziprasidon, Quetiapin (Seroquel®)

Tab. 3: Vergleich verschiedener Neuroleptika (EPMS = extrapyramidal-motorische Nebenwirkungen).

Indikationen

Psychiatrische Indikationen sind neben der akuten Schizophrenie und deren Langzeitprophylaxe die Manie und psychomotorische Erregungszustände. **Nicht psychiatrisch** werden Neuroleptika z.B. als Prämedikation in der Anästhesie und als Neuroleptanalgetika und als Komedikation auch bei Schmerzzuständen verwendet.

Es existieren zwar keine einheitlichen Angaben, nach welcher Zeit ein Neuroleptikum erste Erfolge erzielen kann und soll, aber man kann davon ausgehen, dass die meisten Patienten zwischen mehreren Tagen bis Wochen eine Besserung erreichen (Abb. 3). Ist dies nicht der Fall, spricht man von Therapieresistenz. Folgende Punkte sollten dann beachtet werden:
▶ Kommen andere Substanzklassen in Betracht?
▶ Ist sichergestellt, dass der Patient das Medikament ausreichend lange und in ausreichender Dosierung eingenommen hat? Ist die Compliance des Patienten glaubwürdig? Wenn nicht, kann auch auf Medikamente in Tropfen- oder i.v. Form ausgewichen werden?
▶ Alle in Frage kommenden Differentialdiagnosen sollten erneut durchgearbeitet werden.
▶ Kommt als letzte Wahl Elektrokrampftherapie in Frage?
▶ Nimmt der Patient weitere Medikamente, die die Metabolisierung der Neuroleptika beeinflussen?
▶ Könnte die Therapieresistenz eine Nebenwirkung sein?
▶ Das Reservepräparat, das sich bei Resistenz bewährt hat, ist Clozapin, kann aber schwere Nebenwirkungen haben (s.u.).

Langzeittherapie

Studien ergaben, dass die Rückfallhäufigkeit gesenkt und auch die Schwere eines Rezidivs signifikant abgemildert werden kann, je früher mit einer Rezidivprophylaxe begonnen wird. Meistens gibt man langfristig (über 1–5 Jahre) das Medikament, das in der Akutphase Linderung verschaffen konnte. Neben der oralen Gabe besteht auch die Möglichkeit, Depotformen zu verabreichen (Tab. 4). Damit entfällt die für den Patienten lästige tägliche Tabletteneinnahme. Dies kann auch bei unkooperativen Patienten von Vorteil sein.

Nebenwirkungen (s. a. Pharmakotherapie, S. 16)

Antidopaminerge Nebenwirkungen
Die unerwünschten Wirkungen sind hauptsächlich auf die Blockade der Dopaminrezeptoren zurückzuführen:

Name	Gabe	Intervall
Flupentixoldecanoat (Fluanxol®)	i.m.	Alle 2–4 Wochen
Fluspirilen (Imap®)	Oral	Wöchentlich
Haloperidoldecanoat	i.m.	Alle 4 Wochen

Tab. 4: Depotpräparate in der Übersicht.

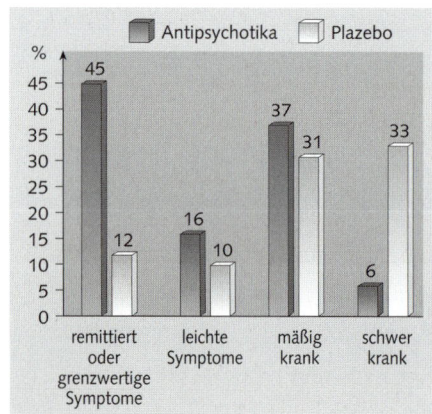

Abb. 3: Remissionsgrad am Ende einer klassischen, 6-wöchigen plazebokontrollierten Studie mit Antipsychotika. [4]

- Die **Frühdyskinesie** tritt sehr früh auf, nämlich mit einer Latenz von Stunden bis Tagen. Dazu gehören Zungen-Schlund-Krämpfe, unwillkürliche Bewegungen der Gesichtsmuskulatur, Blepharospasmus (Lidkrämpfe), Schluck- und Atemstörungen. Die Frühdyskinesien lassen sich durch Gabe von Anticholinergika, z. B. Biperiden (Akineton®), schlagartig bessern.
- Das **Parkinsonoid** tritt in der Regel nach wochen- bis monatelanger Einnahme auf. Dominierend hierbei sind der Rigor und die Hypokinese. Entgegenzuwirken ist mit Dosisreduktion bzw. akut wiederum mit Anticholinergika wie Biperiden.
- Die **Akathisie** tritt ebenfalls nach Wochen bis Monaten auf und äußert sich in der Unfähigkeit, längere Zeit ruhig zu sitzen, oder durch zwanghaftes Umherlaufen. Reagieren sollte man mit einer Dosisreduktion oder einem Präparatwechsel.
- Die **Spätdyskinesien** zeigen sich nach Monaten bis Jahren und sind häufig irreversibel. Klinisch handelt sich um spontane und unkontrollierte Mund- und Gesichtsbewegungen, Schmatzen und Leckbewegungen der Zunge. Therapeutisch kommen schwach potente Neuroleptika als Alternativpräparat oder Clozapin in Betracht.

Weitere antidopaminerge Nebenwirkungen sind Galaktorrhö, Gynäkomastie und Menstruationsstörungen. Außerdem beobachtet man häufig eine Gewichtszunahme.

Anticholinerge Nebenwirkungen
Dazu gehören z. B. Mundtrockenheit, Akkomodationsstörungen und Miktionsstörungen.

Malignes neuroleptisches Syndrom (MNS)
Dies ist eine ernste, wenn auch seltene Komplikation. Symptome sind Fieber, Rigor, Blutdruckerhöhung, Bewusstseinsstörungen bis hin zum Koma. Das MNS ist mit einer hohen Letalität von bis zu 20 % behaftet, resultierend aus der vegetativen Entgleisung, den Komplikationen des Rigors und der Rhabdomyolyse, welche zum akuten Nierenversagen führen kann. Therapeutisch muss mit einem sofortigen Absetzen der Medikation reagiert werden; außerdem muss der Patient auf einer Intensivstation überwacht werden. Abklingen der Symptome im Falle des Überlebens erst nach ca. 10 Tagen.

Soziotherapie
Dazu gehören die Miteinbeziehung der Angehörigen, Wohnungs- und Arbeitsplatzbeschaffung oder -sicherung; Milieutherapie, indem durch Veränderung des sozialen Milieus eine bessere Voraussetzung für den Patienten geschaffen werden soll, im Alltag zu bestehen. Sie umfasst auch Ergotherapie (Beschäftigungs- und Arbeitstherapie) zur weiteren Strukturierung des Tagesablaufes.

Psychotherapie
Bewährt haben sich vor allem supportive Maßnahmen und Verhaltenstherapie. Tiefenpsychologische Verfahren sind wegen der Persönlichkeitsstruktur Schizophrener oft weniger erfolgreich. Des Weiteren werden mit den Patienten psychohygienische Maßnahmen (Stressbewältigung und -prophylaxe) besprochen und geübt sowie im Besonderen, wie sie Frühsymptome erkennen und/oder Verhaltensmuster durchbrechen, die zu einer Verschlechterung führen können.

Zusammenfassung

Die Therapie der Schizophrenie hat 3 Pfeiler: Pharmakotherapie, Sozio- und Psychotherapie. Die Verabreichung von Antipsychotika ist besonders wichtig in der akuten Phase, um sowohl dem Patienten als auch seinem Umfeld Erleichterung zu verschaffen oder ihn von einer evtl. bestehenden Suizidalität zu distanzieren. Des Weiteren wichtig ist eine konsequente Erhaltungstherapie, die als Rezidivprophylaxe den Patienten vor (ggf. schweren) Rückfällen schützen soll. Psychotherapeutische Maßnahmen sollen dem Patienten zeigen, dass er mit seiner Krankheit nicht allein ist, dass er verstanden und ernst genommen wird und dass er lernen kann (und lernt), mit dieser umzugehen. Der Therapeut sollte außerdem möglichst um eine Miteinbeziehung der Familie bemüht sein. Die Soziotherapie dient als Vorbereitung, sich im beruflichen oder sozialen Alltag außerhalb der Klinik zurechtzufinden. Verschiedene Rehabilitationseinrichtungen können dabei u. U. hilfreich sein.

Von Beginn der ersten Therapie an sollte ein Konzept entwickelt werden, wie die Anzahl der Krankheitsschübe reduziert werden kann, und mit dem Patienten ein Plan ausgearbeitet werden, wie sich ein bevorstehender Schub erkennen und verhindern lässt.

Angststörungen I

Bei allen Störungen dieser Gruppe ist Angst das vorherrschende Symptom. Angst ist eine uns angeborene, äußerst wichtige Emotion. Ohne Angst würden wir alle wohl nicht besonders alt werden. Wann ist Angst aber pathologisch? Dann, wenn kein adäquater Stressor erkennbar ist und wenn sie das tägliche Leben beeinträchtigt, d.h. wenn gewöhnliche Tätigkeiten nicht mehr verrichtet werden können, weil die dabei aufkommende Angst von den Betroffenen vermieden werden muss. Aufgrund der hohen Komorbidität mit depressiven Erkrankungen werden Angststörungen zu den affektiven Störungen im weitesten Sinn gezählt.

	Phobie	Panikstörung	Generalisierte Angststörung
Beispiel	▸ Agoraphobie (Platzangst) ▸ Soziale Phobie ▸ Spezifische Phobie	Panikattacke	Übersteigerte, pathologische Ängstlichkeit
Auslöser	▸ Vorhersagbar, d.h., Verhalten tritt immer in bestimmten Situationen auf ▸ Ausmaß der Angst ist nicht proportional zum Stressor ▸ Vermeidung von auslösenden Situationen führt zur Beeinträchtigung des täglichen Lebens	Kein spezifischer Auslöser vorhanden; Attacke ist nicht vorherzusehen, das Leben wird durch die ständige Angst vor einer Attacke beeinträchtigt; Patient ist zwischen den Attacken jedoch beschwerdefrei	Sozialer Stress, Umweltstress, Patienten machen sich vermehrt Sorgen, v.a. was den Bereich Familie, Gesundheit, Beruf angeht; tritt oft zusammen mit depressiven Episoden auf
Erscheinungsalter	Spezifische Phobie: Kindheit Soziale Phobie: Pubertät Agoraphobie: 20.–30. LJ	20.–30. LJ	1. Gipfel: Adoleszenz 2. Gipfel: 40. LJ

■ Tab. 1: Unterscheidungskriterien bei Angststörungen.

Ätiologie

Angststörungen sind multifaktoriell bedingt. Die genetische Prädisposition spielt sicherlich eine Rolle, so dass die Person für Ängstlichkeit vermehrt empfindlich ist. Auch Erziehung „in Angst" oder von ängstlichen Eltern kann im Sinne eines Lernprozesses zur Ausbildung einer Angststörung führen. Außerdem existieren verschiedene neurobiologische Erklärungsmodelle wie eine Überaktivität des Noradrenalinsystems im Locus caeruleus des Hirnstamms. Oft zeigt sich eine Angststörung erst nach „life events", z.B. nachdem eine Beziehung zu Bruch gegangen ist, wenn ein Lebenspartner oder Familienmitglied verstirbt oder das soziale Umfeld z.B. als Folge von Arbeitslosigkeit wechselt.

Epidemiologie

Angststörungen gehören zu den häufigsten psychiatrischen Erkrankungen.

Angst als subjektive Beschwerde und behandlungsbedürftige Angststörungen treten häufig auf; es sind mehr Frauen betroffen als Männer. Die Lebenszeitprävalenzen verschiedener Angststörungen zeigt ■ Abb. 1.

Folgende Risikofaktoren sind bekannt:
▸ Familienanamnese
▸ Geschlecht: Das Verhältnis von Frauen zu Männern beträgt mindestens 2:1, bei der Agoraphobie sind in bis zu 85% Frauen betroffen.
▸ Familienstand: erhöhtes Risiko bei allein oder getrennt lebenden Personen
▸ Traumatische Kindheitsereignisse, z.B. sexueller oder körperlicher Missbrauch

Komorbiditäten sind häufig: So erkranken Patienten, die an einer Angststörung leiden, oft an verschiedenen Störungen dieses Formenkreises. Außerdem haben Angstpatienten ein höheres Risiko, eine depressive Episode oder eine Suchtkrankheit zu entwickeln. Auch Persönlichkeitsstörungen findet man gehäuft.

Ebenen der Angst

Angst äußert sich auf verschiedenen Ebenen, die sich gegenseitig beeinflussen (■ Abb. 2):
▸ Vegetativ: z.B. in Form von Tachykardie, Atemnot, Hyperventilation, erhöhter Schweißproduktion, Blutdruckanstieg, erhöhtem Muskeltonus oder – im Fall chronischer Angst – sogar Magenulzera
▸ Emotional: Angst führt zu dauernder innerer Anspannung, kann zu unüberlegten oder Überreaktionen führen, um die Angst zu vermeiden oder ihr zu entkommen.
▸ Verhalten: Situationen oder Tätigkeiten werden vermieden oder können nicht mehr ausgeführt werden.

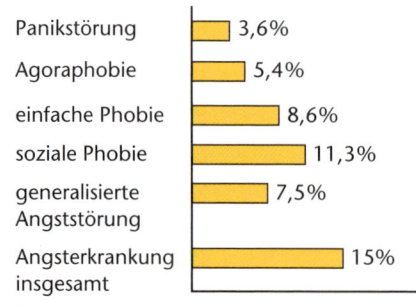

■ Abb. 1: Lebenszeitprävalenzen von verschiedenen Angststörungen. [5]

- Panikstörung: 3,6%
- Agoraphobie: 5,4%
- einfache Phobie: 8,6%
- soziale Phobie: 11,3%
- generalisierte Angststörung: 7,5%
- Angsterkrankung insgesamt: 15%

Klassifikation

Nach ICD-10 werden neben episodischen Angststörungen, die durch eine bestimmte Situation ausgelöst werden (Anpassungsstörung, akute Stressreaktion), auch episodische Störungen ohne situativen Auslöser (Panikstörung), persistente Ängste vor einem bestimmten Objekt oder einer Situation (Phobie) sowie generalisierte Angststörungen unterschieden (■ Tab. 1).

Phobien
Agoraphobie („Platzangst")

Ursprünglich handelte es sich um eine unüberwindbare Furcht, einen freien Platz zu betreten. Heute umfasst der Begriff aber auch andere Situationen, z.B. solche, die man früher als klaustrophobisch bezeichnet hat (Angst aufgrund räumlicher Enge). Verbindendes Merkmal ist die Angst, die als „Erwartungsangst" bereits vor dem Eintreten der entsprechenden Situationen auftritt (und zu deren Vermeidung führt),

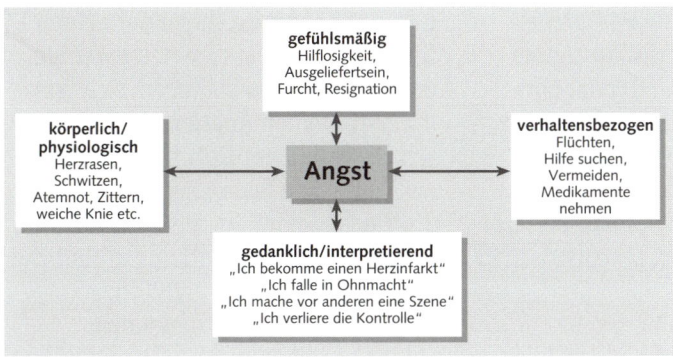

Abb. 2: Die Ebenen der Angst und ihre gegenseitige Beeinflussung. [4]

gekoppelt mit der Furcht des Kontrollverlusts: der Situation – wenn sie denn eintritt – nicht schnell genug entrinnen zu können oder bei akuten körperlichen Symptomen nicht ausreichend schnell Hilfe zu erhalten (z. B. im Fall eines Herzinfarktes oder bei Paniksymptomen). Typische auslösende Situationen sind Menschenmengen, öffentliche Plätze (Marktplätze, Supermärkte, Fahrstühle, Busse oder Züge), aber auch längere, ungewohnte Reisen. Betroffene versuchen, diese Situationen ganz zu vermeiden, was dazu führen kann, dass sie ihr Haus nicht mehr verlassen. Die Familienangehörigen sind oft in Mitleidenschaft gezogen, nicht zuletzt dadurch, dass sie häufig zahlreiche Aufgaben übernehmen müssen, z. B. Einkäufe oder andere Hilfestellungen. Die Agoraphobie ist die größte Untergruppe der Angststörungen und häufig mit Panikattacken gekoppelt („Panikstörung mit Agoraphobie" nach DSM-IV).

Soziale Phobie

Menschen, die unter einer sozialen Phobie leiden, fühlen sich in Gesellschaft allgemein unwohl oder versuchen, bestimmte Situation, wie z. B. Essen in der Öffentlichkeit, Sprechen vor Publikum oder Besuch einer Feier zu vermeiden. Je nach Ausmaß kann das tägliche Leben also erheblich beeinträchtigt sein. Dabei hat der Patient Angst, durch ungeschicktes Verhalten eine peinliche Situation auszulösen, bei der jeder negativ auf ihn aufmerksam wird. Oft ist diese Art der Phobie mit Substanzmissbrauch verbunden, v. a. Alkoholkonsum, um die Hemmungen „wegzutrinken". Betroffene leiden meist unter starken Selbstzweifeln und haben ein wenig ausgeprägtes Selbstwertgefühl. Sie bewerten sich selbst in jeder Situation, und das meist negativ. Weil sie im Allgemeinen ihren Selbstansprüchen nicht genügen, entwickeln sie Angst, und diese führt zu Vermeidungsverhalten, was sich zu einem Teufelskreis ausweiten kann.

Spezifische Phobie

Darunter versteht man eine fokale, anhaltende Angst vor einer spezifischen Situation oder einem umschriebenen Objekt, z. B. vor Tieren (wie Spinnen oder Hunde), Naturereignissen (Gewitter), Höhe (Akrophobie) oder Blut und Spritzen. Bereits die Vorstellung des auslösenden Stimulus reicht, um Angst zu erzeugen (allerdings geringer als das reale Objekt).

Da die Angst auf eine einzelne Situation begrenzt ist, wird sie auch als Monophobie bezeichnet. Sie führt zu einem starken Vermeidungsverhalten.

Panikstörungen

Diese Formen sind durch wiederholt auftretende Panikattacken gekennzeichnet. Im Fall der „Panikstörung ohne Agoraphobie" sind sie nicht an eine bestimmte Situation oder einen Auslöser geknüpft, sondern treten unvorhergesehen und plötzlich auf. Die Patienten fühlen sich von einer Angst übermannt, die als sehr schwerwiegend empfunden wird. Dementsprechend reagiert das vegetative Nervensystem beispielsweise mit Palpitationen und/oder einem Engegefühl in der Brust (keine Angina pectoris!), Hyperventilation bis zur Tetanie und Schwindelgefühlen, begleitet von der Angst, „verrückt" zu werden, die Kontrolle zu verlieren oder gar zu sterben. Oft werden diese Patienten mit vermeintlich organischem Leiden in die Notfallambulanz eingeliefert.

Generalisierte Angststörung (nach ICD-10)

Vorherrschende Symptome sind innere Anspannung, Besorgnis und Befürchtungen in Bezug auf verschiedene Alltagssituationen. Auf vegetativer Ebene finden sich auch hier u. a. Palpitationen, Tachykardie, Schweißausbrüche und/oder Beklemmungsgefühle. Psychische Symptome sind erhöhte Schreckhaftigkeit, Unsicherheit, Konzentrations- und Schlafstörungen sowie Ruhelosigkeit. Die Kriterien für eine Phobie oder eine Panikstörung werden nicht erfüllt; die Symptomatik besteht mindestens über sechs Monate.

Zusammenfassung

✖ Angst ist eine normale und lebenswichtige Reaktion auf Stress.

✖ Angst ist dann pathologisch, wenn die Auslöseschwelle extrem niedrig liegt, sie sich in Panikattacken äußert, das tägliche Leben beeinträchtigt oder das Denken beherrscht.

✖ Angst äußert sich auf verschiedenen Ebenen und beeinflusst das Denken, das Verhalten und die körperlichen Reaktionen. Man kann hinsichtlich des Auslösers und der Dauer einer Krankheitsepisode Phobien und Panikattacken von generalisierten Angststörungen abgrenzen. Auffällig ist, dass Angststörungen häufig mit einer Reihe anderer psychischer Erkrankungen einhergehen (sog. Komorbidität).

Angststörungen II

Diagnostik und Differentialdiagnose

Anamnese und Untersuchung

Eine ausführliche Anamnese ist unerlässlich, auch im Hinblick auf die Therapie. Sie sollte folgende Fragen beinhalten:
- Ist die im Vordergrund stehende Angst pathologisch?
- Gibt es Auslöser?
- Wer oder was war ggf. in Angstsituationen anwesend?
- In welcher Umgebung ist die Angst aufgetreten?
- Gefühle/Empfindungen während einer Episode?
- Wie hat sich die Situation gelöst?
- Wann ist eine solche Episode zum ersten Mal aufgetreten?
- Wie akut ist der Zustand des Patienten, d. h., gibt es Suizidgedanken, die z. B. eine Einweisung erfordern würden?

Wichtig ist, dass der Therapeut beim ersten Kontakt versucht, dem Betroffenen die Situation zu erklären, Verständnis zu zeigen und ihm klar zu machen, dass er zum einen nicht unter einer körperlichen Erkrankung leidet und zum anderen, dass seine Erkrankung sehr wohl psychotherapeutisch behandelbar ist. Des Weiteren ist es sinnvoll, eine Fremdanamnese zu erheben (z. B. durch Familienangehörige). Dies kann dabei helfen, die Ängste des Patienten zu objektivieren. Wichtig ist zudem die soziale Anamnese, die das familiäre Umfeld, die Arbeitssituation und die soziale Stellung beinhaltet.
Der Anamnese sollte eine ausführliche körperliche und neurologische Untersuchung folgen. Auch sollten (u. a. mittels Laboruntersuchungen, EKG und bildgebender Verfahren) organische Ursachen ausgeschlossen werden.

Differentialdiagnosen

- Häufige komorbide Erkrankungen sind Depressionen. Deshalb sollte gezielt nach depressiver Symptomatik gefragt werden, z. B. nach Schlaf- oder Einschlafstörungen, Appetit und Stimmung.
- Schizophrenie: Ängste im Rahmen einer schizophrenen Episode können auf halluzinatorische und/oder paranoide Inhalte zurückzuführen zu sein.
- Ängste im Rahmen von Zwangsstörungen, posttraumatischen Belastungsreaktionen, Somatisierungsstörungen und anderen psychiatrischen Störungen
- Neurologische Ursachen, z. B. bestimmte Epilepsieformen
- Internistische/organische Ursachen: z. B. bei Hyperthyreose, Hypoglykämie oder als Begleitsymptom bei ernsten körperlichen Erkrankungen wie z. B. Herzinfarkt, Asthma bronchiale und Dyspnoe anderer Genese
- Neurologische Erkrankungen, z. B. M. Parkinson und dementielle Erkrankungen
- Angst im Rahmen von Entzugssyndromen oder unter Drogeneinfluss

Weil das Krankheitsbild sehr stark variieren kann und in allen möglichen Ausprägungen angetroffen wird, sind diese Patienten häufig schwer zu identifizieren und werden oft – da eine körperliche Ursache vermutet wird – „überdiagnostiziert".

Medikamentöse Therapie

Als Mittel der ersten Wahl kommen **neuere Antidepressiva** (v. a. SSRI) in Betracht, die ihre volle Wirkung im Allgemeinen erst nach ca. 6 Wochen entfalten. Man empfiehlt die Fortführung der Therapie für ca. 6 Monate. Danach kann das Präparat versuchsweise ausgeschlichen werden. Bei Therapieresistenz kommen auch **ältere Antidepressiva** (z. B. Imipramin) oder MAO-Hemmer zum Einsatz.
Stehen körperliche Symptome wie Tachykardien im Vordergrund, sind evtl. **β-Blocker** wirkungsvoll. Sie können sich jedoch aus verhaltenstherapeutischer Sicht als problematisch erweisen, da die Betroffenen dabei u. U. lernen, dass sie die Symptomatik nur medikamentös in den Griff bekommen, nicht jedoch aus eigener Kraft. Eine β-Blocker-Therapie lässt sich also meist nicht gut mit den Prinzipien einer Konfrontationstherapie vereinbaren (s. u.).

Benzodiazepine können zur akuten Kriseninvention eingesetzt werden, um den Patienten zu helfen, sich von ihren quälenden Ängsten zu distanzieren. Aufgrund der Gefahr der Abhängigkeit sollte eine Behandlung mit „Benzos" jedoch nur über wenige Wochen erfolgen. Als Nebenwirkungen sind v. a. zu Beginn Sedierung und Konzentrationsschwierigkeiten zu nennen.

Nichtpharmakologische Therapie

Nur mittels (zusätzlichen) Einsatzes von nichtmedikamentösen Verfahren, insbesondere der **kognitiven Verhaltenstherapie**, ist eine dauerhafte Verbesserung der Symptomatik zu erzielen. Zum Verständnis hilft folgendes Modell: Die Pharmakotherapie „öffnet" die Nervenzellen für neue Erfahrungen, aber nur durch eine tatsächliche Veränderung der Verhaltens- und Denkmuster können diese erlernt, geübt und im Nervensystem verankert werden. Das Erlernen von **Entspannungstechniken** ist umstritten, gilt aber als Therapieoption zur Behandlung der generalisierten Angststörung. Dadurch können ggf. Angstepisoden verhindert, verkürzt oder durchbrochen werden.

Psychoedukation

Die Aufklärung des Patienten über die Krankheit, deren Verbreitung, Verlauf und Behandlungsmöglichkeiten über verschiedenen Quellen inklusive Selbsthilfegruppen soll dem Patienten helfen, seine Krankheit zu erkennen und (besser) zu verstehen. Er soll entscheiden, welche Art der Therapie er annehmen kann. Dies bildet eine gute Basis für eine Zusammenarbeit zwischen Arzt und Patient.

Verhaltenstherapie (VT)

Die VT ist Mittel der Wahl v. a. bei Phobien und Agoraphobie (mit oder ohne Panikstörung). Die Basis dieser Therapie bildet die Annahme, dass eine Phobie aus erlerntem Verhalten resultiert. Wie Pawlow und Skinner anhand ihrer Konditionierungsexperimente (Pawlow = klassische, Skinner = operante Konditionierung) gezeigt haben, wird das Verhalten von den Konsequenzen bestimmt. Deshalb gilt es, das erlernte Fehlverhalten, die Phobie, durch gezielte Maßnahmen zu dekonditionieren und den Kreislauf „Auslöser → Katastrophengedanken → Adrenalinausschüttung → Angst und körperliche Symptome → Vermeidungsverhalten → Angst vor der Angst" zu durchbrechen. Es können grundsätzlich zwei Expositionsmaßnahmen angewendet werden: das Flooding und die systematische Desensibilisierung, beide mit dem Ziel der Habituation (Gewöhnung).

Flooding (Reizüberflutung)

Das Flooding ist die Therapie der ersten Wahl bei verschiedenen Phobien, besonders auch bei der Agoraphobie (mit oder ohne Panikstörung). Der Patient soll sich dabei der mit maximaler Angst besetzten Situation (z. B. mit Menschen überfüllte Plätze, Höhe, Aufzug, Gondel, Kellerraum usw.) aussetzen und alle Symptome bewusst „durchleben". Der Therapeut leistet die notwendige Unterstützung. Wenn die Attacke vorüber ist, wird der Patient bemerken, dass er wider Erwarten noch lebt und ihn z. B. ein Platz mit Menschen oder eine Turmbesteigung nicht umbringt. Er soll erkennen, dass die Angst selbst in der schlimmstmöglichen Situation abklingt und alle in der Phantasie befürchteten Folgen nicht eintreten. Es konnte gezeigt werden, dass diese Art der Therapie zu besonders schnellem und langfristigem Erfolg führt.

Systematische Desensibilisierung (gestufte Exposition)

Diese Expositionstechnik stellt eine gute Therapiealternative für die Behandlung z. B. durch Reizüberflutung überforderter bzw. schwer motivierbarer Patienten dar. Anwendung findet sie bei bestimmten spezifischen Phobien (z. B. der Spinnenphobie) oder auch bei gewissen generalisierten Angststörungen. Der Patient erstellt eine Liste Angst auslösender Situationen. In den Sitzungen arbeitet der Therapeut gemeinsam mit dem Patienten die einzelnen Situationen mit ansteigendem „Schwierigkeitsgrad" bis hin zum „worst case" durch, zunächst „in sensu" (d. h. in der Vorstellung im Behandlungszimmer), später „in vivo" (also in der Realität). Dabei können ggf. auch gezielt Entspannungstechniken zum Einsatz kommen.

Kognitive Therapie

Diese ist Mittel der Wahl v. a. bei generalisierten Angststörungen sowie Panikstörungen ohne Agoraphobie, da diese i. A. nicht an situative Auslöser gebunden sind, denen sich der Patient aussetzen könnte.
Hier geht es darum, den Patienten zum einen über Ursachen und Wirkungen der Angststörung zu informieren. Zum anderen soll der Patient erkennen, dass bestimmte Denkabläufe die Angst hervorrufen und aufrechterhalten. Entsprechend soll er lernen, diese Denkabläufe gezielt zu durchbrechen. Als Beispiel würde ein Patient mit Agoraphobie, der im Supermarkt durch die Gänge läuft und bemerkt, wie sein Herz zu rasen anfängt, angehalten werden zu denken: „Mein Herz schlägt schneller. Das ist eine Reaktion im Rahmen meiner Angst" oder „Mein Herz schlägt schneller, aber es bringt mich nicht um."
Bei den sozialen Phobien sollte ein Schwerpunkt auch auf die Erarbeitung von Selbstvertrauen und Selbstsicherheit sowie verschiedener sozialer Kompetenzen gelegt werden. Zusätzliche Anwendung finden hier Rollenspiele und Videoarbeit.

Verlauf

Meist verlaufen Angststörungen ohne therapeutische Intervention chronisch. Entscheidend dafür ist die „Angst vor der Angst", die zu ausgeprägtem Vermeidungsverhalten führt und das tägliche Erleben extrem beeinflussen kann. Deshalb sollte in einem Zusammenspiel von medikamentösen (z. B. SSRI), psychotherapeutischen (z. B. Konfrontation) und supportiven Maßnahmen (z. B. Selbsthilfegruppen) versucht werden, dem Patienten die Angst vor seiner Krankheit zu nehmen. Optimal ist eine Miteinbeziehung der Familie oder des Partners, damit die Krankheit verstanden wird und Wege gefunden werden, damit umzugehen.

Zusammenfassung

Angststörungen sind sehr häufige psychische Störungen. Ihre Behandlung gestaltet sich besonders dann schwierig, wenn sie schon seit vielen Jahren bestehen und somit chronisch sind. Der Spontanverlauf, d. h. ohne therapeutische Intervention, zeigt nur eine Rückbildungsrate von 20%. Gerade bei Angststörungen, v. a. bei Phobien und Panikstörungen, sind kognitiv-verhaltenstherapeutische Interventionen (bei stärker ausgeprägten Ängsten am besten in Kombination mit medikamentöser Therapie) sehr erfolgversprechend. Das psychotherapeutische Modell sollte individuell auf den Patienten abgestimmt werden.

Es ist sehr wichtig, dem Patienten die Abläufe genauestens zu erklären, damit er lernt, den Teufelskreis zu durchbrechen. Der Patient soll über seine Erkrankung und die Therapiemöglichkeiten genauestens Bescheid wissen.

Zwangsstörungen

Zwänge sind dadurch charakterisiert, dass Gedanken, Handlungen oder Impulse nicht unterdrückt werden können, obwohl deren Unsinnigkeit erkannt wird. Hauptsymptom der Zwangsstörung ist der Zwang, er kann aber auch Teil anderer Psychosen sein, z. B. bei der Schizophrenie (s. S. 31) oder Depression. Wird versucht, den Zwang zu unterdrücken, entstehen massive Angst und innere Spannungszustände.

Klassifikation

Man unterscheidet Zwangsgedanken von Zwangshandlungen. Bei den Zwangsgedanken handelt es sich um Vorstellungen, die sich aufdrängen und nicht beseitigt werden können. Es handelt sich oft um Beschmutzungsängste (z. B. entsteht nach dem Berühren einer Türklinke die Vorstellung, sich oder andere dadurch kontaminiert zu haben) oder Vorstellungen aggressiver (z. B. andere mit einem Messer zu verletzen) oder sexuell anstößiger Art. Daraus resultiert oft ein Handlungszwang (z. B. das Wegsperren aller im Haushalt befindlichen Messer oder der Waschzwang). Zwangshandlungen sind Aktionen, die ohne oder gegen den eigenen Willen ausgeführt werden, um eine innere Spannung zu vermeiden. Beispiele von Zwangshandlungen sind der häufige Kontrollzwang, bei dem die Patienten aus einem inneren Drang heraus immer wieder kontrollieren müssen, ob der Herd tatsächlich ausgeschaltet oder ob die Tür richtig zugesperrt wurde. Da das Kontrollieren aber immer wieder ausgeführt werden muss, kommt es oft gar nicht mehr dazu, dass die Patienten das Haus verlassen. So wird das normale Leben auf allen Ebenen extrem beeinflusst.

> Im Unterschied zum Zwang ist der Wahn für den Patienten inhaltlich richtig und unkorrigierbar. Der Zwangskranke leidet dagegen unter seinem Zustand und ist krankheitseinsichtig. Im Verlauf der Erkrankung kann jedoch die Distanzierung zur Sinnlosigkeit der Zwänge verloren gehen. Dies macht die Differenzierung zu Wahneinfällen oft schwierig.

Ätiologie und Epidemiologie

Wahrscheinlich spielen genetische, lerntheoretische/psychodynamische und neurobiologische Faktoren eine Rolle.

▶ Für eine **genetische Disposition** spricht das häufigere Vorkommen der Störung bei Verwandten 1. Grades als in der Allgemeinbevölkerung.

▶ **Neurobiologisch** werden u. a. Veränderungen des Serotoninstoffwechsels in verschiedenen Gehirnregionen verantwortlich gemacht. Dass der Serotoninspiegel erniedrigt sein muss, erklärt man sich durch die Wirksamkeit von selektiven Serotonin-Wiederaufnahmehemmern (SSRI).

▶ Man kann den Zwang auch **lerntheoretisch** begründen: Patienten haben gelernt, Angst- und Spannungszustände mit der Ausführung von Zwangshandlungen erfolgreich zu reduzieren. Dadurch werden Zwangsphänomene verfestigt (erlerntes Fehlverhalten).

▶ **Tiefenpsychologisch** wird davon ausgegangen, dass eine Regression und Fixierung in der früheren Analphase stattgefunden hat. Aufgrund übertriebener Sauberkeitserziehung der Eltern werden aggressive und sexuelle Impulse als unzulässig erlebt, bleiben jedoch unbewusst vorhanden. Sie äußern sich in der Ausbildung von Zwängen.

Die Zwangsstörung gehört mit einer Punktprävalenz von 1–2 % zu den häufigsten psychischen Erkrankungen. Männer und Frauen sind gleich häufig betroffen.
Häufig anzutreffende, gleichzeitig bestehende psychische Erkrankungen sind die Depression (s. S. 24), die dependente Persönlichkeitsstörung (s. S. 48) und zu fast 50 % die Angststörung (s. S. 36).

Klinik und Diagnostik

Häufige Zwangsinhalte zeigt
▪ Abb. 1, die diagnostischen Kriterien ▪ Tab. 1.

Differentialdiagnosen

Zwangssymptomatik kann begleitend bei vielen psychiatrischen Störungen auftreten. Aber auch neurologische Ursachen können zugrunde liegen. Deshalb muss immer eine Zusatzdiagnostik zum Ausschluss organischer Störungen erfolgen.

▶ **Psychiatrisch:**
– Angststörung. Angst und Furcht sind Bestandteile der Zwangsstörung.
– Depression mit im Vordergrund stehendem Zwangsdenken, Zwangsgrübeln; andererseits kann bei einer Zwangsstörung im Verlauf eine depressive Episode auftreten.
– Schizophrenie. Viele Schizophrenien beginnen initial (im Jugendalter) mit einem Zwangssyndrom, zunächst ohne schizophrenietypische Symptome.
– Zwanghafte Persönlichkeit, wobei auch hier die Symptome als „Ich-synton", d. h. zur eigenen Persönlichkeit gehörend, erlebt werden
– Frühkindlicher Autismus

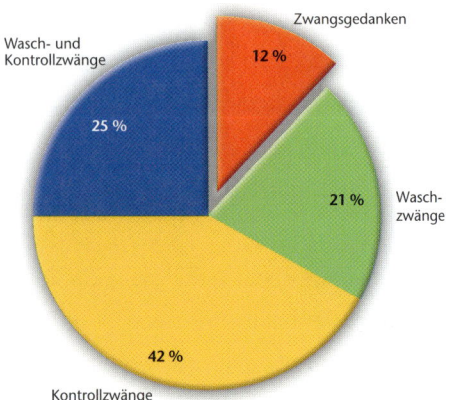

▪ Abb. 1: Relative Häufigkeit verschiedener Zwangsformen. [1]

Tab. 1: Diagnostische Kriterien der Zwangsstörung nach ICD-10. Die Störung darf nicht bedingt sein durch andere psychische Störungen wie Schizophrenie oder Depression. (Filmtipp: Einblicke in verschiedene Aspekte einer Zwangsstörung gibt der Film „Besser geht's nicht" mit Jack Nicholson.)

Merkmale	Zwangssymptomatik besteht länger als 2 Wochen
	Wird als quälend empfunden
	Die Gedanken sind als eigene erkennbar
	Gedanken oder Impulse wiederholen sich in unangenehmer Weise
	Der Patient versucht, wenn auch erfolglos, mindestens einem Gedanken/Impuls Widerstand zu leisten

▸ **Neurologisch:**
– Chorea Sydenham (Chorea minor bei Kindern nach rheumatischem Fieber), Enzephalitiden, Epilepsie, Traumata, vaskuläre Demenzen usw.
– Tourette-Syndrom: Tic-Erkrankung, die oft schon im Kindesalter beginnt, mit unwillkürlichem Ausstoßen obszöner Worte und wiederkehrenden motorischen Tics (z. B. Naserümpfen, Augenblinzeln)

Verlauf

Unbehandelt verläuft die Zwangsstörung fast immer chronisch. Da Zwangsgedanken und -handlungen sich meist ausbreiten und immer mehr den Alltag bestimmen, sind die Patienten meist sozial isoliert. Hobbys können aufgrund der zeitlichen Beanspruchung durch die Zwänge oft nicht ausgeführt werden.

Therapie

Durch eine Kombination von medikamentösen und psychotherapeutischen Behandlungsmethoden kann es, wenn auch selten, zu einer Heilung oder zumindest zu einer deutlichen Verminderung des Leidendrucks kommen.

Pharmakotherapie

Erfolgreich angewendet werden können trizyklische Antidepressiva (Clomipramin) oder SSRI (z. B. Paroxetin), initial hochdosiert (dreifache antidepressive Dosis). Sie führen zu einem Rückgang der Symptomatik. Die Wirkung tritt in der Regel später ein als bei depressiven Episoden, nämlich nach ca. 6–12 Wochen.

Psychotherapie

Zunächst wird eine Verhaltensanalyse (Welche Gedanken und Handlungen sind vorhanden? In welchen Situationen treten sie auf? Welche sind besonders qualvoll, und womit kann eine Konfrontation am ehesten erfolgen?) durchgeführt, um die aktuell vorherrschende Situation einschätzen zu können. Anwendung finden dann folgende Therapien:

▸ **Reizkonfrontation mit Reaktionsvermeidung:** Ein Patient wird daran gehindert, seine Hände nach Berührung eines schmutzigen Objekts zu waschen, bis ein Spannungsabfall eintritt. Der Patient muss dabei die einsetzende Angst und Spannung aushalten, um ein Vermeidungsverhalten zu verhindern. Erfolgreichstes Verfahren.

▸ **Kognitive Verfahren:** Der Patient wird angehalten, ein Symptomtagebuch zu führen, das er mit seinem Therapeuten bespricht. Dabei wird die Wahrscheinlichkeit des Eintretens der befürchteten Situation besprochen. Dabei kann dem Patienten vor Augen geführt werden, dass seine Befürchtungen eher unwahrscheinlich sind. Damit soll eine emotionale Distanzierung erreicht werden.

▸ **Psychodynamische Verfahren:** Das Ausüben der Zwangshandlung hat oft eine tragende Funktion in einer Beziehung oder bei der Arbeit. Sie dient oft dazu, bestehende Machtverhältnisse aufrechtzuerhalten, in dem z. B. Familienangehörige in die Zwangsrituale miteinbezogen werden. Deshalb beschäftigt man sich hier mit evtl. bestehenden Autonomie-Abhängigkeits-Konflikten oder tabuisierten Schuld- oder Schamgefühlen, die der Zwangsstörung zugrunde liegen können.

Zusammenfassung

Im Vordergrund der Zwangstörung stehen sich ständig aufdrängende, als sinnlos empfundene und quälende Gedanken und/oder Handlungen. Im fortgeschrittenen Stadium werden die Zwangsphänomene ritualisiert, d.h., sie finden nach bestimmten Schemata oder in einer festen Reihenfolge statt. Werden die Rituale nicht befolgt, entstehen Angst und innere Spannung. Patienten berichten oft aus Scham nicht spontan über ihre Zwangsstörungen. Deshalb ist auch die Kontaktaufnahme mit solchen Patienten eher schwierig. Häufige Zwangshandlungen sind der Kontrollzwang und der Waschzwang. Zwangssymptomatik kann begleitend bei vielen psychiatrischen Störungen auftreten.

Somatoforme Störungen

Somatoforme Störungen sind durch unklare körperliche Symptome unterschiedlicher Art und Ausprägung gekennzeichnet. Nach ICD-10 zählen dazu (F45):
- Somatisierungsstörung
- Undifferenzierte Somatisierungsstörung
- Somatoforme autonome (vegetative) Funktionsstörung
- Anhaltende somatoforme Schmerzstörung
- Hypochondrische Störung

> **Somatisierung**
> Von Somatisierung spricht man, wenn Patienten über körperliche Symptome klagen, für die auch bei wiederholten Untersuchungen kein ausreichendes organisches Korrelat gefunden werden kann.
> **Beispiel:** Ein Manager klagt wiederholt über Druck- und Engegefühl im Brustkorb. Weder das angefertigte EKG noch Parameter im Blut (Herzenzyme) noch das durchgeführte Herzecho zeigten einen pathologischen Befund. Zudem beschreibt der Patient wiederkehrende Magenbeschwerden, Aufstoßen und Blähungen, ohne dass endoskopische und zahlreiche andere Diagnosetechniken einen pathologischen Befund ergeben hätten. Hier ist von einer somatoformen Störung auszugehen, die gerade unter Managern im Sinn eines stressbedingten funktionellen Syndroms häufiger vorkommt.

Epidemiologie

Somatoforme Störungen kommen sehr häufig unter Patienten in Allgemeinarztpraxen und Allgemeinkrankenhäusern vor. Frauen sind ca. 2- bis 5-mal häufiger betroffen als Männer. Die Erkrankten stammen gehäuft aus unteren sozialen Schichten, die Symptome treten oftmals nach einem „life event" wie Trennung oder Scheidung auf. Die Patienten verursachen durch ihre multiplen, unspezifischen, oft schwer einzuordnenden Beschwerden und dem daraus resultierenden diagnostischen Aufwand meist hohe Kosten, zudem zeichnen sich somatoform gestörte Menschen durch hohe Arbeitsunfähigkeitszeiten aus.

Ätiologie

Ein zentraler Punkt bei der Entstehung somatoformer Störungen scheint die Tatsache zu sein, dass Betroffene eine höhere Sensibilität gegenüber Körperempfindungen aufweisen (Konzept des „interozeptiven Wahrnehmungsstils" und der „somatosensorischen Verstärkung") und diese rasch als bedrohlich interpretieren. Charaktereigenschaften wie Selbstunsicherheit, Ängstlichkeit, hohes Wettbewerbsverhalten oder Feindseligkeit sowie die Art der Stressbewältigung können ebenfalls zur Entstehung oder Aufrechterhaltung somatoformer Erkrankungen beitragen. Es wird diskutiert, dass hinter einer vermehrten Aufmerksamkeit auf körperliche Prozesse ein Defizit im Emotionsausdruck stehen kann (Alexithymie, also „Lesestörung für Gefühle").

Komorbidität
- **Depression:** Hier können begleitend z.B. ebenfalls gastroenterologische oder kardiopulmonale vegetative Beschwerden, genauso wie sexuelle Funktionsstörungen oder Krankheitsängste auftreten.
- Auch bei **Persönlichkeitsstörungen** (z.B. Borderline-PS) werden gehäuft somatoforme Syndrome beobachtet.

Klassifikation und Klinik

Somatisierungsstörung
Betroffene klagen über verschiedene und häufig wechselnde Beschwerden wie Störungen der Verdauungs-, Ausscheidungs- und Genitalfunktionen oder unspezifische Schmerzen.

Diagnosekriterien nach ICD-10
- Multiple Beschwerden, sechs oder mehr Symptome aus folgender Liste mit 14 verschiedenen Symptomen (unvollständig) über einen Zeitraum von mehr als zwei Jahren:
  – Gastrointestinal: Bauchschmerzen, Übelkeit, Blähungen, Durchfall, schlechter Geschmack im Mund
  – Kardiovaskulär: Dyspnoe, Brustschmerzen
  – Urogenital: Dysurie, genitale Missempfindungen
  – Andere: Glieder- oder Gelenkschmerzen, Parästhesien
- Eine vorliegende somatische Krankheit erklärt nicht die Schwere, das Ausmaß oder die Dauer der Beschwerden (ebenso wenig wie Drogeneinfluss oder Medikamentenwechselwirkungen).
- Patienten können nicht akzeptieren, dass für die vorliegenden Beschwerden keine Begründung gefunden wurde.

Andere somatoforme Störungen
- Falls das obige Zweijahreskriterium nicht erfüllt ist und keine sechs Symptome vorliegen, kann die Diagnose **undifferenzierte Somatisierungsstörung** gestellt werden, liegen einzelne Symptome jeweils aus nur einer Kategorie vor, muss die Diagnose **somatoforme autonome (vegetative) Funktionsstörung** lauten.
- Stehen Schmerzen über einen längeren Zeitraum (> 6 Monate) im Vordergrund, liegt eine anhaltende **somatoforme Schmerzstörung** vor.
- Bei **hypochondrischen Störungen** sind Patienten davon überzeugt, an einer lebensbedrohlichen Krankheit zu leiden, oder sie leben in der ständigen Angst, eine solche zu bekommen. Sie sind deshalb sehr auf den eigenen Körper fokussiert und interpretieren körperliche Symptome meist falsch bzw. nach ihren fehlerhaften Überzeugungen.
- Bei der **dysmorphophoben Störung** sind die Patienten überzeugt, körperlich entstellt zu sein, obwohl diese Selbsteinschätzung nicht in angemessenem Verhältnis zur objektiven äußeren Erscheinung steht.

Den somatoformen Störungen verwandte Syndrome
- **Chronic-Fatigue-Syndrom** (CFS) und „Burn-out-Syndrom": Im Vordergrund steht hier die Erschöpfung, meist als Folge chronischen Stresses oder enormen Drucks, was den Patienten sowohl psychisch als auch physisch entkräftet.
- Beim **Fibromyalgiesyndrom** (ein Begriff aus der Rheumatologie) stehen Schmerzen des Bewegungsapparates im Vordergrund.

▸ **Neurasthenie** (Erschöpfungssyndrom): Bei der ersten Form ist das Hauptcharakteristikum die Klage über vermehrte Müdigkeit nach geistiger Anstrengung, mit abnehmender Effektivität bei der Bewältigung täglicher Aufgaben, erhöhte Ablenkbarkeit, Konzentrationsschwäche und allgemein ineffektives Denken. Bei der zweiten Form liegt das Hauptaugenmerk auf Gefühlen körperlicher Schwäche und Erschöpfung nach nur geringer Anstrengung, begleitet von muskulären und anderen Schmerzen. Dazu kommt eine Unfähigkeit, sich zu entspannen. Bei beiden Formen finden sich andere unangenehme körperliche Empfindungen wie Schwindelgefühl, Spannungskopfschmerz; und die Sorge über abnehmendes geistiges und körperliches Wohlbefinden, Reizbarkeit, Freudlosigkeit, Depression und Angst.

▸ **UBK:** Darunter werden umweltbezogene Körperbeschwerden zusammengefasst. Hierzu gehören die **IEI** (environmental intolerance) und das **MCS** (Multiple-chemical-Sensitivity-Syndrom), das zu den nicht näher beschriebenen allergischen Reaktionen zählt. Die Patienten leiden unter multiplen Allergien, die das tägliche Leben enorm beeinflussen. Beim **SBS** (Sick-Building-Syndrom) steht der Einfluss von baulich verwendeten Substanzen auf die Gesundheit der im Gebäude wohnenden oder arbeitenden Menschen im Vordergrund.

▸ **Reizdarmsyndrom** (RDS): auch Colon irritabile genannt, besteht aus funktionellen Darmbeschwerden, z. B. Völlegefühl, Blähungen, Obstipation, Diarrhö, ohne dass eine entsprechende Ursache gefunden werden kann.

▸ Die **larvierte Depression** ist schwer zu diagnostizieren, da multiple körperliche Beschwerden im Vordergrund stehen.

Differentialdiagnosen

Folgende **psychiatrische Störungen** sollten ausgeschlossen werden:
▸ Panikstörung
▸ Schizophrenie
▸ Affektive Störungen (Depression)

Organische Krankheiten, die sich durch multiple, oft unspezifische und mehrere Organsysteme betreffende Symptome äußern können, sind z. B. Myasthenia gravis, systemischer Lupus erythematodes und die multiple Sklerose.

> Falls die Symptome erstmalig nach dem 40. Lebensjahr auftreten, ist mit der Diagnose einer somatoformen Störung Vorsicht geboten.

Therapie

Patienten mit somatoformen Störungen gelten häufig als schwierig, weil sich ihre Beschwerden über längere Zeit chronifiziert und fixiert haben. Entsprechend drängen sie häufig auf somatische Behandlungsmaßnahmen und sind einem psychotherapeutischen Procedere gegenüber wenig aufgeschlossen, da dieses nicht in ihr Krankheitskonzept passt. Deshalb sollte beim ersten Arztkontakt versucht werden, alle körperlich erlebten Beschwerden zu erfassen und diese ernst zu nehmen. Mit zunehmendem Vertrauensverhältnis zwischen Arzt und Patient kann versucht werden, die Blickrichtung des Patienten auf einen möglichen psychischen Hintergrund zu lenken, ohne seine Beschwerden abzuwerten. Es sollten Therapieziele erarbeitet werden, um mit Hilfe von Entspannungstechniken (Biofeedback) sowie körperlichen und sozialen Aktivierungsprogrammen eine Verbesserung der Lebensqualität zu erreichen.

Für Psychopharmaka liegt prinzipiell keine Indikation vor. Allerdings kann versucht werden, bei einer komorbid vorliegenden Depression oder bei im Vordergrund stehenden Schmerzen ein schmerzmodulierendes Antidepressivum, z. B. Duloxetin (Cymbalta®), oder das trizyklische AD Amitriptylin (Saroten®) einzusetzen.

> Somatisierer wie auch Hypochonder erleben ihre körperlichen Symptome wirklich.

Insofern ist man als Arzt gut beraten, beide Patientengruppen mit ihren Symptomen sehr ernst zu nehmen. Bei hyochondrischen Störungen ist das Ziel ein Durchbrechen der ängstlichen Symptomverarbeitung (z. B. von Rückversicherungsverhalten und „doctor shopping").

Zusammenfassung

Unter somatoformen Störungen fasst man Krankheiten zusammen, die sich in Form körperlicher Symptome äußern, für die aber kein oder kein die Beschwerden ausreichend erklärendes organisches Korrelat vorliegt. Der Anteil der somatoformen Störungen in Allgemeinpraxen oder auch Allgemeinkrankenhäusern ist erheblich. Ebenfalls hoch sind die durch z. T. aufwändige (apparative) Diagnostik verursachten Krankheitskosten. Ein somatoformes Syndrom stellt sowohl den Arzt als auch den Patienten vor eine Herausforderung. Am Ende sollte eine verhaltenstherapeutisch orientierte Behandlung erfolgen, der die Patienten initial oft eher ablehnend gegenüberstehen. Nicht einfach kann die Abgrenzung zu komorbid vorliegenden Erkrankungen wie Depressionen oder Angststörungen sein. Pharmakologisch macht allenfalls eine antidepressive Therapie Sinn, bei gleichzeitig bestehenden depressiven Elementen oder aber bei relevanten somatoformen Schmerzen. Hierbei kann der analgetische Effekt mancher Antidepressiva genutzt werden.

Belastungs- und Anpassungsstörungen

Einteilung und Definition

Akute Belastungsstörung
Dabei handelt es sich um die Reaktion auf ein schweres traumatisches Ereignis. Sie wird umgangssprachlich auch als Nervenzusammenbruch bezeichnet. Die akute Belastungsreaktion tritt während oder nach dem Ereignis auf und klingt innerhalb von minimal zwei Tagen bis maximal vier Wochen ab. Die Betroffenen sind desorientiert, vermindert ansprechbar, irren umher, haben Gefühle von Wut, Trauer oder Betäubtheit, oft begleitet von vegetativen Symptomen. Panik oder Apathie sowie verstärkte Angstgefühle können auftreten. Die Betroffenen stellen sich eher beim Hausarzt als beim Psychiater vor.

Posttraumatische Belastungsstörung (PTBS)
Die PTBS tritt nach einem einschneidenden Ereignis von katastrophalem Ausmaß (z.B. Naturkatastrophen, Krieg, schwere Krankheit oder auch Verlust eines nahen Angehörigen) auf. Das Störungsbild äußert sich erst mit einer Verzögerung von Wochen oder Monaten, in der Regel aber nicht später als sechs Monate nach dem Ereignis und dauert mindestens einen Monat. Die traumatisierende Situation sowie die begleitenden Emotionen werden von den Betroffenen in Form von „Flashbacks" immer wieder erlebt. Sogar belanglose Stimuli können die betroffenen Erinnerungen wachrufen. Außerdem leiden die Patienten unter Alpträumen und Schlafstörungen, Reizbarkeit, Konzentrationsstörungen und ziehen sich sozial zurück. Eine komorbide depressive Komponente ist häufig zu beobachten.
Belastungsstörungen treten nicht zwangsläufig nach einem traumatisierenden Ereignis auf. Natürlich spielen viele verschieden Faktoren dabei eine Rolle: z.B. die Ressourcen eines Individuums, d.h. mit welchen Coping-Mechanismen ein Mensch ausgestattet ist, ob er vortraumatisiert ist oder in einem intakten sozialen Umfeld lebt, das ihn unterstützt.
Ein punktuelles Trauma (z.B. Unfall, Vergewaltigung) oder chronische Belastungssituationen (wie Naturkatastrophen oder Krieg) haben Auswirkungen auf emotionaler, somatischer und kognitiver Ebene.

Anpassungsstörungen
Auch bei den Anpassungsstörungen spielen belastende Lebensereignisse eine Rolle, wobei deren Schwere – im Gegensatz zur akuten Belastungsreaktion und zur PTBS – meist nicht so ausgeprägt ist. Die Auslöser sind sehr variabel, es kann sich um den Verlust einer geliebten Person handeln, Arbeitsplatz- oder Eheprobleme, den Eintritt in das Berufsleben oder die Konfrontation mit der Diagnose einer Erkrankung. Die Symptomatik tritt sofort, meist innerhalb von Wochen, auf und klingt spätestens 6 Monate nach Ende der Belastung ab.

Klinik

Fast allen Menschen ist ein ähnlicher Ablauf innerer Prozesse nach einschneidenden Erlebnissen gemein:
- Gefühl der inneren Leere, des Betäubtseins sowie erhöhte vegetative Aktivität
- Sozialer Rückzug, Desinteresse an bisherigen Tätigkeiten
- Angst, Panik, Ärger, Aggressivität, Fluchttendenzen

Bei der PTBS kommen zusätzlich vor:
- Flashbacks, in denen das Trauma wiedererlebt wird und vor dem inneren Auge abläuft
- Schreckhaftigkeit, Angst, Schlaflosigkeit, Schlafstörungen, Alpträume
- Vermeidungsverhalten: Die Betroffenen vermeiden Situationen oder das Aufsuchen von Orten oder Personen, die an das auslösende Trauma erinnern könnten (was die Störung im Sinne eines Teufelskreises aufrechterhält s. Angststörungen, S. 36).
- Folgen können sozialer Rückzug und die Aufgabe aller Pflichten sein. Außerdem kann sich eine Angststörung, Depression oder Abhängigkeit von Substanzen (Letzteres als Copingversuch) entwickeln.

Anpassungsstörungen können sich ebenfalls in Form von Angst, Schlafstörungen und Depressionen ausdrücken. Die Symptome ähneln sogar häufig denen einer leichten depressiven Episode oder einer Angststörung, entsprechend unterscheidet man verschiedene Subtypen: z.B. „depressive Reaktion", „Angst und depressive Reaktion gemischt" oder im Fall dissozialen Verhaltens „mit Störung des Sozialverhaltens". Da die auslösenden Situationen (wie Arbeitsplatzprobleme oder Unzufriedenheit) manchmal über einen längeren Zeitraum bestehen, bedeutet das für den Betroffenen permanenten Stress. Das Vegetativum reagiert mit erhöhtem Muskeltonus, Palpitationen, Tachykardie und Schlafstörungen. Definitionsgemäß (ICD-10) ist die Anpassungsstörung zeitlich auf sechs Monate begrenzt.

Diagnostik und Differentialdiagnosen

Akute Belastungsstörung
Da diese Störung in unmittelbarer zeitlicher Nähe zum Stressor auftritt, ist die Diagnosestellung meist nicht schwierig. Differentialdiagnostisch abzuklären sind dieselben Störungen wie bei der PTBS.

PTBS
Die Diagnosestellung ist häufig schwierig, weil viele Patienten erst nach längerem Bestehen der Erkrankung Hilfe suchen und oft auch eher wegen der körperlichen Begleiterscheinungen wie Schlaflosigkeit oder Erschöpfung den Arzt aufsuchen. Oft können sie selbst die Symptome (aufgrund des zeitlichen Abstands) nicht auf das traumatisierende Erlebnis zurückführen, sondern sind der Meinung, diese selbst in den Griff bekommen zu müssen, oder aber sie schämen sich für ihre Probleme. Nicht selten besteht ein Schuldgefühl, z.B. als einer der wenigen überlebt zu haben oder jemand anderem in der Situation nicht adäquat geholfen zu haben. Deshalb ist es wahrscheinlich, dass der/die Betroffene nicht zu Beginn einer Therapie mit den eigentlichen Symptomen vorstellig wird. Es erfordert ein hohes Maß an Empathie und Kompetenz von Seiten des Arztes/Therapeuten, die zur Diagnose führenden Hinweise zu erörtern.

Hinzu kommt, dass es verschiedene Differentialdiagnosen gibt, die teilweise schwer abgrenzbar sind, so z. B. die generalisierte Angststörung, eine depressive Episode oder eine Panikstörung mit oder ohne Agoraphobie. Außerdem müssen Folgen komorbider Erkrankungen wie Alkohol- oder Tablettenmissbrauch abgegrenzt werden.

Anpassungsstörungen

Nach ICD-10-Kriterien muss eine Auslösesituation sicher erkennbar sein, die – im Gegensatz zur PTBS – kein katastrophenähnliches Ausmaß haben muss. Die Symptome gehen in Richtung affektive Störung (Depression), Angst-, Verhaltensstörung oder einer Mischung, erfüllen aber nicht die Kriterien einer einzelnen Störung vollständig. Entsprechend sind die wichtigsten Differentialdiagnosen depressive Störung, Angst-, Verhaltensstörung und akute Belastungsreaktion.

Therapie und Verlauf

Akute Belastungsstörung

Die Person sollte ggf. vom Unfallort entfernt und nicht allein gelassen werden. Es ist auf hohe vegetative Erregung, Fluchttendenzen oder Suizidalität zu achten. Gegebenenfalls ist eine stationäre Einweisung zur **Krisenintervention** erforderlich. Ansonsten ist eine vorübergehende ambulante psychologische Unterstützung anzubieten, die eine Gesprächstherapie und/oder verschiedene Bewältigungsstrategien beinhalten kann.

Die Symptome klingen in der Regel rasch ab; ist nach vier Wochen immer noch eine bedeutende depressive oder ängstliche Symptomatik vorhanden, muss differentialdiagnostisch an andere Störungen gedacht werden. Wichtig ist dann in jedem Fall ein frühzeitiger Behandlungsbeginn.

PTBS

Therapie der Wahl ist bei der posttraumatischen Belastungsstörung die **kognitive Verhaltenstherapie.** Der Patient soll sich willentlich mit dem Trauma konfrontieren und so die Situation noch einmal erleben. Ziel dabei ist es, das unwillkürliche Wiederauftreten der Situation zu reduzieren. Zunächst wird der Patient psychoedukativ über seine Erkrankung aufgeklärt. Zusammen mit dem Therapeuten erstellt er im Weiteren eine Hierarchie der Angst erzeugenden Reize. Bevor sich der Patient wieder vermeintlich gefährlichen, angstbesetzten Stimuli aussetzen kann (z. B. einer Unfallstelle oder Menschen, die einem Vergewaltiger ähnlich sehen), muss er mit dem Therapeuten in einigen Sitzungen darauf vorbereitet werden. Geübt werden ggf. auch bestimmte Entspannungs- und Atemtechniken. Außerdem sollte der Patient ein Tagebuch führen, wann und in welchem Ausmaß die Symptome auftreten. Zusammen mit dem Therapeuten werden die Situationen besprochen und evtl. kognitiv bearbeitet (z. B. kann eine sog. kognitive Umstrukturierung bei extremen Schuldgefühlen erfolgen in Richtung: „Ich habe in der fürchterlichen Situation alles in meiner Macht Stehende getan..."). Ziel der Therapie ist also eine Integration des Traumas in das eigene Leben und das Erlernen von Möglichkeiten, mit diesem umzugehen. Möglichkeiten der unterstützenden Psychopharmakotherapie sind **Antidepressiva,** v. a. SSRI, die bei dieser Indikation zugelassen sind.

Studien ergaben, dass ein recht hoher Anteil der Allgemeinbevölkerung im Laufe ihres Lebens mindestens einem erheblichen Trauma ausgesetzt ist. Die Mehrzahl (ca. zwei Drittel) kann diese Erlebnisse bewältigen, ohne Symptome einer PTBS auszubilden. Ein Drittel jedoch leidet unter gravierenden Symptomen. Unter den Betroffenen gibt es ca. ein Drittel Spontanremissionen, ein Drittel kann gut von einer Therapie profitieren, und ein Drittel leidet auch nach 10 Jahren noch an den Symptomen.

Anpassungsstörung

Anwendung findet die **Psychotherapie,** z. B. Gesprächstherapie inkl. des Ausarbeitens von Bewältigungsstrategien. Außerdem wichtig scheint eine Aktivierung des sozialen Netzes. An eine **medikamentöse Entlastung** ist in schweren Fällen oder bei bestehender Suizidalität zu denken. Therapeutisch werden evtl. Benzodiazepine zur Beruhigung und Anxiolyse gegeben, ggf. auch niederpotente Neuroleptika oder sedierende Antidepressiva. Anpassungsstörungen bestehen in der Regel nicht länger als sechs Monate. Bei längerem Bestehen muss eine weitere Störung, wie z. B. eine generalisierte Angststörung oder eine depressive Episode, ausgeschlossen werden.

Zusammenfassung

Alle hier besprochenen Reaktionen treten nach einem mehr oder weniger einschneidenden Erlebnis auf, welches meist gravierende Veränderungen im Leben des Betroffenen hinterlässt. Bei der Anpassungsstörung ist es eine eher mildere Veränderung, auf die das Individuum nicht angemessen reagieren kann, sondern mehr Zeit braucht, um sich auf die neue Situation einzustellen.

Bei den Auslösern posttraumatischer Störungen handelt es sich um Geschehnisse ernsteren Ausmaßes. Unter Umständen kann die Störung ein Leben lang persistieren, wenn der Patient keinen Weg findet, mit der Belastung umzugehen bzw. therapeutische Mittel ohne Erfolg bleiben.

Dissoziative Störungen

Hinter dem Begriff der Dissoziation verbirgt sich der Pathomechanismus der „Abspaltung bestimmter Erlebnisanteile aus dem Bewusstsein" (Janet, 1907). Entsprechend entziehen sich Funktions- oder Vorstellungssysteme, welche unbewusst (weg)dissoziiert wurden, auch der willkürlichen Kontrolle. Zugrunde liegen häufig schwerste seelische Konflikte oder Traumatisierungen, die ins Unterbewusstsein verdrängt wurden und dem Patienten somit nicht mehr zugänglich sind. Die Störung kann sich in Form psychischer (z. B. Derealisation, Trance) oder körperlicher, als pseudoneurologischer Symptome (Konversion, nach S. Freud „als suboptimaler Lösungsversuch" für einen Konflikt) äußern. Wie bei somatoformen oder hypochondrischen Störungen liegt also auch hier bei den Betroffenen meist ein echter Leidensdruck vor. Es handelt sich also nicht um Simulation (Abb. 1). Dissoziative Störungen wurden früher auch als Hysterie bezeichnet; heutige Synonyme sind Konversionsneurose und Konversionsstörung.

Klassifikation nach ICD-10

Nach ICD-10 lassen sich folgende Konversionsstörungen unterscheiden:
- Dissoziative Amnesie/Fugue/Stupor
- Dissoziative Trance- und Besessenheitszustände
- Dissoziative Bewegungsstörungen, Krampfanfälle, Sensibilitäts- und Empfindungsstörungen
- Andere dissoziative Symptome, wie z. B. das Ganser-Syndrom (Pseudodemenz) oder die multiple Persönlichkeit

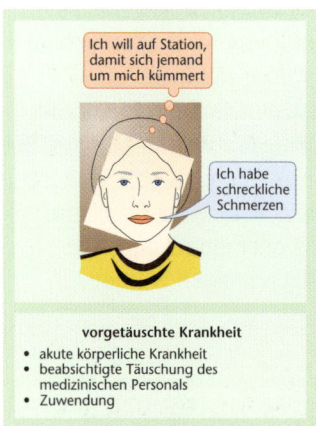
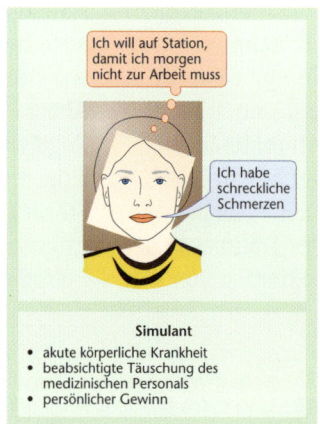
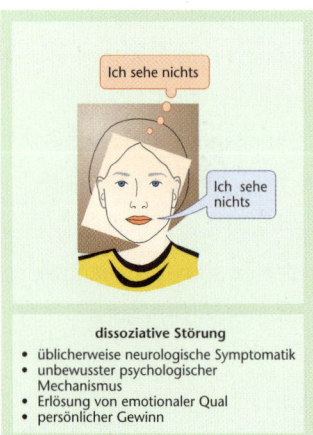

Abb. 1: Dissoziationsneurose im Vergleich zu Simulation und vorgetäuschter Krankheit. [2]

Ätiologie

Dissoziation ist ein Abwehrmechanismus, der es dem Individuum ermöglicht, erlebte traumatische Ereignisse ins Unterbewusstsein zu schieben, um die eigene Existenz zu sichern bzw. zu schützen. Entsprechend kommt der Mechanismus „Dissoziation" quasi als Coping-Versuch auch im Rahmen der posttraumatischen Belastungsstörungen vor, wobei sich hier die verdrängten Inhalte dann später in Form von Flashback äußern (s. S. 44). Die körperlichen Symptome repräsentieren aus psychoanalytisch-tiefenpsychologischer Sicht oft die Art des Traumas. Außerdem ergeben sich durch die Konversion des psychischen in ein physisches Problem folgende Vorteile (Abb. 2):
- **Primärer Krankheitsgewinn:** Flucht vor dem Trauma, Verhinderung psychischer Schmerzen, stellvertretendes Ausleben des Konfliktes
- **Sekundärer Krankheitsgewinn:** z. B. Zuwendung infolge der Behinderung, ggf. finanzielle Vorteile

Klinik

Die Vielfalt an Symptomen ist groß. Häufiger kommt es zu folgenden **pseudoneurologischen Symptomen:**
- Plötzliche Erblindung/Ertaubung
- Sensibilitätsstörungen/Paralyse von Extremitäten
- Krampfanfälle, wobei diese auf Symptomebene atypisch sind, d. h., sie unterscheiden sich von echten epileptischen Anfällen u. a. durch folgende Merkmale: meist ohne postiktrischen Bewusstseinsverlust, ohne Einnässen oder Zungenbiss mit erhaltener Pupillenreaktion. Die DD stellt sich zuweilen aber auch als durchaus kompliziert dar, nicht zuletzt deshalb, weil es (und das gar nicht so selten) Mischformen gibt.
- Die **dissoziative Amnesie**, bei der der Patient einen teilweisen oder kompletten Gedächtnisverlust erleidet (DD: Commotio cerebri, postiktaler Zustand) und die **dissoziative Fugue** (= Weglaufen). Die Patienten verreisen oder fahren irgendwohin, befinden sich in einem von außen betrachtet wachen und orientierten Zustand. Allerdings gibt es doch einen Moment des „Erwachens" für die Betroffenen selbst, in dem sich die Patienten an einem Ort wiederfinden und sich nicht erinnern können, wie sie dort hingelangt sind oder wo sie überhaupt sind (DD: TGA = transitorische globale Amnesie aufgrund einer basilären Zirkulationsstörung).

Daneben treten auch folgende Störungen auf:
- **Multiple Persönlichkeit** (gemäß DSM-IV „dissoziative Identitätsstörung"): Aufspaltung der Persönlichkeit in zwei oder mehrere Identitäten, die nichts voneinander wissen und völlig getrennt voneinander existieren. Die Entstehung solcher Persönlichkeiten soll durch extremste Traumata in der Kindheit bedingt sein (schwerster Missbrauch, Brutalität, Sadismus). Ein Wechsel zwischen diesen Persönlichkeiten wird durch belastende Ereignisse hervorgerufen.
- **Derealisation:** Die Betroffenen erleben ihre Umwelt als irreal, „wie auf einer Bühne", fremd und unecht.

- **Depersonalisation** bedeutet gestörtes Einheitserleben der eigenen Person, die Patienten sehen und beobachten sich z.B. selbst aus einem Abstand oder von oben.
- **Ganser-Syndrom** („Pseudodemenz"): entsteht als Reaktion auf eine unerträgliche Situation mit dem Gefühl der eigenen Hilflosigkeit, mit willentlichem Vorbeireden, offensichtlich falschem Handeln und scheinbarem Nichtwissen, was wie eine Störung kognitiver Funktionen wirkt. Es tritt meist im Zusammenhang mit schweren depressiven Störungen auf.

Diagnostik und Differentialdiagnosen

Die Diagnostik ist aus verschiedenen Gründen schwierig:
- Die Patienten kommen oft nicht eigenmotiviert in Behandlung, sondern sind fremdmotiviert, was die Bildung eines Vertrauensverhältnisses zwischen Therapeut und Patient erschweren kann.
- Körperliche Krankheiten, die die entsprechenden Symptome verursachen können, müssen zunächst ausgeschlossen werden. Allerdings muss beachtet werden, dass bei zu viel Diagnostik eine (iatrogene) Fixierung auf eine körperliche Genese der Erkrankung verstärkt werden kann.
- Durch eingehende Anamnese soll festgestellt werden, ob es einen zeitlichen Zusammenhang zwischen dem Auftreten der Beschwerden und einem einschneidenden Erlebnis gibt. Hilfreich kann dabei auch eine ausführliche Fremdanamnese sein.
- Des Weiteren existieren standardisierte Interviews, die bei der Diagnosefindung helfen können, z.B. Interview nach ICD-10 oder DSM-IV-Kriterien, Heidelberger Dissoziationsinventar (HDI).

Für jede einzelne dissoziative Störung gibt es jeweils eine Liste an Differentialdiagnosen, deren Nennung hier den Rahmen sprengen würde. Die wichtigsten sind:
- Somatische Erkrankungen
- Simulation

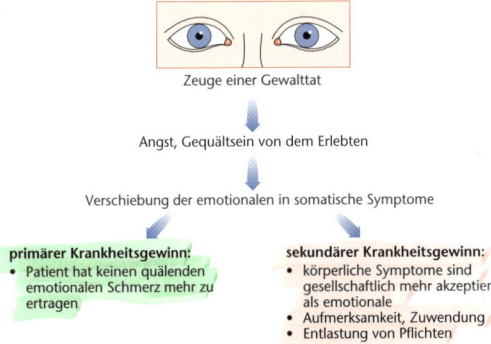

Abb. 2: Primärer und sekundärer Krankheitsgewinn bei dissoziativen Störungen. [2]

- Depression
- Schizophrenie
- Persönlichkeitsstörung vom Borderline-Typ
- Akute Belastungsreaktion
- PTBS
- Substanzmissbrauch

Therapie

Die Behandlung einer dissoziativen Störung sollte überwiegend **psychotherapeutisch** erfolgen. Der zugrunde liegende Konflikt muss dabei ins Bewusstsein gerufen und behandelt werden. Der Patient soll – ähnlich wie bei der PTBS – lernen, mit seinem Konflikt/Trauma umzugehen und dieses zu integrieren. Voraussetzung dafür ist, dass der Patient **Krankheitseinsicht** zeigt bzw. erlangt. Diese Einsicht in die psychische Natur der Beschwerden zu erreichen ist oft sehr schwer und ein langwieriger Prozess oder gar unmöglich. Der Therapeut sollte auf Erklärungsmodelle des Patienten zunächst eingehen; es muss abgeklärt werden, wie behandlungsbereit der Patient überhaupt ist: Wie ist die Introspektionsfähigkeit des Patienten? Ist er für Psychotherapie geeignet? Man darf den Patienten nicht vorschnell mit einem „vermuteten psychischen Hintergrund" konfrontieren, da dies ein Vertrauensverhältnis zerstören könnte; vielmehr gilt es, denn richtigen Zeitpunkt für die **Psychoedukation** abzuwarten. Daneben ist auch eine symptomorientierte Therapie angezeigt, z.B. **Physiotherapie** bei gelähmten Beinen, um Atrophien oder Kontrakturen vorzubeugen.

Zusammenfassung

Die dissoziativen Störungen sind selten. Da sie fast jede Form eines organischen Leidens imitieren können, müssen Letztere sicher ausgeschlossen werden. Zugrunde liegen meist schwerste Traumata in der Vergangenheit/Kindheit. Diese werden zunächst ins Unterbewusstsein verbannt und in einem zweiten Schritt unbewusst in körperliche Symptome umgewandelt, die von der Umwelt eher anerkannt und akzeptiert werden. Der Therapeut darf dem Patienten nicht den Eindruck vermitteln, seine Symptome wären eingebildet (was sie auch nicht sind!). Das Aufdecken eines psychischen Konflikts als Krankheitsursache muss in langsamen Schritten erfolgen. Bei Krankheitseinsicht kann versucht werden, diesen Konflikt psychotherapeutisch aufzudecken und zu bearbeiten.

Persönlichkeitsstörungen I

Die **Persönlichkeit** eines Menschen scheint sowohl genetisch festgelegt als auch stark von der Umwelt beeinflusst zu sein. Die Persönlichkeit bestimmt, wie ein Mensch denkt, fühlt und handelt. Sie ist individuell und unverwechselbar. Die Grundzüge unserer Charakterstruktur sind im frühen Erwachsenenalter zum größten Teil entwickelt und bleiben im weiteren Leben relativ stabil.

Von einer **Persönlichkeitsstörung** spricht man, wenn die entsprechenden Verhaltensmuster von den in einer Gesellschaft anerkannten abweichen. Oft resultieren daraus persönliches Leiden, gestörte Funktionsfähigkeit und mangelnde Integration. Zur genaueren Definition ■ Tab. 1.

Ätiologie

Es spielen ätiologisch verschiedene, interindividuell stark variierende Faktoren eine Rolle. Diskutiert werden:
▶ Genetische Faktoren (Zwillingsstudien)
▶ Hirnorganische Faktoren (z. B. Geburtstraumata, Reifungs- und Entwicklungsstörungen, Unterschiede bzw. Störungen im Stoffwechsel von Transmittern)
▶ Psychosoziale Faktoren (z. B. ein dissoziales Milieu, in dem das Kind aufwächst, oder Gewaltanwendung in der Erziehung)
▶ Das psychoanalytische Konzept spricht von „Charakterneurosen": Demnach kommt es durch eine Entwicklungsstörung zu einer Fixierung der Persönlichkeit auf eine frühere Entwicklungsstufe (z. B. orale oder anale Fixierung; Freud, s. S. 10). Somit kann sich z. B. Aggressivität in Sadismus oder aber über den Abwehrmechanismus der Reaktionsbildung in Pedanterie umwandeln.

Epidemiologie

Die Häufigkeit von Persönlichkeitsstörungen (PS) schwankt sehr stark in Abhängigkeit von der untersuchten Population. In der Allgemeinbevölkerung sind PS mit ca. 11 % vertreten, unter stationären Patienten einer psychiatrischen Klinik sind sie bei durchschnittlich 50 % zu finden. Patienten einer forensischen Abteilung oder Insassen von Gefängnissen sollen sogar zu ca. 70 % betroffen sein. Männer und Frauen sind in etwa gleich häufig betroffen, jedoch gibt es eine Geschlechtswendigkeit bei einzelnen spezifischen Störungen:
▶ Dissoziale, zwanghafte und narzisstische Persönlichkeitsstörungen werden häufiger bei Männern diagnostiziert,
▶ emotional instabile (Borderline-), histrionische und dependente Persönlichkeitsstörungen häufiger bei Frauen.

Komorbidität

Unter an Persönlichkeitsstörungen Erkrankten findet man überzufällig häufig folgende weitere psychische Erkrankungen:
▶ Angststörungen
▶ Depressive Störungen
▶ Essstörungen

Außerdem Cluster-abhängig (s. u.):
▶ Cluster B → Suchterkrankungen (s. S. 58 ff.)
▶ Cluster C → somatoforme Störungen (s. S. 42 f.)

Klassifikation und Klinik

Es gab in der Vergangenheit verschiedene Versuche, die Persönlichkeit einzuteilen, z. B.
▶ E. Kretschmer mit seiner **Konstitutionslehre**:
– Pykniker: dicklicher, breitwüchsiger und gedrungener Körperbau, zu affektiven Beschwerden (manisch-depressiven Episoden) neigend
– Leptosomer: schmalwüchsiger, asthenischer Körpertyp, Neigung zur „Schizothymie" (= Introvertiertheit mit Nähe zur Schizophrenie)
– Athlet: muskulös und breitschultrig mit Neigung zur Epilepsie
▶ K. Schneider mit den **„Typen der Psychopathie"**:
– Hyperthyme Psychopathie (Antriebs- und Affektsteigerung)
– Selbstunsichere Psychopathie
– Depressive Psychopathie

ICD-10	Stichworte	DSM-IV	Cluster-Zuordnung*
Paranoide PS (F60.0)	Misstrauen und Argwohn	Paranoide PS	Cluster A (sonderbar, exzentrisch)
Schizoide PS (F60.1)	Emotionale Kälte, Zurückgezogenheit	Schizoide PS	
Schizotype Störung (F21) bzw. als „Andere spezifische PS" (F60.8) zu verschlüsseln	Merkwürdig in Erscheinung, Denken und Verhalten	Schizotypische PS	
Dissoziale PS (F60.2)	Missachtung und Verletzung von Rechten anderer	Antisoziale PS	Cluster B (dramatisch, emotional, launisch)
Emotional instabile PS (F60.3) ▶ Impulsiver Typ ▶ Borderline-Typ	Impulsivität und Emotionalität/Labilität	Borderline-PS	
Histrionische PS (F60.4)	Übermäßige Emotionalität und Egozentrik	Histrionische PS	
Zu verschlüsseln als „Andere spezifische PS" (F60.8)	Grandiosität und Arroganz	Narzisstische PS	
Anankastische (zwanghafte) PS (F60.5)	Zwanghaftigkeit und Perfektionismus	Zwanghafte PS	Cluster C (ängstlich)
Ängstliche (vermeidende) PS (F60.6)	Minderwertigkeitsgefühle und sozialer Rückzug	Vermeidend-selbstunsichere PS	
Abhängige (asthenische) PS (F60.7)	Unterwürfiges und anklammerndes Verhalten	Abhängige PS	

* Cluster = Gruppen in denen verschiedene, oft sich überlappende Persönlichkeitsmerkmale zusammengefasst sind

■ Tab. 1: Klassifikation von Persönlichkeitsstörungen nach ICD-10 (F60) und DSM-IV sowie Cluster-Zuordnung.

Tab. 2: ICD-10-Kriterien der Persönlichkeitsstörungen.

> Die charakteristischen Erfahrungs- und Verhaltensmuster weichen deutlich von kulturell erwarteten und akzeptierten Normen ab. Mehr als einer der folgenden Bereiche muss betroffen sein:
> ▸ Kognitionen: Wahrnehmung und Interpretation von Dingen, Situationen und Menschen, Vorstellung von sich und anderen
> ▸ Affektivität/emotionales Erleben: Intensität und Angemessenheit der emotionalen Ansprechbarkeit und Reaktionen
> ▸ Impulskontrolle und Bedürfnisbefriedigung
> ▸ Zwischenmenschliche Beziehungen und Art des Umgangs mit ihnen
>
> Die abnormen Verhaltensmuster sind tief verankert, sind in vielen persönlichen und sozialen Situationen unpassend und beginnen in der Kindheit/Jugend. Die Störung kann nicht eindeutig auf eine organische Störung zurückgeführt oder mit einer anderen psychiatrischen Erkrankung in Zusammenhang gebracht werden

Unter der Diagnose „**Persönlichkeitsstörung**" wird heute die übermäßige, von der Norm abweichende Ausprägung eines Merkmals (oder Kombinationen verschiedener Merkmale) verstanden. Weitere Kriterien sind die Dauer, der Inhalt und die Intensität der Ausprägung. Außerdem muss u. a. der subjektive Leidensdruck und das (Nicht-)Funktionieren von sozialen Beziehungen berücksichtigt werden. Im klinischen Alltag werden heute hauptsächlich die Diagnosekriterien der ICD-10- bzw. der DSM-IV-Klassifikation verwendet (Tab. 1, 2).

Nicht selten erfüllt eine Person die Kriterien für verschiedene Persönlichkeitsstörungen. Die Definition und Klassifikation von Persönlichkeitsstörungen ist deshalb oft so schwierig, weil der Übergang von gesund zu pathologisch häufig fließend ist.

In der **Persönlichkeitsforschung** existieren Modelle, nach denen sich unsere Persönlichkeit aus mehreren Merkmalen bzw. Dimensionen zusammensetzt. Diese Merkmale versuchen verschiedene Persönlichkeitstests (z. B. FPI, MMPI) zu messen. Das Modell der sog. Big Five beschreibt z. B. fünf solcher Gegensatzpaare:
▸ Extraversion – Introversion (Kontaktfreudigkeit ↔ Zurückhaltung)
▸ Neurotizismus (Entspanntheit ↔ Gereiztheit)
▸ Soziale Verträglichkeit (Verträglichkeit ↔ Streitsucht)
▸ Offenheit (gegenüber neuen Situationen ↔ Phantasielosigkeit, mangelnde Anpassungsfähigkeit)
▸ Gewissenhaftigkeit (Gründlichkeit ↔ Nachlässigkeit)

Die typischen Merkmale spezifischer Persönlichkeitsstörungen werden im Folgenden anhand von zwei Beispielen dargestellt:

▸ **Borderline-Persönlichkeitsstörung:**
– Gestörte Affektregulation mit sprunghaft wechselnden Emotionen oder Entstehen von Gefühlschaos („himmelhoch jauchzend – zu Tode betrübt")
– Probleme in zwischenmenschlichen Beziehungen: Angst vor Enttäuschungen, dem Verlassenwerden, aber zugleich häufig distanzloses Verhalten
– Unfähigkeit, differenzierte Emotionen wahrzunehmen. Stattdessen empfinden die Betroffenen eine enorme innere Spannung, der sie oft nur durch Selbstverletzung begegnen können („Ritzen").

▸ **Dependente Persönlichkeitsstörung:**
– Hauptmerkmal ist ein submissives Verhalten, was eigene Wünsche oder wichtige Entscheidungen angeht. Partner sind meist starke und überlegene Charaktere. Die Person definiert sich oft fast ausschließlich über diesen Partner.
– Tendenz zu klammerndem Verhalten und Wunsch, andere an sich zu binden
– Niedriges Selbstwertgefühl und panische Angst, verlassen zu werden

---

Zusammenfassung

✖ Die Persönlichkeit legt in einem beträchtlichen Maß fest, wie Menschen in bestimmten Situationen denken, fühlen und handeln.

✖ Die Persönlichkeit ist etwas überwiegend Konstantes.

✖ Eine Persönlichkeit wird dann als gestört angesehen, wenn verschiedene Charaktereigenschaften dazu führen, dass soziale Beziehungen dauerhaft gestört sind.

✖ Es gibt allgemeine Kriterien, eine solche Störung zu diagnostizieren, und verschiedene Klassifikationssysteme für spezifische Persönlichkeitsstörungen (ICD-10; DSM-IV).

Persönlichkeitsstörungen II

Differentialdiagnosen

Spezifische Persönlichkeitszüge können differentialdiagnostisch sowohl Teil einer oder unterschiedlicher Persönlichkeitsstörungen sein, es muss selbstverständlich aber auch erwogen werden, ob dieses Merkmal ein Symptom einer anderen psychischen Erkrankung darstellt. Im DSM-IV werden die Persönlichkeitsstörungen gesondert auf der zweiten von insgesamt fünf Achsen diagnostiziert (s. S. 7). Das bedeutet, dass eine Persönlichkeitsstörung zusätzlich zur Diagnose einer psychischen Erkrankung aus Achse I (z. B. affektive Störung, Anpassungsstörung) erfasst werden kann. Typische Differentialdiagnosen sind Angststörung, Zwangsstörung, Depression, Demenz, HOPS und Substanzmissbrauch.

Diagnostik

Bevor eine Persönlichkeitsstörung diagnostiziert werden kann, muss Folgendes klargestellt bzw. überprüft werden:
- Ausschluss eines organischen Grundleidens, das für eine Persönlichkeitsveränderung bzw. -störung verantwortlich sein könnte. Häufig geschieht dies mittels bildgebender Diagnostik und Laborparametern, auch eine Fremdanamnese kann sehr hilfreich sein.
- Ausschluss eines Substanzmissbrauchs, welcher das vorherrschende Verhalten begründen könnte (Blutbildkontrolle, Leberwerte, Drogenscreening in Urin oder Blut)
- Dauerhaft von der Norm abweichendes Verhalten im Hinblick auf Kognition, Affekt, Beziehungsfähigkeit, Impulskontrolle und Antrieb, welches Einschränkungen im beruflichen und sozialen Leben nach sich ziehen kann
- Leidensdruck: Der Patient und/oder sein engeres soziales Umfeld leiden unter seinem Verhalten. Besteht bei dem Patienten ein hoher Leidensdruck, sind eine Krankheitseinsicht und damit eine erfolgreiche Therapie wahrscheinlicher.

Eine (Fremd-)Anamnese sollte auch folgende Fragen klären:
- Verhalten in der Kindheit (Nervosität; aggressives oder ängstliches Verhalten; wie ist das Kind mit neuen Situationen zurechtgekommen?)
- In welchen Situationen ist das abweichende Verhalten aufgetreten? Vorrangig in für den Patienten unangenehmen Situationen, oder zeigt sich das Verhalten situationsunabhängig?

Diagnosewerkzeuge sind:
- Strukturierte Interviews z. B. mit Hilfe von Checklisten und Fragebögen (z. B. IDCL-Checklisten für ICD-10 oder DSM-IV)
- Testpsychologie mit speziellen Fragebögen zur Selbsteinschätzung wie:
– Freiburger Persönlichkeitsinventar (FPI; s. S. 8)
– Eysenck-Persönlichkeitsinventar (EPI; s. S. 8)
– Minnesota Multiphasic Personality Inventory (MMPI; s. S. 8)

Therapie

Der Umgang mit Patienten, die unter einer Persönlichkeitsstörung leiden, ist oft deshalb so diffizil, weil die zwischenmenschliche Interaktion und Kommunikation meist schwer gestört ist. Beispielsweise leiden diese Menschen sehr unter ihrer Krankheit, sind aber gleichzeitig sehr fordernd im Hinblick auf die Therapie und oft auch mit dieser nicht einverstanden oder unzufrieden. Abgesehen davon ist die Behandlung nur dann erfolgreich, wenn der Patient sie anerkennt und sich ihr verpflichtet. Grundlage einer Therapie ist, dass die Patienten sich bewusst werden, dass sie zwar Hilfe erhalten, die Verantwortung für deren Umsetzung und Erfolg aber letztendlich in hohem Maß bei ihnen selbst liegt. Die Beständigkeit des Therapeuten bei der Durchsetzung der Therapie ist dabei von hoher Wichtigkeit (Abb. 1). Dieser sollte außerdem einen hierarchischen Behandlungsplan erstellen, in dem die Probleme größter Wichtigkeit zuerst angegangen werden, wie z. B. Suizidalität oder fremdgefährdendes Verhalten. Hauptbestandteile der Therapie sind Krisenintervention und Psychotherapie.

Krisenintervention

Oft fühlen sich die Patienten mit ihren Problemen völlig überfordert, was zu einer Kontaktaufnahme mit dem Therapeuten führt. Oder aber die betreffende Person wird beispielsweise nach einem Suizidversuch in die Klinik eingeliefert. Wichtig in einer solchen Situation ist, dass der Therapeut das momentan im Vordergrund stehende Problem fokussiert. Ein weiterführender Behandlungsplan sollte aufgestellt und mit dem Patienten besprochen werden.

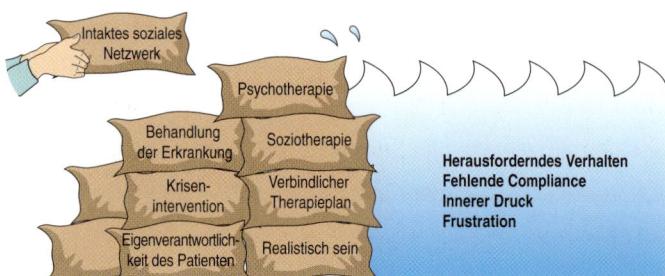

Abb. 1: Bausteine der Therapie von Persönlichkeitsstörungen. [2]

Psychotherapie

Nachdem anhand o.g. Verfahren der Subtyp der Persönlichkeitsstörung festgestellt wurde, sollten organisatorische Dinge wie die Anzahl erforderlicher psychotherapeutischer Sitzungen und die Kostenübernahme geklärt werden. Psychotherapie bei PS ist grundsätzlich sowohl ambulant als auch stationär möglich.

Der Therapeut muss darauf achten, dass er zu Beginn der Behandlung nicht zu offensiv auf Veränderungen und Einsicht seitens des Patienten drängt, da dieser sonst die Sitzungen abbrechen könnte. Sinnvoll sind:

- **Kognitive Verhaltenstherapie** (auch als Gruppentherapie möglich): lösungsorientierte Therapie, d.h., hier geht es um die Veränderung ungünstiger, abnormer Verhaltensmuster, das Erarbeiten von Bewältigungsstrategien, Training sozialer Kompetenz bzw. Selbstbehauptungstraining
- **Psychodynamische Therapie**: konfliktzentrierte Therapie, z.B. im Rahmen einer Psychoanalyse, die den Konflikt in der Vergangenheit zu identifizieren versucht, auf den das Fehlverhalten aufbaut

Hilfreich können außerdem sein:

- **Soziotherapie**: Diese beinhaltet die längerfristige Gestaltung des sozialen Umfelds, die Ordnung der Lebensverhältnisse und soll dem Patienten die Rückkehr in ein geregeltes, „normales" Leben ermöglichen. Ziel ist auch die Übernahme von Eigenverantwortung.
- **Entspannungstraining**
- **Selbsthilfegruppen**

Eine eher untergeordnete Rolle spielt die **Pharmakotherapie**. Verabreicht werden folgende Substanzen:

- **SSRI** z.B. bei emotional instabilen Persönlichkeiten (Verbesserung der Impulskontrolle)
- **Antipsychotika** (auch mit Depotwirkung) können (z.B. bei der Borderline-Persönlichkeitsstörung) meist die Spannungszustände regulieren und den Selbstverletzungsdruck reduzieren.
- Außerdem werden Psychopharmaka zur Behandlung komorbider Achse-I-Störungen eingesetzt.

Verlauf

Da die spezifischen Verhaltensmuster, die Bestandteil der Krankheit sind, oft bis in die Kindheit zurückverfolgt werden können, sind diese meist sehr stabil, auch während oder nach einer Therapie. Deshalb ist die Behandlung einer Persönlichkeitsstörung meist ein schwieriges bzw. auch bei entsprechender Motivation zeit- und energieaufwändiges Unterfangen (für Patient und Therapeut). Zum Teil können aber sowohl der Patient als auch sein Umfeld mit diesen „Eigenheiten" gut leben. Schwierig wird es oft dann, wenn veränderte äußere Umstände eine flexible Anpassung erfordern, worauf die Betroffenen nicht adäquat reagieren können und wodurch es zu krisenhaften Zuspitzungen kommen kann. Die meisten Persönlichkeitsstörungen verlaufen chronisch. Patienten können in sehr unterschiedlichem Maß von einer Therapie profitieren.

Teufelskreis bei Persönlichkeitsstörungen

Menschen, die unter einer Persönlichkeitsstörung leiden, ecken mit ihrem Charakter in unserer Gesellschaft oft an. Dies führt zur Isolation und Frustration. Die Bewältigungsmechanismen für „frustrane" Situationen sind bei diesen Patienten aber sehr begrenzt, was zu einer weiteren negativen Verstärkung führt. Dieser Teufelskreis endet nicht selten in einer manifesten Persönlichkeitsstörung, die sich ursprünglich nur aus einer latenten Verhaltensstörung entwickelt hat. Manchmal sehen die Patienten als letzten Ausweg den Suizid oder den entsprechenden Versuch, wobei Letzterer im besten Fall der Anfang einer Therapie sein kann.

Zusammenfassung

- Der Ausschluss von Differentialdiagnosen erfolgt nach Diagnostizierung der spezifischen Persönlichkeitsstörung unter Beachtung verschiedener Komorbiditäten.
- Behandlungspläne für Persönlichkeitsstörungen müssen klar hierarchisch gegliedert und realistisch sein. Die Patienten müssen sich ihnen verpflichtet fühlen. Über- und auch Unterforderung der Patienten sollte vermieden werden.
- Die Therapie erfordert von Seiten des Therapeuten einen Balanceakt zwischen z.B. Durchsetzen des Therapieplans einerseits und Einfühlungsvermögen andererseits. Therapie- und selbstgefährdendes Verhalten muss besprochen und sollte soweit möglich abgebaut werden.

Essstörungen

Einteilung und Definition

Primäre Essstörungen
Dazu gehören die Anorexia nervosa (Magersucht) und die Bulimia nervosa (Heißhungerattacken mit nachfolgendem Erbrechen oder anderen gegensteuernden Maßnahmen). Charakteristische Kennzeichen betreffen Veränderungen im Essverhalten mit dem Ziel der Gewichtskontrolle (Gewicht zu verlieren oder ein bereits niedriges Gewicht zu erhalten) aufgrund einer Angst vor dem Dicksein. Immer mehr Jugendliche, überwiegend Mädchen und junge Frauen, erkranken an Anorexie oder Bulimie.

Ätiologie

Ein Zusammenspiel vieler Faktoren ist als Auslöser für die Anorexie und die Bulimie zu sehen:

▶ **Genetische Prädisposition** (Zwillingsstudien!)

▶ **Soziokulturelle Gründe:** Ein Schönheitsideal für Frauen ist in der westlichen Welt derzeit „die Schlankheit". Dünnsein ist nicht nur ein äußerliches Merkmal, zuweilen werden mit einem entsprechenden Körper auch Charaktereigenschaften wie Intelligenz und Willensstärke verbunden. Dem steht einerseits das steigende Nahrungsangebot in unserer Gesellschaft und andererseits die mangelnde Bewegung(snotwendigkeit) gegenüber, was das Erreichen eines solchen „verzerrten Ideals" noch schwieriger macht. Viele Frauen erleben sich als „zu fett", obwohl sie eigentlich Normalgewicht haben.

▶ **Familiäre Gründe:** Oft zeigen sich in betroffenen Familien ähnliche Strukturen bzw. Kennzeichen, die man inzwischen typischerweise mit Essstörungen in Verbindung bringt: strenge Erziehung, Liebesbezeugungen über Essen, emotionale Kälte und hohe Anforderungen an sich und die Kinder. Häufig finden sich familiäre Verstrickungen, z. B. werden Kinder in einen Paarkonflikt der Eltern miteinbezogen, was sie überfordert und evtl. zu einer Entladung des Drucks in Form einer Essstörung führen kann.

▶ **Unbewusste seelische Konflikte:** Dabei handelt es sich aus tiefenpsychologisch-analytischer Sicht oft um eine sehr kritische Auseinandersetzung mit dem eigenen Körper im Sinne eines „Nicht-Erwachsen-werden-Wollens" oder eines „Nicht-Annehmen-Wollens" der Rolle als Frau. Oft finden sich auch Autonomie-Abhängigkeits-Konflikte (also eine Suche nach dem rechten Maß zwischen Bindung und Freiheit). Außerdem leiden Magersüchtige und Bulimikerinnen oft an einem unzulänglichen Selbstwertgefühl, was sie mit der Essstörung zu kompensieren versuchen.

▶ **Life event:** Häufig tritt eine Essstörung nach einem einschneidenden Ereignis ein. Dazu gehören Trennung, Tod oder eine schwere Krankheit einer nahe stehenden Person.

Klinik

Anorexie
Die Betroffenen entwickeln eine ungeheure Willensstärke, ihr selbst definiertes Zielgewicht zu erreichen. Sie teilen dazu Nahrungsmittel in die Kategorien „erlaubt" und „unerlaubt" ein, wobei Fett und bestimmte Kohlenhydrate meist nicht erlaubt sind. Ihr Denken kreist ununterbrochen um das Essen, sie wissen typischerweise genau über den Kaloriengehalt einzelner Speisen Bescheid. Gereiztheit oder Aggressivität kann eine Folge sein. Sie gewöhnen sich ein seltsames Essverhalten an, wie beispielsweise das Zerteilen der Nahrung in kleine Stückchen und das ewige Herumkauen an solchen. Essen in der Gemeinschaft wird meist abgelehnt. Die Betroffenen leiden unter einer sog. Körperschemastörung und bezeichnen sich dann noch als „zu fett", wenn der BMI (s. u.) weit unter der Norm liegt!

Man kann bei der Anorexie einen restriktiven Typ und einen bulimischen Typ unterscheiden: Bei Letzterem findet man häufig ebenfalls einen Gebrauch von „gegensteuernden Maßnahmen", zu denen Erbrechen und Abusus von Laxanzien, Diuretika u. Ä. zählen.

Es kommt zu körperlicher Symptomatik mit Ausbleiben der Periode (sekundäre Amenorrhö), Bradykardie, Hypotonie und Hypothermie, Mangelernährung und Elektrolytstörungen. Beim gegenregulatorischen Typ finden sich häufig auch Folgen fälschlichen Gebrauchs von Hilfsmitteln wie z. B. Laxanzien, Appetitzüglern oder Diuretika.

Bulimie
Diese Patienten sind meist normal- oder übergewichtig. Dies liegt an den häufigen „Fressanfällen" oder „Heißhungerattacken", die sich nach einer Nahrungskarenz einstellen. Wegen der extremen Schamgefühle sowie der Angst vor einer (weiteren) Gewichtszunahme (mit entsprechender innerer Spannung), von denen die Patienten nach solchen „willensschwachen" Attacken geplagt sind, führen sie Erbrechen herbei oder steuern auf andere Weise gegen. Als Folge des Erbrechens zeigt sich auch eine körperliche Symptomatik (▌ Abb. 1).

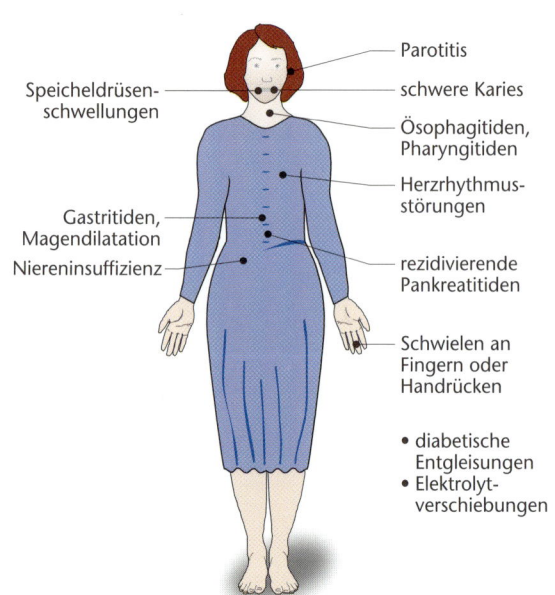

▌ Abb. 1: Körperliche Folgen der Bulimia nervosa. [1]

Bei der Bulimie kann man nach DSM-IV einen „purging type" (mit Erbrechen, Laxanzien- oder Diuretikaabusus) von einem „non-purging type" unterscheiden, bei dem die gegensteuernden Maßnahmen auf Heißhungerattacken hin ausschließlich Fasten, Diät oder exzessiven Sport umfassen.

Tab. 1: Klinische Einteilung des Körpergewichts (BMI).

BMI	D. h. klinisch
< 14	Hochgradiges Untergewicht
16 – 18	Untergewicht
18 – 26	Normalgewicht
26 – 30	Übergewicht (Grad I)
30 – 40	Übergewicht (Grad II)
> 40	Adipositas permagna (Grad III)

Diagnostik

BMI
Als relativ objektive Maßzahl für das Gewicht hat sich der BMI (Body-Mass-Index) durchgesetzt. Errechnet wird er nach folgender Formel:

$$\text{BMI (kg/m}^2\text{)} = \frac{\text{Körpergewicht (kg)}}{[\text{Körpergröße (m)}]^2}$$

ICD-10-Kriterien
Anorexia nervosa
- Gewichtsverlust von bis zu 15% unter der Norm für entsprechendes Alter und Größe
- Der Gewichtsverlust ist selbst herbeigeführt durch Vermeidung bestimmter Speisen.
- Körperschemastörung, der Körper wird nach wie vor als „zu fett" empfunden, die Betroffenen leiden unter einer ständigen Furcht, dick zu werden.
- Endokrine/körperliche Störungen wie Amenorrhö, Impotenz
- Interessenverlust, sozialer Rückzug

Bulimia nervosa
- Essattacken, in denen große Nahrungsmengen aufgenommen werden (müssen über drei Monate hinweg mindestens 2-mal pro Woche auftreten)
- Gier oder Essenszwang, Einengung des Denkens auf das Essen
- Gewichtsabnahme mittels folgender Hilfsmittel: selbst induziertes Erbrechen, Laxanzien- oder Diuretikamissbrauch, Appetitzügler, Schilddrüsenhormone und/oder Fasten/Diäten
- Endokrine/körperliche Störungen wie Amenorrhö, Impotenz
- Interessenverlust, sozialer Rückzug

Differentialdiagnosen
Es ist für den behandelnden Arzt wichtig herauszufinden, ob es sich um eine primäre oder sekundäre Essstörung handelt, da dies einen großen Einfluss auf die Art der Therapie hat. Ursachen einer **sekundären Essstörung** sind:
- **Somatisch:** hypothalamische Dysfunktion, Hyper-/Hypothyreose, Infektionskrankheiten, Tumoren
- **Psychisch:** Substanzmissbrauch, Angst- oder Zwangsstörungen, affektive Störungen (z. B. Depression). Diese treten auch oft gemeinsam mit einer Essstörung auf.

Therapie primärer Essstörungen

- Gewichtsnormalisierung in akuten Fällen mittels Magensonde, ansonsten kontrollierte Gewichtszunahme im psychotherapeutischen Rahmen. Dies basiert oft auf einem Vertrag, in dem festgelegt wird, wie viel Gewicht pro Woche zugenommen werden muss. Therapiemotivation seitens des Patienten ist unabdingbar!
- Vermittlung eines normalen Essverhaltens mittels Ernährungsberatung und -schulung, regelmäßiges Kochen und Essen in der Gruppe
- Behandlung körperlicher Folgen, z. B. Elektrolyt- und Flüssigkeitsausgleich
- Psychoedukation: Dem Patienten sollte ein entsprechendes Wissen über seine Erkrankung vermittelt werden. Dies ist wichtig, damit aufrechterhaltende Faktoren und Rezidive erkannt werden können und diesen ggf. vorgebeugt werden kann.
- Verbesserung des Selbstwertes sowie Gefühls- und Emotionsmanagement
- Behandlung der „Körperschemastörung" sowie ggf. der Probleme mit der Akzeptanz der Rolle als Frau (mit Hilfe verhaltenstherapeutischer oder analytischer Methoden)
- Familientherapie bzw. Miteinbeziehung des sozialen Umfeldes, da oft gewisse Familienstrukturen zur Aufrechterhaltung des pathologischen Essverhaltens beitragen
- Medikamentös: Zur Anwendung kommen dabei v. a. SSRI, z. B. zur Regulation der Heißhungerattacken bei der Bulimie oder zur Behandlung komorbider depressiver Störungen.

Zusammenfassung

Anorexie und Bulimie sind Krankheiten, die besonders bei Mädchen und jungen Frauen immer häufiger auftreten. Hinter der jeweiligen Symptomatik und einem evtl. Gewichtsverlust stecken häufig ernste seelische Konflikte. Den Patienten muss sowohl akut als auch langfristig geholfen werden, am besten unter Einbeziehung des familiären Umfeldes. Ein geändertes Essverhalten muss trainiert werden, und es gilt, den Betroffenen zu vermitteln, dass ihre Krankheit gefährlich werden kann, wenn sie sich nicht einer Therapie (inkl. der Aneignung eines anderen Essverhaltens) unterziehen.

Schlafstörungen I

Physiologie des Schlafs

Im Schlaf entspannen sich Körper und Seele. Das vegetative Nervensystem reagiert mit einer Verlangsamung der Herz- und Atemfrequenz, Blutdruck und Muskeltonus sinken. Regenerative Stoffwechselprozesse finden statt, STH wird vermehrt ausgeschüttet, das Immunsystem stärkt sich. In den verschiedenen Schlafphasen finden jeweils bestimmte Gedächtnis- und Lernvorgänge statt. Insgesamt „verschlafen" wir ca. ein Drittel unseres Lebens.

Der Schlaf lässt sich am besten in einem **Schlaflabor** beurteilen, beim Durchführen einer **Polysomnographie**. Dabei wird ein EEG aufgezeichnet, um die verschiedenen Schlafphasen und deren Häufigkeit und Anteil am Gesamtschlaf zu erfassen. Ein Elektrookulogramm (EOG) zeichnet zudem die Augenbewegungen auf. Ein Pulsoxymeter zeigt Sauerstoffversorgung und Puls an. Mittels Messelektroden kann auch die Atmung aufgezeichnet werden – zur Differenzierung von Bauch- und Thoraxatmung. Ein EKG kann evtl. auftretende Rhythmusstörungen festhalten.

Die EEG-Wellen der verschiedenen Schlafstadien stellen sich wie in ▌Abb. 1 dar.

Mit **zunehmendem Alter** verschieben sich die Schlafphasen (▌Tab. 1) mehr und mehr zu Gunsten des Leichtschlafs, also Stadium 1 und 2. Tiefschlaf und REM-Schlaf (REM = rapid eye movement) nehmen hingegen ab. Außerdem sinkt die Schlafdauer kontinuierlich (Säugling: 16 Stunden, Erwachsener ca. 5–8 Stunden, interindividuell allerdings sehr unterschiedlich).

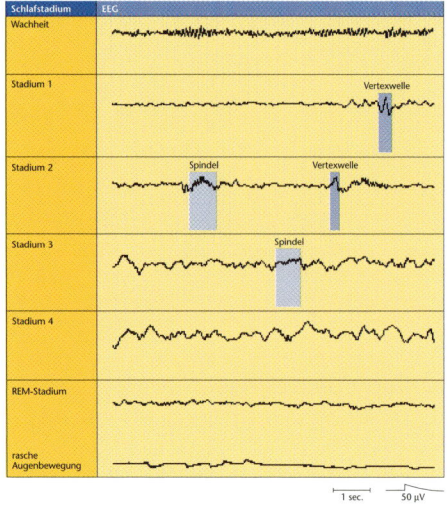

▌Abb. 1: EEG der verschiedenen Schlafphasen. [1]

Schlafstörungen

Epidemiologie

Ein- und Durchschlafstörungen sind sehr häufig. Bis zu 25% der Bundesbürger sind betroffen, darunter überwiegende Frauen und ältere Menschen. Je 5% leiden an einer schweren Insomnie bzw. Hypersomnie.

Anamnese

▶ Erfassung der Art der Störung: Einschlaf-, Durchschlafstörung und/oder morgendliches Früherwachen, Schlafdauer, Einschlafattacken, Tagesmüdigkeit?
▶ Umgebungsbedingungen: Lärmpegel, Umgebungstemperatur, Licht, Bettpartner (Schnarchen?)
▶ Schlafgewohnheiten: Mittagsschlaf? Tag-Nacht-Rhythmus (Schichtarbeit), Abendgestaltung (Alkohol? Horrorfilme vor dem Einschlafen, langes Aufhalten im Bett?)
▶ Medikamentenanamnese (Selbstmedikation? Bereits verschriebene Medikamente?)

Diagnostik

Nach einer ausführlichen Anamnese und körperlichen Untersuchung sollte immer auch ein organisches Leiden ausgeschlossen werden, das für die Schlafstörung verantwortlich sein könnte (▌Tab. 2). Bei allen Arten von Störungen kommen folgende Möglichkeiten der Evaluation in Frage:
▶ Standardisierte Fragebögen
▶ Ein vom Patienten geführtes Schlaftagebuch, das u.a. folgende Parameter beinhalten sollte: Einschlafdauer, Gesamtschlafdauer, Schlafunterbrechungen, morgendliches (Früh-)Erwachen, Tagesform, Leistungsfähigkeit, Medikamenteneinnahme, Alkohol vor dem Schlafengehen
▶ Polysomnographie (s.o.)

Formen

Insomnien (Ein- und/oder Durchschlafstörungen)

ICD-10 Kriterien
Die Schlafstörung verursacht einen Leidensdruck in Form von erheblicher

Schlafphasen	Qualität	Anteil an Gesamtschlafdauer	EEG	Weckschwelle
Non-REM				
Stadium 1	Leichtschlaf	50–60%	τ-Wellen	gering
Stadium 2	Leichtschlaf		Schlafspindeln, K-Komplexe	
Stadium 3	Tiefschlaf	15–25%	δ-Wellen, Schlafspindeln	
Stadium 4	Tiefschlaf		δ-Wellen	hoch
REM	Paradoxer Schlaf	Ca. 20%	β-/τ-Wellen	

▌Tab. 1: Die verschiedenen Schlafphasen. REM steht für Rapid Eye Movement. Die REM-Phasen werden auch paradoxer Schlaf genannt, da das Vegetativum (Herzfrequenz, Atemfrequenz, Hirndurchblutung und eben Augenbewegungen) „auf vollen Touren" läuft. Allerdings ist die Weckschwelle so hoch wie im Tiefschlaf. In den REM-Phasen finden die intensivsten Träume statt.

■ Tab. 2: Übersicht über verschiedene Schlafstörungen (nach ICD-10).

Primäre (nichtorganisch bedingte) Schlafstörungen		
Dyssomnie	Insomnie	Ein- und Durchschlafstörungen, schlechte Schlafqualität
	Hypersomnie	Schlafapnoesyndrom (SAS)
		Restless-Legs-Syndrom
		Narkolepsie
	Störung des Schlaf-Wach-Rhythmus	
Parasomnie	Schlafwandeln (Somnambulismus)	s. Kinderpsychiatrie, S. 65
	Pavor nocturnus	
	Alpträume	
Sekundäre (organisch bedingte) Schlafstörungen		
Bei internistischer Grunderkrankung	Nächtliches Asthma bronchiale	
	Gastroösophagealer Reflux	
	Rheumatische Erkrankungen	
	Malignome	
Bei neurologischer Grunderkrankung	Epilepsie mit nächtlichen Anfällen	
	Multiple Sklerose	
	(Schlafbezogene) Kopfschmerzen	

Tagesmüdigkeit mit Beeinträchtigung der sozialen oder beruflichen Funktionsfähigkeit. Verursachende organische Faktoren (■ Tab. 2) können dabei nicht festgestellt werden. Die Schlafstörung tritt innerhalb eines Monats mindestens dreimal pro Woche auf.
Typisch ist auch eine zunehmende gedankliche Beschäftigung mit dem Schlaf, die Betroffenen sind ständig in Sorge, wieder nicht schlafen zu können, und setzen sich somit enorm unter Druck. Durch dieses ungünstige Verhalten, das zu einem Teufelskreis führt, kann eine Schlafstörung fixiert werden. Die Diagnostik erfolgt wie oben beschrieben.

Therapie
▶ **Schlafhygiene:** Hierzu zählen u. a. das Schaffen einer ruhigen, abgedunkelten Umgebung. „Das Bett ist nur zum Schlafen da" (→ kein Lesen, Arbeiten, Fernsehen im Bett). Keine koffeinhaltigen Getränke mehr nach dem Mittagessen, kein Alkohol. Keine schweren Mahlzeiten oder sportliche Betätigung zu später Stunde. Persönliches Einschlafritual mit Reduktion der Anspannung. Aufstellen eines „Schlafplans": regelmäßige Bettzeiten von acht Stunden, auch am Wochenende, kein Tagschlaf oder Einschlafen vor dem Fernseher. Nachts darf nicht auf die Uhr geschaut werden.
▶ Erlernen von **Entspannungsverfahren** wie autogenes Training, progressive Muskelrelaxation, Biofeedback-Verfahren
▶ **Medikamentös**: Es kommen zunächst pflanzliche (Baldrian, Hopfen, Melisse), im Weiteren ggf. auch andere Präparate in Betracht: sedierende Antidepressiva (Doxepin, Mirtazapin), Neuroleptika (Pipamperon), Antihistaminika sowie kurzzeitig (!) Benzodiazepine.

Zusammenfassung
Schlafstörungen sind in der Bevölkerung weit verbreitet. Die sekundären (organisch bedingten) Schlafstörungen sollten durch Therapie des Grundleidens angegangen werden. Bei den primären Schlafstörungen stehen die Anwendung schlafhygienischer Maßnahmen, das Erlernen von Entspannungsübungen sowie medikamentöse Maßnahmen zur Verfügung. Bei der Gabe von Benzodiazepinen gilt es, unbedingt auf Nebenwirkungen zu achten (hohes Abhängigkeitspotential, Rebound-Effekt beim Absetzen, Hangover, paradoxe Wirkungen) und eine maximale Gabe von 3 Wochen nicht zu überschreiten.

Schlafstörungen II

Hypersomnien

Hierunter fallen die Narkolepsie, das Schlafapnoesyndrom und das Restless-Legs-Syndrom. Die Patienten klagen über ein gesteigertes Schlafbedürfnis, das bis hin zu spontanen Einschlafattacken reicht.

ICD-10-Kriterien
Für eine primäre Hypersomnie gilt: Leidensdruck wegen übermäßiger Schlafneigung und Schlafattacken oder verlängerter Schlaftrunkenheit, mit Beeinträchtigung der sozialen oder beruflichen Kompetenzen. Die Störung tritt innerhalb eines Monats fast täglich auf oder kehrt periodisch wieder. Eine organische Begründung kann nicht gefunden werden, ebenso werden keine Medikamente oder Drogen eingenommen, die die Störung erklären könnten.

Narkolepsie
Diese ist gekennzeichnet durch einen anfallsweise auftretenden Schlafzwang am Tage, der unüberwindlich ist und für 1–30 Minuten anhält. Gleichzeitig tritt ein muskulärer Tonusverlust auf. Die **Kataplexie** ist durch ein Hinstürzen durch den plötzlichen Tonusverlust der Muskulatur bei völlig unbeeinträchtigtem Bewusstsein gekennzeichnet. Umgekehrt kommt es nachts zu Wachanfällen mit plötzlichem Erwachen aus dem Schlaf. Auch können kurz dauernde, lebhafte (meist visuelle) Halluzinationen auftreten – typischerweise beim Einschlafen (hypnagoge Halluzinationen). Die Narkolepsie ist selten. Ursächlich scheint eine Dysfunktion im retikulären System des Zwischenhirns zugrunde liegen. Wegen des familiär gehäuften Auftretens werden auch genetische Faktoren angenommen.

Therapie
Schlafhygienische Maßnahmen, Alkohol- und Nikotinkarenz. Kataplexie und Halluzinationen können medikamentös mit trizyklischen Antidepressiva oder MAO-Hemmern reduziert werden. Deren Wirkung erklärt man sich durch eine Unterdrückung des REM-Schlafs. Bei stark ausgeprägten Schlafanfällen kann durch eine intermittierende Gabe von Stimulanzien versucht werden, die Symptomatik zu lindern. In Frage kommen Amphetaminderivate, z. B. Methylphenidat (Ritalin®), das auch beim Aufmerksamkeitsdefizit-Hyperaktivitäts-Syndrom zur Anwendung kommt, s. S. 66.

Schlafapnoesyndrom (SAS)
Das SAS ist durch nächtliches Schnarchen sowie Atempausen, die 10–60 Sekunden anhalten, gekennzeichnet. Folge der Atempausen (die sich pro Nacht bis zu 300-mal wiederholen können) ist eine vegetative Weckreaktion, mit verstärktem Luftholen und Anstieg der Herzfrequenz (▌Abb. 2). Dadurch wachen die Patienten mehrmals auf oder gelangen erst gar nicht in Tiefschlafstadien. Folge dieses nicht erholsamen Schlafes ist eine erhöhte Tagesmüdigkeit, die zur Einschränkung der Reaktionsfähigkeit oder der beruflichen Leistungsfähigkeit führen kann. Gefährdet sind die Patienten einerseits durch ein Einschlafen bei monotonen Tätigkeiten (z. B. Autofahren) und andererseits durch ein erhöhtes Risiko für kardiovaskuläre Komplikationen. Dazu gehören:
- Herzrhythmusstörungen
- Verschlechterung einer arteriellen Hypertonie
- Myokardinfarkt
- Respiratorische Insuffizienz
- Apoplexie

Meist sind Männer > 40 Jahre, insgesamt 0,2–2 % der Bevölkerung betroffen.

Ätiologie
In über 90 % der Fälle liegt ein obstruktives SAS (**OSAS**) vor, welches durch eine muskuläre Hypotonie im Pharynx bedingt ist. Dadurch kommt es zu einem Kollaps der oberen Atemwege und zu vergeblichen Versuchen von Zwerchfell und thorakaler Atemhilfsmuskulatur, einen Atemzug durchzuführen. Begünstigt wird das OSAS durch Adipositas, Alkoholgenuss, die Einnahme von Tranquilizern mit einer entsprechenden Reduktion des Muskeltonus sowie durch bestehende Obstruktionen im Nasen-Rachen-Bereich. Sehr viel seltener sind die Apnoen **zentraler**

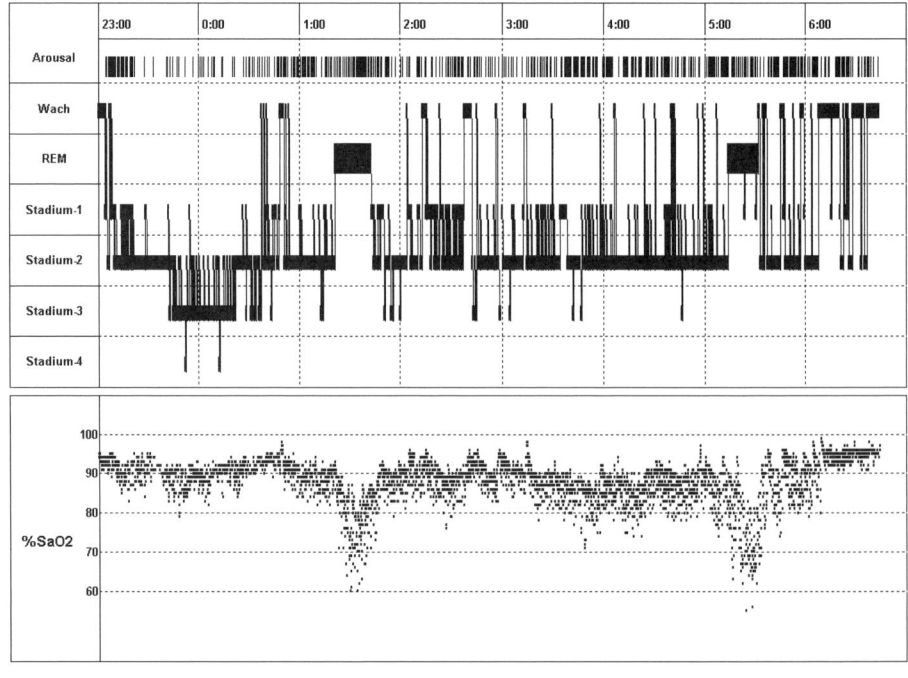

▌Abb. 2: Schlafprofil eines Schlafapnoe-Patienten. [4]

Genese. Dabei werden das Zwerchfell und die Atemhilfsmuskulatur für die Dauer der Apnoe nicht aktiviert.

Diagnostik

Ein HNO-ärztliches Konsil ist zu veranlassen, außerdem die Überweisung in ein schlafmedizinisches Zentrum zur Durchführung einer Polysomnographie (❚ Abb. 2).

Therapeutische Möglichkeiten

Zu den Allgemeinmaßnahmen gehören Gewichtsreduktion, Alkohol- und Nikotinkarenz, Meiden von Rückenlage (besser: Seitenlage), regelmäßige Schlaf-Wach-Rhythmen.
In schweren Fällen ist das Tragen einer CPAP-Maske („continuous positive airway pressure") erforderlich. Der Patient trägt dabei eine Maske, die an einen Respirator angeschlossen ist. Je nach Gerätetyp sorgt dieser für einen kontinuierlichen positiven Druck in den oberen Atemwegen, was einen Kollaps der Pharynxmuskulatur verhindert. Durch eine Verbesserung der Schlafqualität und das Vermeiden von Hypoxien werden auch die o. g. kardiovaskulären und sonstigen Risiken gesenkt.

Restless-Legs-Syndrom (RLS)

Beim RLS leiden die Patienten unter Missempfindungen in den Beinen, welche durch aktive Bewegung der betroffenen Extremität kurzzeitig nachlassen. Typischerweise treten diese Dys- oder Parästhesien in den Füßen, Beinen und auch Armen auf. Registriert werden können (z. B. bei einer polysomnographischen Aufzeichnung) rhythmische Bewegungen, die periodisch wiederkehren. Darunter fallen z. B. die Extension im Großzehengelenk oder die Flexion im Fuß-, Knie- oder Hüftgelenk. Die stereotypen Bewegungen dauern bis zu 5 Sek. an, gehen mit einer Aufwachreaktion einher und können durch eine Schlaffraktionierung zu erheblichen Schlafstörungen führen. Dadurch resultiert ein erhöhtes Schlafbedürfnis mit ebenfalls erhöhter Schlafneigung (→ Hypersomnie). Ursächlich ist wahrscheinlich eine Dysfunktion in dopaminergen Systemen, die wiederum eine gesteigerte Erregbarkeit von Reflexbögen auf Hirnstamm- und Rückenmarksebene zur Folge hat. Durch diese Enthemmung erklärt man sich sowohl die Parästhesien als auch die motorischen Phänomene. Unterstützt wird diese Hypothese durch die gute therapeutische Wirksamkeit von L-Dopa.

Klassifikation

▶ **Primäres RLS**: In 50% Hinweise auf einen autosomal-dominanten Erbgang, da das RLS familiär gehäuft vorkommt
▶ **Sekundäres RLS**: geht mit einem Eisen-, Vit.-B_{12}- bzw. Folsäuremangel einher und kommt auch bei Niereninsuffizienz vor.

Therapie

Beim primären RLS haben sich L-Dopa oder lang wirkende Dopaminagonisten etabliert. Die Gabe erfolgt abends, bei schwerer Symptomatik kann eine zusätzliche nächtliche Gabe erforderlich sein. Bei sekundären Formen steht die Behandlung der Grundkrankheit im Vordergrund.

Parasomnien

Zu den Parasomnien werden gezählt:
▶ Alpträume
▶ Pavor nocturnus: initialer Schrei mit hoher vegetativer Erregung (Angst) und Desorientiertheit bei Erwachen
▶ Somnambulismus (Schlafwandeln)
▶ Für genauere Informationen s. Kinderpsychiatrie, S. 65

Schlafstörungen bei psychischen Erkrankungen

Eine Schlafstörung kann auch ein Symptom im Rahmen verschiedener psychischer Erkrankungen sein. Dazu zählen:
▶ Major Depression/depressive Episode (s. S. 24 f.): Hierbei werden Schlafstörungen als extrem quälend erlebt (Grübeln, Gedankenkreisen, verminderte Leistungsfähigkeit am nächsten Tag).
▶ Manie: vermindertes Schlafbedürfnis, hohe Leistungsfähigkeit
▶ Schizophrenie
▶ Demenz
▶ Auch der Missbrauch von psychotropen Substanzen oder Alkohol kann zu erheblichen Schlafstörungen führen.

Hier steht die Behandlung der Grundkrankheit im Vordergrund. Zur spezifischen Therapie bei den jeweiligen Störungen s. entsprechende Kapitel.

Zusammenfassung

Zu den Hypersomnien zählen Störungen, die aufgrund eines gestörten und nicht erholsamen Schlafes zu einem vermehrten Schlafbedürfnis führen. Soweit nicht idiopathischer Natur, steht die Behandlung der Grunderkrankung im Vordergrund. Beim OSAS ist die Behandlung mit der CPAP-Maske nicht nur für die Verbesserung des Schlafs, sondern auch zur Risikosenkung für schwerwiegende körperliche Folgekrankheiten wichtig.

Alkoholabhängigkeit I

Abhängigkeitsbegriff

Abhängigkeit (gleich von welcher Substanz) kann körperlicher und/oder psychischer Natur sein. Der **psychischen Komponente** schreibt man das unbändige Verlangen oder eine Art Gier zu. Die **körperliche Abhängigkeit** äußert sich in Toleranzentwicklung, Kontrollverlust und Entzugssymptomatik. Letztere kann auftreten, wenn man nicht kontinuierlich die Dosis erhöht oder die Substanz plötzlich bzw. zu schnell entzieht. Man unterscheidet die stoffgebundene von der nichtstoffgebundenen Abhängigkeit. Letztere ist z. B. die Spielsucht. Stoffgebundene Süchte schließen die Alkohol-, Drogen- und Medikamentenabhängigkeit ein.
Im Rahmen von Süchten können folgende Syndrome auftreten:
- Akute Intoxikation
- Missbrauch/schädlicher Gebrauch (Abusus)
- Abhängigkeit
- Entzugssyndrom mit/ohne Delir
- Psychotische, psychische oder Verhaltensstörungen
- Amnestisches Syndrom

Ätiologie

Alkohol ist die am meisten verbreitete und akzeptierte Droge unserer Gesellschaft. Soziales Trinken ist in Deutschland akzeptiert und erlaubt. Alkohol ist sehr leicht zu erwerben und relativ günstig. Die Grenzen von „unproblematischem" Trinken zur Abhängigkeit sind oft fließend und deshalb schwer zu diagnostizieren. Auch sehen viele Betroffene lange keinen Handlungsbedarf. Für die Entstehung einer Abhängigkeit sind vor allem folgende Faktoren verantwortlich:
- **Der Lernfaktor:** Der Konsum der Droge bringt eine positive Verstärkung im Sinne eines angenehmen Gefühls (= Wirkung der Droge). Des Weiteren können unangenehme Gedanken, Insuffizienzgefühle und Hemmungen durch Alkoholkonsum beseitigt werden. Und durch Beseitigung der Entzugssymptomatik wird das Konsumverhalten wiederum aufrechterhalten. Hirnbiologisch scheint dafür vor allem der Botenstoff Dopamin mit verantwortlich zu sein.
- **Der soziale Faktor:** Wie verhält sich das Umfeld der Droge gegenüber (Ko-Alkoholismus)? Wie ist die Einstellung der Gesellschaft dem Konsum gegenüber? Wie hat sich das soziale Umfeld (Eltern, Verwandte) in der Vergangenheit verhalten? Wie ist die Lebenssituation? Welcher Berufsgruppe gehört das Individuum an?

Epidemiologie

In Deutschland leben derzeit etwa 2 Mio. behandlungsbedürftige Alkoholiker, ca. 20% davon sind Frauen. Alle Bevölkerungsschichten, Alters- und Berufsgruppen sind betroffen. Der Anteil der gefährdeten Jugendlichen steigt stetig. Der Trend im Trinkverhalten ist „mehr, häufiger und allein". Der alkoholbedingte volkswirtschaftliche Schaden beläuft sich jährlich auf ca. 30 Mrd. Euro.

Diagnostik

- **ICD-10-Kriterien:** Es müssen innerhalb des vergangenen Jahres mindestens 3 der 6 in Tab. 1 aufgelisteten Kriterien gleichzeitig vorhanden gewesen sein.
- **Laboruntersuchungen** können Auskunft über einen chronischen Alkoholkonsum geben. Dazu dienen folgende Parameter:
  - Lebertransaminasen GOT und GPT
  - γ-GT
  - Albumin, Quick (Syntheseparameter)
  - MCV
  - CDT (carbohydrate-deficient transferrin)
- Berechnung des **Promillewertes** im Blutalkohol mit der Widmark-Formel:

$$\text{Promille-Wert} = \frac{\text{konsumierte Alkoholmenge (g)} - \text{Resorptionsdefizit (10-20\%)}}{\text{Körpergewicht} \times \text{Reduktionsfaktor (Männer 0{,}7, Frauen 0{,}6)}}$$

- Als Screeninginstrument für den Allgemeinarzt hat sich das **CAGE-Interview** bewährt – mindestens zwei positive Antworten weisen auf eine Alkoholabhängigkeit hin:
  - Hatten Sie jemals das Gefühl, Ihren Alkoholkonsum vermindern zu müssen?
  - Haben andere Personen Ihr Trinkverhalten kritisiert und Sie damit verärgert?
  - Hatten Sie jemals Schuldgefühle wegen Ihres Alkoholkonsums?

1	Starker Wunsch oder Zwang, Alkohol zu konsumieren
2	Verminderte Kontrollfähigkeit betreffend die Menge, den Beginn oder die Beendigung des Konsums
3	Körperliche Entzugserscheinungen bei Beendigung oder Reduktion des Konsums
4	Toleranzentwicklung
5	Andere Tätigkeiten werden zugunsten des Substanzkonsums vernachlässigt. Erhöhter Zeitaufwand zur Beschaffung. Erhöhter Zeitbedarf, um sich von den Folgen des Konsums zu erholen
6	Trotz Nachweis anhaltender Spätfolgen Fortsetzung des Konsums

Tab. 1: ICD-10-Diagnosekriterien für das Vorliegen einer Abhängigkeit.

– Haben Sie jemals morgens getrunken, um sich zu beruhigen?

Einteilung

Jellinek hat den Versuch unternommen, verschiedene Abhängigkeitstypen zu unterscheiden:
- **Alpha-Alkoholiker:** Konflikttrinker ohne Kontrollverlust, zuweilen psychische Abhängigkeit, Abstinenz möglich
- **Beta-Alkoholiker:** Wochenendtrinker ohne Kontrollverlust, keine Abhängigkeit, Abstinenz möglich
- **Gamma-Alkoholiker:** variables Trinkmuster, süchtiges Konsumverhalten mit Kontrollverlust, häufigster Typ, psychische und physische Abhängigkeit, Abstinenz noch möglich
- **Delta-Trinker:** Gewohnheitstrinker mit konstant hohem Konsum ohne Kontrollverlust, physische Abhängigkeit, keine Abstinenz möglich
- **Epsilon-Trinker:** Quartalstrinker, mit Kontrollverlust, psychische Abhängigkeit, Abstinenz möglich

Komorbidität und Folgen

Die meisten Alkoholabhängigen leiden unter einer komorbiden Störung – die häufigsten sind
- Depressionen,
- Angststörungen und
- Persönlichkeitsstörungen, v.a. dissoziale PS.

Alkoholfolgekrankheiten (Abb. 1)

- **Alkoholentzugssyndrom** mit folgender Symptomatik: Tremor, Tachykardie, Schwitzen, Diarrhö, Angst, Unruhe. Cave: generalisierte Krampfanfälle möglich!
- **Alkoholdelir** (= Delirium tremens) als mögliche Folge des Entzugsyndroms: Hinzu kommen hier Bewusstseins- und Orientierungsstörungen, optische Halluzinationen (meist kleine Tiere) sowie gesteigerte Motorik wie Nesteln.
- **Halluzinose** (meist akustisch): Diese tritt nach Substanzkonsum auf; die Patienten können sich jedoch von dem Gehörten distanzieren; oft wird von Gesprächen oder Aufforderungen an den Patienten in der dritten Person berichtet.

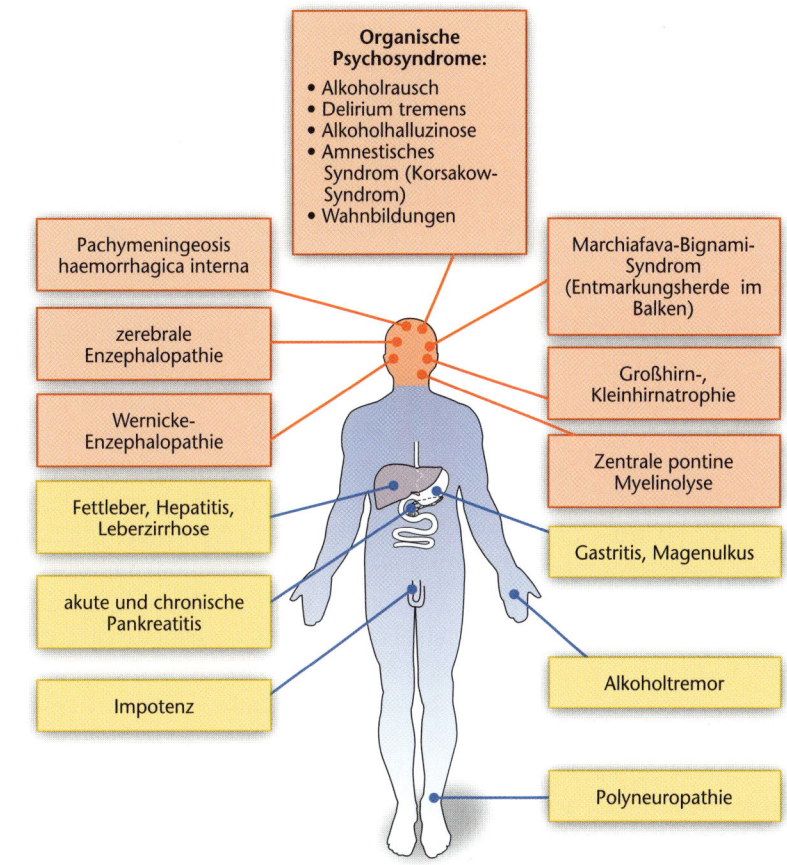

Abb. 1: Körperliche Folgen der Alkoholabhängigkeit. [1]

- **Suizid:** Etwa 10% der Erkrankten sterben durch Selbsttötung.
- **Wernicke-Enzephalopathie:** Sie ist auf einen Thiaminmangel (Vitamin B_1) zurückzuführen, als dessen Folge Amnesien, Ataxie und Augenmuskellähmungen auftreten können. Organisches Korrelat ist ein Untergang der Corpora mamillaria.
- **Korsakow-Syndrom,** oft im Anschluss an ein Wernicke-Syndrom: Morphologisches Korrelat ist der Frontallappen, in dem das Kurzzeitgedächtnis seinen Sitz hat. Der Patient leidet unter einer Amnesie, er ist nicht mehr in der Lage, neue Informationen zu speichern.
- **Demenz:** Untersuchungen haben gezeigt, dass der Frontallappen bei chronisch Alkoholabhängigen im Vergleich zur Altersnorm verstärkt atrophiert.
- **Polyneuropathie,** v.a. der unteren Extremitäten: erst sockenförmig, dann strumpfhosenförmig, dann Abschwächung der Reflexe

Zusammenfassung

Soziale Geschichte und Lernbedingungen haben einen wesentlichen Einfluss auf die Entwicklung einer Abhängigkeit. Die Grenzen zwischen „normalem" und problematischem Trinkverhalten sind oft fließend. Alkohol hat viele verschiedene Auswirkungen auf die Psyche und den Körper, die Krankheit richtet erheblichen volkswirtschaftlichen Schaden an. Etwa zwei Millionen Menschen sind in Deutschland behandlungsbedürftig. Die häufigsten komorbiden Erkrankungen stellen Depressionen, Angst- und Persönlichkeitsstörungen dar.

Alkoholabhängigkeit II

Komorbidität und Folgen (Fortsetzung)

Rausch
Man unterscheidet den einfachen und den pathologischen Rausch:

Einfacher Rausch
Der einfache Alkoholrausch ist das, was fast jeder auf einem Fest selbst schon erlebt hat. Die Symptomatik beinhaltet:
- Gehobene, leicht euphorische, enthemmte Stimmung
- Evtl. auch gereizte Stimmung
- Gesteigerten Antrieb
- Gesichtsrötung (Flush), Tachykardie
- Dysarthrie (Sprechstörungen, „Lallen")
- Zerebelläre Ataxie (Gleichgewichtsstörungen)

Man kann anhand der Promillezahl in etwa die Schwere des Rauschs festlegen, wobei diese interindividuell sehr verschieden ist und von vielen Faktoren abhängt. So beeinflussen z. B. Gewicht, Geschlecht und Gewohnheit genauso wie die Tagesstimmung die Alkoholwirkung nicht unwesentlich:
- 0,5–1,5‰: leichter Rausch, Enthemmung, gesteigerte Motorik und Antrieb
- 1,5–2,5‰: mittelschwerer Rausch mit Steigerung der Stimmung hin zur Euphorie oder Aggressivität
- 2,5–3,5‰: schwerer Rausch mit Bewusstseinsstörung, fehlender Orientierung und Sprachstörung
- Bei mehr als 3,5‰ droht Lebensgefahr!

Pathologischer Rausch
Er ist bereits durch nur geringe Alkoholmengen auslösbar und entsteht auf der Grundlage einer organischen Parenchymschädigung. Der pathologische Rausch beinhaltet die komplette Amnesie für die Dauer des Rausches, persönlichkeitsfremdes Verhalten und ist oft nur von kurzer Dauer. Wichtig ist die Diagnose im Zusammenhang mit forensischen Tatbeständen, da bei Vorliegen eines pathologischen Rausches evtl. die Schuldfähigkeit aufgehoben sein kann.

Alkoholentzugssyndrom
Innerhalb von 12 Stunden nach Sistieren des Alkoholkonsums tritt das so genannte **einfache Entzugssyndrom** auf, das durch Unruhe, Angst, Reizbarkeit, dysphorische Stimmungslage sowie eine gesteigerte Empfindlichkeit für optische und akustische Reize, Tremor, Blutdruckschwankungen, Tachykardie, Schweißausbrüche, Appetitlosigkeit und Übelkeit gekennzeichnet ist. Diese Symptome dauern gewöhnlich 2–3 Tage. Schon im Rahmen des Entzugssyndroms können epileptische Anfälle auftreten. Kommen illusionäre Verkennungen bzw. flüchtige Halluzinationen hinzu, spricht man vom **Prädelir**. Die schwere Form der Entzugssymptomatik, das **Alkoholentzugsdelir** (Delirium tremens), manifestiert sich am 2.–4. Tag der Entzugsphase. Typisch dafür sind lebhafte optische Halluzinationen (v. a. in Form kleiner Tiere, z. B. weiße Mäuse oder kleine Elefanten), eine hohe Suggestibilität (die Patienten können z. B. von einem leeren Blatt Papier ablesen) und eine Mischung aus Angst und Euphorie. Als weitere Symptome sind zu nennen: Bewusstseinstrübung, Orientierungsstörungen (meist örtlich), erhebliche Unruhe, stark gesteigerte Psychomotorik, Aufmerksamkeitsstörungen, Gedächtnisstörungen, formale Denkstörungen (inkohärentes Denken), gelegentlich Wahnideen, in schweren Fällen auch epileptiforme Anfälle.
Unbehandelt dauert das Alkoholdelir einige Tage, es kann jedoch auch in ein amnestisches Syndrom (Korsakow) übergehen oder in schweren Fällen tödlich enden.

Soziale Folgen der Abhängigkeit
Die Alkoholabhängigkeit kann verheerende soziale Auswirkungen sowohl auf den Süchtigen selbst als auch auf dessen Familie oder Umfeld haben. Der Patient setzt oft Prioritäten zu Gunsten des Alkoholkonsums. Familie und Kinder sowie andere Interessen treten dabei häufig immer mehr in den Hintergrund. Probleme im Berufsleben treten auf, auch ein Verlust des Führerscheins kann den Alltag erschweren. Bei Arbeitsplatzverlust droht oft ein sozialer Abstieg mit Verwahrlosung und Verarmung.

Prognose und Therapie
Erfolgsraten einer stationären Entwöhnung liegen bei 50–70%. Langfristige Abstinenzraten liegen jedoch nur bei maximal 40–50%. Ein Viertel der Alkoholabhängigen verübt mindestens einen Suizidversuch, 5–10% sterben durch Selbsttötung.

Motivationsphase
Voraussetzungen einer erfolgreichen Therapie sind vor allem die Motivation des Patienten und seine Krankheitseinsicht. Oft kommt er fremdmotiviert in die Praxis oder in die Klinik(ambulanz), auf Druck der Familie, anderer Angehöriger oder des Arbeitgebers. Der Therapeut muss mit dem Patienten eine Eigenmotivation aufbauen, nachdem das Vorliegen einer Abhängigkeitsproblematik erkannt und diagnostiziert worden ist. Die bereits vorhandenen sozialen, psychischen und körperlichen Symptome können mit dem Patienten erörtert werden. Im Anschluss kann ein Behandlungskonzept ausgearbeitet werden.
Grundsätzlich besteht die Therapie der Alkoholabhängigkeit aus dem 3-Stufen-Modell Entgiftung → Entwöhnung → Rückfallprophylaxe.

Entgiftung (Entzug)
Meist werden die Patienten hierzu stationär aufgenommen, und der Alkoholkonsum wird abrupt beendet. Es erfolgt eine engmaschige Überwachung (Bewusstsein, Atmung, Blutdruck). Eine Erleichterung bzw. Hilfe beim Durchstehen der Entzugssymptomatik wird mittels verschiedener Medikamente angestrebt:
- Clomethiazol (Distraneurin®): stark sedierendes und hypnotisch wirkendes Medikament, das auch antikonvulsiv wirksam ist und somit möglichen Krampfanfällen entgegenwirkt. Die Gefahr besteht darin, dass es bei längerfristiger Gabe zu Abhängigkeit führt (deswegen maximal für 14 Tage und nur unter stationären Bedingungen ver-

ordnen!). Nebenwirkungen beinhalten gesteigerte Bronchialsekretion, Atem- und Kreislaufdepression.
▸ Clonidin: zentral wirksames Antihypertensivum, das den Sympathikotonus senkt und zentral dämpfend wirkt. Somit vermindert es auch die vegetativen Begleiterscheinungen eines Entzugs wie Tachykardie, Tremor, Tachypnoe, Unruhe.
▸ Benzodiazepine: Diazepam (Valium®), Lorazepam (Tavor®)
▸ Flüssigkeits- und Elektrolytsubstitution Vitaminsubstitution (v.a. Vitamin B_{12} und Folsäure)
▸ Krampfanfallprophylaxe gegebenenfalls mit Carbamazepin

Entwöhnung

Während der 8–14 Tage dauernden Entzugsbehandlung werden oft nur die körperlichen Entzugssymptome überwunden – psychische Entzugserscheinungen bestehen in der Regel längere Zeit. Da die einmal erworbene Abhängigkeit lebenslang bestehen bleibt, muss der Kranke lernen, wie er sein Leben ohne Alkohol führen kann (Entwöhnung). Angeboten werden psychotherapeutische Verfahren, Entspannungsübungen und Stressbewältigungsstrategien.
Bisher dauerte eine Langzeitentwöhnung zwischen vier und sechs Monaten. Im Zuge der jüngsten Sparbeschlüsse im Gesundheitswesen sind jedoch einschneidende Änderungen zu Gunsten der Kurzzeittherapie (6–8 Wochen) bzw. ambulanter Therapieformen zu erwarten.
Ein sehr erfolgreicher und zugleich kostenloser Weg einer Entwöhnung ist die Selbsthilfegruppe. Diese Alternative wird zukünftig möglicherweise weit mehr Bedeutung erhalten als bisher. In Selbsthilfegruppen geht es um Erfahrungsaustausch, gegenseitige Motivation, und sie bieten eine soziale Stütze in schweren Zeiten. Rückfälle gehören dazu, sie sind kein Grund zum Verzweifeln, sondern Teil des Lernprozesses.

Rückfallprophylaxe
Medikamentös

▸ Acamprosat (Campral®): Medikament zur Aufrechterhaltung der Abstinenz bei Alkoholkrankheit, das via Glutamatmodulierung das Verlangen nach Alkohol verringern soll. Beginn der Einnahme am besten nach der Entgiftung. Sie sollte auch bei einem Rückfall nicht gestoppt werden.
▸ Disulfiram (Antabus®): Dieses Medikament führt zu einer Unverträglichkeit aller alkoholischen Getränke, Speisen und Arzneimittel, da es die Acetaldehyddehydrogenase und somit einen wichtigen Schritt im Alkoholabbau hemmt. Übelkeit, Erbrechen, Unwohlsein, Hitzegefühle, Schwitzen, pulsierende Kopfschmerzen und Tachykardien sind die Folge. Da das Medikament z.T. aber auch schwere Nebenwirkungen verursacht, ist eine strenge Indikation zu stellen.

Andere

▸ Selbsthilfegruppen: Es gibt unzählige Organisationen, die bekanntesten sind: AA (Anonyme Alkoholiker), Kreuzbund, Al Anon (für Angehörige und Freunde von Alkoholikern).
▸ Regelmäßige Vorstellung beim Hausarzt mit Überprüfung der Leberwerte, evtl. Verschreibung von Medikamenten oder Überweisung zu Spezialisten in schwierigen Lebenssituationen
▸ Fortführende psychologische Betreuung

Zusammenfassung

Therapie der Alkoholkrankheit: Nach der Entgiftung, die den Körper vom Alkohol (Gift) befreit, folgt die Entwöhnung, die als Ziel die langfristige Abstinenz verfolgt. Die Dauer einer solchen Entwöhnungsbehandlung in speziellen Zentren liegt meist zwischen vier und sechs Monaten. Aber auch nach erfolgreicher Therapie darf der Patient sich nicht als genesen ansehen, sondern sollte sich in Selbsthilfegruppen ständig um Feedback und eine Möglichkeit, in schwierigen Situationen aufgefangen zu werden, bemühen. Denn „Rückfälle" sind wahrscheinlich und Teil des Lernprozesses. Doch damit der „Rückfall" ein Vorfall bleibt und nicht den Wiedereinstieg in die Sucht bedeutet, sollte man prophylaktische Maßnahmen sehr ernst nehmen. Es gibt zur Unterstützung auch Medikamente, die das Verlangen oder die Verträglichkeit des Alkohols reduzieren können.

Drogenabhängigkeit

Zu den Drogen gehören
- Opioide,
- Cannabinoide: Haschisch, Marihuana,
- Kokain,
- Stimulanzien, Amphetamine, Ecstasy und
- Halluzinogene: LSD, Mescalin.

Die ICD-10 unterscheidet nicht mehr zwischen harten und weichen Drogen. Diese Wertung ist vom heutigen Standpunkt aus nicht mehr zu vertreten. Laut Definition gehören Medikamente nicht zu den Drogen, sollen aber trotzdem in diesem Kapitel besprochen werden. An erster Stelle der missbräuchlich eingenommenen Medikamente stehen **Benzodiazepine**, gefolgt von **Analgetika** und **Barbituraten**. Personen, bei denen häufig zusätzlich ein Missbrauch von Medikamenten festgestellt wird, sind Opioidabhängige, Alkoholkranke und chronische Schmerzpatienten, wobei Letztere sowie Insomniepatienten eine „Low-Dose-Abhängigkeit" aufweisen. Bestandteil der Entzugssymptomatik ist häufig der so genannte Rebound-Effekt, bei dem die Symptome, derentwegen das Medikament eingenommen wurde (Schlaflosigkeit, Angst etc.), in verstärkter Form wieder auftreten. In der Regel klingen diese aber nach wenigen Tagen wieder ab.

Epidemiologie

Abhängigkeit (Definition s. S. 58) kommt in allen sozialen Schichten vor, wobei Männer doppelt so häufig betroffen sind. Studien ergaben, dass fast 90% der Opiatabhängigen unter 30 Jahre sind. Cannabis nimmt weltweit den ersten Platz ein – mit geschätzten 200–300 Mio. Konsumenten. Die Rolle von Heroin nimmt zu Gunsten sog. Designerdrogen (wie Ecstasy) ab.

Klinik

Alle hier besprochenen Drogen wirken auf das Gehirn. Interindividuell hängt

Droge	Typisierung	Einnahme	Biologischer Wirkmechanismus	Nachweis	Körperliche Symptomatik	Psychische Symptomatik
Cannabis	▸ Haschisch: Harz ▸ Marihuana: Blüten und Blätter	Rauchen, Essen, Schnupfen	Hemmt die Adenylatcyclase im Gehirn	Im Urin bei regelmäßigem Konsum bis zu etwa 4 Wochen nachweisbar	Keine körperliche Abhängigkeit (aber psychische) Konjunktivale Injektion, verstärktes Hungergefühl, Mundtrockenheit, Tachykardie	Euphorie, Sedierung, kognitive und Wahrnehmungsstörungen, Realitätsveränderungen (Raum, Zeit), Angst, Depression, Horrortrips und Flashbacks sind möglich, Amotivationssyndrom
Halluzinogene	LSD, andere: (Mescalin, Psilocybin)	Pillenform, LSD-getränkte „tickets" (Papierstückchen in Größe einer Briefmarke)	Stimulierung zentraler Serotoninrezeptoren	Urin	Keine körperliche Abhängigkeit, aber Toleranzbildung, außerdem z.B. Tachykardie, Schwitzen, Mydriasis	Wahrnehmungsveränderungen in einem Zustand völliger Wachheit (v.a. Intensivierung, sog. Pseudohalluzinose), Euphorie, aber auch Horrortrips, Angst und Depression möglich, Halluzinationen, Glücksgefühle, Komplikationen: Flashbacks, induzierte Psychosen
Opioide (besitzen das höchste Abhängigkeitspotential unter den Drogen)	Morphin, Heroin (potenter und lipidlöslicher als Morphin), Methadon	I.v., oral, Schnupfen, therapeutisch als Schmerz-, Husten- und Narkosemittel	Stimulation von Opioidrezeptoren	Haarfollikel, auch Screening im Urin möglich	Körperliche Abhängigkeit, Toleranzentwicklung, Analgesie, Bradykardie, Hypotonie, Hypothermie, Obstipation, Miosis, Atemdepression, ggf. Koma	Initial Euphorie, gefolgt von Entspannung, Sedierung, aber auch Dysphorie, Rausch, Apathie, Wahrnehmungsstörungen, Aphasie, Psychosen
Stimulanzien	Amphetamine (Speed), Ecstasy	Oral	Aktivierung von Dopaminrezeptoren	Urin	Toleranzentwicklung, keine Abhängigkeit, Tachykardie oder Bradykardie, Hyper- oder Hypotonie, Mydriasis, Tremor	V.a. psychische Abhängigkeit, Euphorie, Glücksgefühl, vermindertes Schlaf- und Ruhebedürfnis, verminderter Appetit, gesteigertes Selbstbewusstsein, Enthemmung, sexuelle Erregung, Wahrnehmungsstörungen, paranoide Psychosen
	Kokain	Intranasal durch Schnupfen, i.v., Rauchen (Crack)	Aktivierung dopaminerger Neurone im mesolimbischen und mesokortikalen System	Blut, Urin, Haarfollikel	Wie Amphetamine, zusätzlich Nasenseptumschäden durch intranasalen Gebrauch	Wie Amphetamine
Nicht den Drogen zuzuordnen:						
Medikamente	Sedativa (Tranquilizer, Anxiolytika), Hypnotika (Schlafmittel wie Barbiturate)	Oral in Tablettenform oder i.v. (v.a. Benzos)	Verstärken die Wirkung an hemmenden GABA-Rezeptoren; benzodiazepinspezifisch ist der $GABA_A$-Rezeptor	Urin	Intoxikation: verwaschene Sprache, Gangunsicherheit, Koordinationsstörungen, Atemdepression; Entzug: Aktivierung des vegetativen Nervensystems, Tremor	Aggressivität, Aufmerksamkeits- und Gedächtnisstörungen, Enthemmung, Angst, Schlaflosigkeit

▪ Tab. 1: Drogen- und Medikamentenmissbrauch in der Übersicht.

die jeweilige Wirkungsweise von vielen verschiedenen Faktoren ab wie z. B. Geschlecht, Gewicht, Gewöhnung, Metabolismus, Dosis und Applikationsart (i. v., oral, geschnupft).
In medizinische Behandlung begeben sich Betroffene meist infolge einer akuten Intoxikation mit einer Droge oder einem Medikament oder aber als Auflage nach Straffälligkeit.
Leider ist die Kriminalitätsrate unter Drogenabhängigen sehr hoch (Beschaffungskriminalität).

Diagnostik und Differentialdiagnose

Eine ausführliche Anamnese bezüglich des Ausmaßes des Konsums ist unerlässlich. Außerdem sollten erste Kontakte mit der Droge und Gründe für deren Einnahme erörtert werden. Bei der körperlichen Untersuchung sollte nach Injektionsstellen gesucht werden sowie nach Verletzungen, die ggf. im Rausch entstanden sind, z. B. als Folge eines Sturzes oder im Sinne von Selbstverstümmelungstendenzen. Die Labordiagnostik sollte Infektionskrankheiten wie AIDS und Hepatitis umfassen, genauso ein Drogenscreening im Urin sowie ggf. eine Haarfollikelanalyse.

Differentialdiagnostisch müssen Schädel-Hirn-Traumata, Hypoglykämie, andere akute somatische Erkrankungen, mentale Krankheiten und Psychosen anderer Genese ausgeschlossen werden.

Komorbidität

Bei über 50% der Patienten mit Drogenmissbrauch findet sich zusätzlich mindestens eine andere psychische Störung, häufig Depressionen, Manien, Schizophrenien und Persönlichkeits- oder Verhaltensstörungen.
Als körperliche Folgen oder Begleitkrankheiten treten oft HIV-Infektion durch unvorsichtige Verhaltensweisen wie „needle sharing", Hepatitis B und/oder C (ebenfalls durch mehrmals benutzte Nadeln) und arteriovenöse Fisteln oder Abszesse durch Nadelinjektionen auf.

Therapie

Die Strategie bei der Behandlung Drogenabhängiger beginnt mit der **Kontaktphase**, gefolgt vom Versuch der **Schadensbegrenzung:**
▸ Bereitstellung sauberer Injektionsnadeln
▸ Bereitstellung von Kondomen
▸ Schulung für korrekten Drogengebrauch, Aufklärung, Erste-Hilfe-Maßnahmen
▸ Impfprogramme

Zur **medikamentösen Entgiftung** werden folgende Pharmaka eingesetzt:
▸ **Methadon** bei Opioidabhängigkeit dient als Ersatzstoff, der langsam ausgeschlichen wird.
▸ **Diazepam** wird bei schweren Unruhezuständen und Schlafstörungen eingesetzt, **Clonidin** beugt vegetativen Entzugssymptomen vor (Tachykardie, Hypertonie) und wirkt nebenbei auch sedierend. Ebenso werden sedierende Antidepressiva und niedrigpotente, ebenfalls sedierende Neuroleptika eingesetzt. **Naltrexon** oder **Naloxon** (Opioidrezeptorenblocker) werden bei einem forcierten Entzug (oft kombiniert mit starker Sedierung) eingesetzt.

Die abrupte Abstinenz ohne medikamentöse Unterstützung wird als **kalter Entzug** bezeichnet, der ohne ärztliche Betreuung lebensgefährlich sein kann.
Die **Psychotherapie**, besonders Verhaltenstherapie, kommt als abstinenzfördernde langfristige Entwöhnungsmaßnahme zum Einsatz.

Zusammenfassung

Die Behandlung der Drogenabhängigkeit ist häufig langwierig. Eine lange Motivationsphase des Patienten ist oft nötig. Das anzustrebende Ziel ist die Abstinenz und nicht der reduzierte Substanzkonsum. In der Entzugsphase werden unterstützend je nach Droge verschiedene Medikamente eingesetzt. Muss man eine abstinenzorientierte Therapie aufgeben, stehen Maßnahmen der Schadensbegrenzung im Vordergrund. Eine allgemeine Psychotherapie mit Beratung und Stützung ist bei Suchtbehandlungen fast unabdingbar, v. a. weil eine Abhängigkeit meist negative Auswirkungen auf die verschiedensten Lebensbereiche hat. Im stationären Rahmen finden zur Suchttherapie häufig gruppentherapeutische Sitzungen statt, die u. a. zwischenmenschlichen Kontakt und Aufbau von Beziehungen fördern sollen. Schließlich kommen verschiedene verhaltenstherapeutische Rückfallprophylaxe-Strategien zum Einsatz: Dabei werden z. B. potentielle Risikosituationen (Frust, Ärger, Depression, Überschätzung der eigenen Selbstkontrolle) eruiert und entsprechende Bewältigungsstrategien erarbeitet.

Kinder- und Jugendpsychiatrie I

Das Spektrum der Störungen, die bei Kindern auftreten können, ist vielfältig. Es folgt ein stichpunktartiger Überblick:
- Autismus
- Umschriebene Entwicklungsstörungen
  - Lese- und/oder Rechtschreibstörung
  - Rechenstörung
  - Motorische Störungen der Fein- oder Grobmotorik, Mundmotorik
  - Sprech- bzw. Sprachstörungen (Stottern, Poltern, Lispeln, Mutismus, Aphasie)
- ADHS (Aufmerksamkeitsdefizit-Hyperaktivitäts-Syndrom) bzw. Aktivitäts- und Aufmerksamkeitsstörungen
- Verhaltensstörungen
- Emotionale Störungen
  - Depressionen
  - Angststörungen
- Ausscheidungsstörungen
  - Enuresis (Einnässen)
  - Enkopresis (Einkoten)
- Schlafstörungen
  - Pavor nocturnus
  - Schlafwandeln
- Missbrauch
  - Sexuell
  - Körperlich

Leider kann in diesem Rahmen nicht auf jede einzelne Störung näher eingegangen werden. Wir beschränken uns auf die häufigsten. Einen Überblick über die normale kindliche Entwicklung gibt ❚ Abb. 1.

Lese-Rechtschreib-Schwäche (Legasthenie)

Diese Störung wird auch als eine Teilleistungsstörung oder -schwäche bezeichnet, was heißt, dass die betroffenen Kinder z. B. in Mathematik oder Sachkunde sehr wohl gute und der Altersnorm entsprechende Leistungen erbringen können. Die Schwäche beschränkt sich auf das Lesen und Schreiben und kann auch durch intensives Üben nur kaum oder aber mühsam verbessert werden. Von Legasthenie spricht man also nur, wenn ein Kind, das normal intelligent ist, unter normalen Schulbedingungen und trotz intensiver Bemühungen das Lesen oder Schreiben nur mit großen Schwierigkeiten zu erlernen vermag. Kinder, die unter dem Druck stehen, durch häufiges Üben ihre Leistungen zu verbessern, und dem nicht entsprechen können, entwickeln häufig eine Schulangst. **Ätiologisch** können unterschiedliche Faktoren beteiligt sein, z. B. genetische Ursachen, Störungen der zerebralen Informationsverarbeitung oder fehlende Förderung. Zur **Diagnostik** stehen spezielle standardisierte Tests zur Verfügung. **Therapeutische Maßnahmen** beinhalten unter anderem den Besuch eines speziellen Legasthenieunterrichtes mit gezielten und individuell abgestimmten Lese- und Rechtschreibübungen, außerdem die eingehende Aufklärung von Eltern und Lehrern sowie die Steigerung des kindlichen Selbstwertgefühls.

Sprechstörungen

Bei den Sprechstörungen handelt es sich um Störungen des Sprechablaufs, d. h. der Sprechmotorik. Dazu gehören Stottern, Stammeln und Poltern. Beim **Stottern** ist der Redefluss durch ständiges Wiederholen von Silben oder Wörtern (klonisches Stottern) oder durch Pressen, Gesichtsmimik und Ersatzbewegungen (tonisches Stottern) unterbrochen. Beim **Stammeln** können bestimmte Laute nicht korrekt geformt werden (z. B. Lispeln = Sigmatismus, Unfähigkeit, S-Laute auszusprechen). Beim **Poltern** handelt es sich um eine Störung der Sprechgeschwindigkeit: Die Betroffenen sprechen hastig, zu schnell und nicht rhythmisch, was zu Verständnisschwierigkeiten führt. Jungen sind häufiger betroffen als Mädchen. Logopädische Therapie führt im Allgemeinen zu guten Ergebnissen.

Störungen der Motorik

Dabei handelt es sich um isolierte Störungen der motorischen Fähigkeiten, wie z. B. Ankleiden, Schuhebinden, Schwimmen, Fahrradfahren, Malen oder Basteln. Die Kinder wirken ungeschickt und drohen deshalb bei Freizeitaktivitäten in eine Außenseiterposition zu geraten. Sie sollten deshalb frühestmöglich gefördert werden. Dazu stehen Physiotherapie,

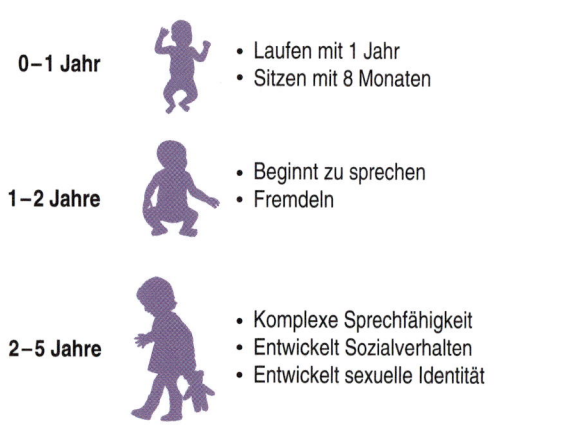
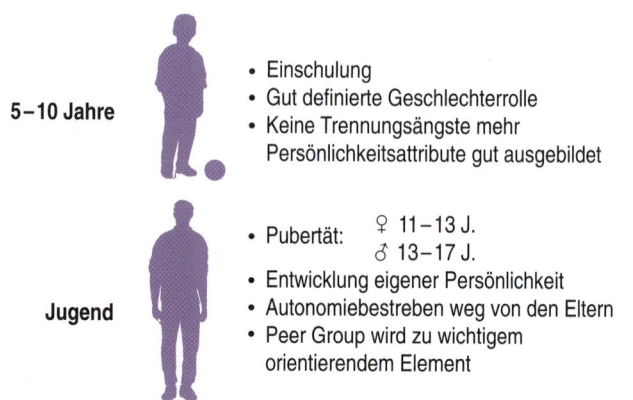

❚ Abb. 1: Normale kindliche Entwicklung. [2]

Ergotherapie und das Üben motorischer Fähigkeiten zur Verfügung. Zur Diagnostik werden spezielle Koordinations- und Entwicklungstests durchgeführt.

Ausscheidungsstörungen

Man unterscheidet das häufiger vorkommende Einnässen (Enuresis) von dem eher seltenen Einkoten bzw. der Defäkation an nicht üblichen Stellen (Enkopresis).

Enuresis

Von Enuresis spricht man, wenn nach Vollendung des 4. Lebensjahres mit Regelmäßigkeit (und nicht nur z. B. bei Aufregung) eingenässt wird. Dies geschieht meist nachts (**Enuresis nocturna**), seltener tagsüber (**Enuresis diurna**). Es ist wichtig, die **primäre Enuresis** (Kind war nie trocken) von der **sekundären Enuresis** (Kind war mindestens 6 Monate trocken) zu differenzieren. Letztere hat häufig psychogene Ursachen (Stress, Geburt von Geschwistern usw.), d. h., es ist keine organische Ursache für den unwillkürlichen Harnabgang festzustellen. Ätiologisch gibt es oft eine positive Familienanamnese. Verhaltenstherapeutische Programme (z. B. Klingelhose bzw. -matte als Biofeedback-Verfahren) zeigen im Sinne einer Bestrafungs-/Belohnungstherapie den größten Effekt: Dabei wird das Kind durch einen Klingelton geweckt, sobald eine Messmatte unter dem Laken nass wird. Wichtig ist auch, das Kind nicht unter Druck zu setzen. Belastende Faktoren sollten kindgerecht besprochen und, soweit möglich, beseitigt werden.

Enkopresis

Die Enkopresis ist bei Jungen häufiger zu finden und entweder Ausdruck einer organischen Störung (mangelnde muskuläre Koordination, Obstipation mit nachfolgender Überlaufenkopresis, schmerzhafte Defäkation oder neurologische Schäden) oder einer besonderen psychischen Belastung. Entsprechend ist diagnostisch zuerst eine organische Störung auszuschließen und zu behandeln, bevor Psychotherapie (bei nichtorganischer Ursache) zum Einsatz kommt.

Ticstörungen

Tics sind unwillkürliche (zwecklose) rasche Bewegungen bestimmter Muskelgruppen (motorische Tics) oder Ausrufe (vokale Tics). Man unterscheidet einfache von komplexen Tics: Einfache Tics sind z. B. Augenzwinkern, Räuspern, periorale Zuckungen, Hals- oder Schulterzucken, Beispiele komplexer Tics sind Springen, Beschnüffeln oder das abrupte Ausstoßen ganzer Sätze. Der Häufigkeitsgipfel liegt bei Kindern in der Grundschulzeit. Ätiologisch kommen neurobiologische, genetische und psychologische Faktoren in Betracht. Bei vorübergehenden Ticstörungen geht man von einer überwiegend psychologischen Belastungssituation aus, bei chronischen Störungen, wie z. B. dem (Gilles-de-la-)**Tourette-Syndrom** steht wohl die neurobiologische Seite im Vordergrund. Es gibt verhaltenstherapeutische Behandlungsmethoden, die u. a. auch das Einüben von Entspannungstechniken beinhalten können. Der Einsatz von Neuroleptika sollte v. a. beim Tourette-Syndrom erwogen werden.

Missbrauch/Misshandlung

Man unterscheidet körperliche und sexuelle Misshandlung. Bei **körperlich** misshandelten Kindern finden sich Verletzungen unüblicher Art und Lokalisation (Zigarettennarben, Hämatome unterschiedlichen Alters, konjunktivale Einblutungen nach Schütteltrauma, subdurale Hämatome, Epiphysenabsprengungen etc.). Bei sexueller Misshandlung bzw. **sexuellem** Missbrauch werden Kinder in sexuelle Handlungen miteinbezogen, deren Bedeutung sie nicht verstehen und einordnen können, bzw. mit Gewalt zu sexuellen Handlungen gezwungen. Oft finden sich die Täter im engen (familiären) Umfeld. Abrupter Leistungsabfall in der Schule, Wachstumsstörungen oder gestörtes Sozialverhalten können Ausdruck einer Misshandlung sein.

Schlafstörungen

Darunter fallen u.a. Alpträume, der Pavor nocturnus (nächtliche Angst) und das Schlafwandeln. **Alpträume** sind Träume von ungewöhnlicher Lebhaftigkeit und Einprägsamkeit. Sie treten meist in der zweiten Nachthälfte auf und gehen mit starken Affekten einher, die Kinder erwachen oft mit hochgradiger Angst. Eine Sonderform, der **Pavor nocturnus**, tritt meist 30 Minuten bis 2 Stunden nach dem Einschlafen auf. Es kommt es zu einem initialen Schrei und dann zum langsamen Erwachen des Kindes. Es findet sich häufig massive Angst, die Kinder sind desorientiert, erinnern sich aber an keine Trauminhalte und sind meist schwer zu beruhigen. Beim **Schlafwandeln** (Somnambulismus) kommt es zum unwillkürlichen Umhergehen, die Betroffenen sind schwer zu erwecken und können sich an das Geschehen am nächsten Morgen nicht mehr erinnern. Meistens tritt das Schlafwandeln in der ersten Nachthälfte auf.

Kinder- und Jugendpsychiatrie II

Aufmerksamkeitsdefizit-Hyperaktivitäts-Syndrom (ADHS)

Das ADHS ist gekennzeichnet durch die Symptomentrias
- Aufmerksamkeitsstörung,
- Hyperaktivität (motorische Unruhe, „Zu-laut-Sein") und
- Impulsivität bzw. Impulskontrollstörung.

Der Beginn der Symptomatik fällt meist in die ersten Lebensjahre (vor dem 7. LJ), die Störung äußert sich situationsübergreifend (d.h. zu Hause, in Schule/Kindergarten und bei Freunden). Typischerweise treten Aufmerksamkeits- und Konzentrationsstörungen auf. Es besteht eine hohe Ablenkbarkeit, geringes Durchhaltevermögen und niedrige Frustrationstoleranz. Jungen sind häufiger motorisch hyperaktiv und können entsprechend nicht ruhig sitzen bleiben. Stimmungsschwankungen mit Wutausbrüchen, Streitigkeiten und gesteigerter Impulsivität sind weitere Symptome, aber auch depressive Episoden sind nicht selten.
Zu Konflikten in der Schule und im Elternhaus führt häufig die geringe Anerkennung von Autoritäten. Probleme mit Mitschülern oder Freunden stehen zusätzlich bei einer Störung des Sozialverhaltens im Vordergrund.

Ätiologie und Komorbidität

„Ursächlich" kommen genetische und neurobiologische Faktoren (Dopaminmangel) in Frage. Die Erziehung und soziale Faktoren spielen eine wohl eher untergeordnete Rolle, worauf auch die Geschlechterverteilung (Jungen : Mädchen = 5 : 1) und Zwillingsstudien hindeuten. Weiter ist anamnestisch der Schwangerschafts- und Geburtsverlauf zu erfragen (Nikotin-, Alkohol- oder Drogenabusus in der Schwangerschaft bzw. Sauerstoffmangel während der Geburt als mögliche ätiopathogenetische Faktoren).
ADHS kann zusammen mit affektiven Störungen, Störungen des Sozialverhaltens, anderen Verhaltensstörungen, Angst- und Zwangsstörungen, Drogen- oder Alkoholabusus auftreten.

Diagnostik

Organische Ursachen müssen ausgeschlossen werden, indem eine eingehende neurologische Untersuchung, die Ableitung eines EEG, der Laborstatus und eine internistische Abklärung erfolgen. Es existiert auch eine standardisierte Diagnostik mittels störungsspezifischer Fragebögen.

Therapie

- **Verhaltenstherapie:** Die Kinder/Jugendlichen werden trainiert, problematisches Verhalten zu erkennen und zu modifizieren. Auch die Eltern sollten einbezogen werden und ihrerseits lernen, „ungünstige Verhaltensweisen" abzubauen und „günstige" aufzubauen.
- **Medikamentöse Therapie:** Stimulierende Substanzen haben den paradoxen Effekt der Beruhigung des Kindes. Der Dopaminspiegel im frontostriatalen Bereich wird angehoben. Es finden Psychostimulanzien wie Methylphenidat (z.B. Ritalin®) bzw. Amphetamine Anwendung.

Verhaltensstörungen

Unter einer Verhaltensstörung bei Kindern versteht man ein früh einsetzendes, meist antisoziales, evtl. aggressives Verhalten; man spricht dann von einer Störung des Sozialverhaltens. Die **Entstehung** ist multifaktoriell und beinhaltet neurobiologische und genetische Faktoren sowie Einflüsse der Familie und des sozialen Umfeldes. Verhaltensstörungen sind in ihrem Bestehen äußerst stabil, vor allem je früher sie in Erscheinung treten. Beispiele sind Ablehnung und Zurückweisung gegenüber Bezugspersonen, aggressives Verhalten, das Brechen von Vereinbarungen, Lügen, häufige Wutausbrüche, Stehlen und Schuleschwänzen. **Differentialdiagnostisch** sollten körperliche Erkrankungen durch Laboruntersuchungen, EEG sowie eine neurologische Untersuchung ausgeschlossen werden. Ausgeschlossen werden sollten auch eine hyperkinetische Störung, Substanzmissbrauch und spezielle Entwicklungsstörungen. **Therapeutisch** sind verschiedene Verfahren möglich, die individuell ausgewählt oder kombiniert werden sollten. Zur Anwendung kommen verhaltenstherapeutische Maßnahmen, Familientherapie oder Bemühungen, das soziale Umfeld zu verändern.

Angststörungen

Die häufigsten Angststörungen im Kindesalter stellen die Trennungsangst, die Schulangst, die spezifische Phobie sowie die generalisierte Angststörung dar.
Bei der **Trennungsangst** nehmen die Sorgen der Kinder um das Schicksal der Eltern enorme Ausmaße an, so dass sie die Eltern nicht mehr verlassen wollen. Dies führt zu einer erheblichen Einschränkung des sozialen Lebens und macht Schul- oder Kindergartenbesuche oft unmöglich. Auch das Schlafen im eigenen Zimmer ist evtl. nicht mehr möglich. Unterschieden werden muss die Trennungsangst von der Schulangst bzw. -phobie, die eine ähnliche Symptomatik aufweist, sich ätiologisch jedoch unterscheidet. Beide Ängste äußern sich häufig in körperlichen Symptomen wie z.B. massiven Bauchschmerzen vor Schulbeginn, weshalb ein Kind nicht in die Schule gehen kann. Bei der Trennungsangst stehen die Angst vor dem Verlassenwerden, eine Angst um die Eltern bzw. eine symbiotische Beziehung zwischen Kind und Bezugsperson im Vordergrund. Bei der **Schulangst/-phobie** sind hingegen z.B. Lernschwierigkeiten, Versagensängste, Konflikte mit Autoritätspersonen oder auch eine Angst vor der „peer group" Angst-Auslöser. Bei **spezifischen Phobien** handelt es sich – wie bei Erwachsenen auch – um die gezielte Angst z.B. vor Tieren oder bestimmten Situationen. Zur **generalisierten Angststörung** kommt es bei Kindern und Jugendlichen häufig nach einer Trennung oder Scheidung der Eltern, finanziellen Bedrohungen der Familie durch Arbeitslosigkeit o.Ä.

Autismus

Als Autismus bezeichnet man den Rückzug von einem Leben in Gemeinschaft in eine selbst gewählte Einsamkeit. Die

Kommunikation mit der Umwelt ist nur sehr eingeschränkt möglich, es bilden sich ganz umschriebene, spezielle Interessen aus. Man unterscheidet zwei Formen des Autismus (Tab. 1): den Kanner-Typ (frühkindlicher Autismus) und den Asperger-Typ (autistische Psychopathie). Die Übergänge sind jedoch z.T. fließend, die Symptome in ihrem Ausprägungsgrad unterschiedlich.

Kinder mit frühkindlichem Autismus fallen bereits im 1. Lebensjahr durch das Ausbleiben des Antwortlächelns und mangelnden Blickkontakt gegenüber der Mutter auf. Es besteht eine Nichtbeachtung wesentlicher Sinnesreize im visuellen und akustischen Wahrnehmungsbereich sowie eine völlige bzw. weitgehende Abkapselung von der belebten Umwelt. Diese Kinder haben ausgeprägte Veränderungsängste: Eine zwanghafte Ordnung der näheren Umgebung und des Tagesablaufs muss eingehalten werden. Die Sprachentwicklung sowie die Intelligenz sind in unterschiedlichem Ausmaß gestört.

Differentialdiagnostisch ist der Ausschluss von Seh- und Hörstörungen besonders wichtig. Steht die Sprachstörung im Vordergrund des Geschehens, muss vor allem in der klinischen Untersuchungssituation auch ein (elektiver) Mutismus, d.h. eine zeitweilige Sprechverweigerung in bestimmten Situationen oder gegenüber bestimmten Personen, erwogen werden. Aber auch eine Oligophrenie, d.h. Intelligenzminderung, sollte ausgeschlossen werden.

Therapeutisch steht der Versuch einer sozialen Adaptation vor allem durch Verhaltenstherapie im Vordergrund. Auch sonderpädagogische Maßnahmen mit Anregung der Eigenaktivität sind nach sorgfältiger Diagnostik der Eigenarten des jeweiligen Kindes sinnvoll. Gelegentlich werden Psychopharmaka unterstützend eingesetzt.

Depression

Kinder können – wie Erwachsene auch – an Depressionen erkranken. Dabei findet man meist auch Hauptsymptome wie Zurückgezogenheit, stilles, ruhiges Verhalten und/oder Antriebslosigkeit. Bei Kindern stehen allerdings häufig somatische Symptome wie Appetitlosigkeit, Schlafstörungen oder auffälliges Spielverhalten im Vordergrund. Die **Befunderhebung** sollte in jedem Fall eine separate Befragung des Kindes mit gezielten Fragen enthalten, weil die Eltern die depressive Symptomatik oft nicht wahrnehmen. **Therapeutisch** ist ambulante Psychotherapie (z.B. VT) anwendbar. Bei schwer erkrankten kleinen Patienten kann auch eine medikamentöse Therapie mit Antidepressiva indiziert sein.

	Typ Asperger	Typ Kanner
Epidemiologie	Fast nur Jungen betroffen	Jungen : Mädchen = 3 : 1
Beginn	2.–5. LJ	Auffälliges Verhalten manifestiert sich oft schon im Säuglingsalter
Symptomatik	Wie Kanner-Typ, aber weniger stark ausgeprägt, späte motorische Entwicklung bei normaler Sprachentwicklung und normaler Intelligenz	Mangelnder Blickkontakt, motorische Stereotypien, fehlende emotionale und soziale Entwicklung, keine oder verzögerte Sprachentwicklung, ca. 35% der Kinder entwickeln zerebrale Krampfanfälle, panikartige Reaktion auf jegliche Veränderung
Intelligenz	Normal bis hoch	Niedrig
Sprache	Normale Sprachentwicklung, z.T. aber eigenwillige, skurrile Sprache	Retardiert, typisch sind Wortneubildungen, Wiederholungen, Nachsprechen (Echolalie); 30% der Kinder bleiben stumm
Entwicklung	Sprechen vor Laufen, Ausbilden spezieller Interessen, Kind wirkt frühreif	Laufen vor Sprechen, Kind wirkt retardiert

Tab. 1: Unterschiede zwischen den beiden Autismus-Typen. (Filmtipp: *„Rain Man"* mit Dustin Hoffmann und Tom Cruise zeigt einen Autisten mit eingeschränkten kognitiven Fähigkeiten und einigen außergewöhnlichen Begabungen.)

Zusammenfassung

Die Liste möglicher psych(iatr)ischer Störungen in der Kindheit ist lang. Dabei ist es immer wichtig, zu eruieren, ob eine organische oder psychische Ursache zugrunde liegt. Die Störungen können vorübergehend auftreten oder chronifizieren. Je nach Hintergrund ist eine psychotherapeutische und/oder medikamentöse Therapie anzustreben. Wichtig ist auch eine ausführliche Familien- und Sozialanamnese. Differentialdiagnostisch muss immer an Misshandlung/Missbrauch und Vernachlässigung gedacht werden, ohne voreilige Schlüsse zu ziehen. Bei gegebenem Verdacht sollte eine genauere Diagnostik (z.B. Röntgenübersichtsaufnahme) eingeleitet werden, ggf. ist das Jugendamt einzuschalten. Viele Störungen in der Kindheit sind Ausdruck außergewöhnlicher körperlicher Belastungen oder psychischer Konflikte.

In der Kinder- und Jugendpsychiatrie kommt in der Diagnostik erschwerend hinzu, dass sich Kinder zu ihrer Symptomatik oft nicht adäquat äußern können (wie Erwachsene). Um sich nicht ausschließlich auf die Fremdanamnese durch die Eltern verlassen zu müssen, gibt es spezielle Fragebögen, die bei einer objektiven Befunderhebung helfen können (dabei können Antwortkategorien z.B. in Form von lachenden oder traurigen Smileys vorgegeben sein, auf die die Kinder zeigen können). Wichtig ist, ätiologisch abzuklären, ob die Störung möglicherweise genetisch oder eher umwelt- bzw. familienbedingt zu erklären ist.

Mentale Retardierung

Bei der mentalen Retardierung (Synonyme: Oligophrenie, [angeborene] Intelligenzminderung, geistige Behinderung) handelt es sich um eine stagnierte, unvollständige geistige Entwicklung, die im weiteren Verlauf immer deutlicher als Intelligenzmangel hervortritt. Dieser zeigt sich z. B. in Form eingeschränkter sprachlicher, motorischer und sozialer Fähigkeiten.

Klassifikation

Es bestehen verschiedene **Schweregrade** der Intelligenzminderung, gemessen am Intelligenzquotienten (IQ):
- Essentielle Minderung bei einem IQ < 20 (Idiotie)
- Schwere Minderung: IQ von 20–34 (Imbezillität)
- Mittelschwere Minderung: IQ von 35–49 (Imbezillität)
- Leichte Minderung: IQ von 50–69 (Debilität)
- Im Grenzbereich mit einem IQ von 70–79 spricht man von Lernbehinderung.
- Normal: IQ von 80 oder mehr

Der Grad der Behinderung kann von einem wenig beeinträchtigten Alltag bis hin zu Einschränkung von Schlüsselfertigkeiten wie Sprache, Mobilität und Arbeitsfähigkeit reichen.

Ätiologie

Die Ursachen einer Intelligenzminderung sind vielfältig (Abb. 1):
- Unbekannt (35%), Umwelteinflüsse (15%)
- Pränatal: frühe Störungen bereits in der Embryonalentwicklung (30%), chromosomale Anomalien (Trisomie 21, Cri du chat; 5%)

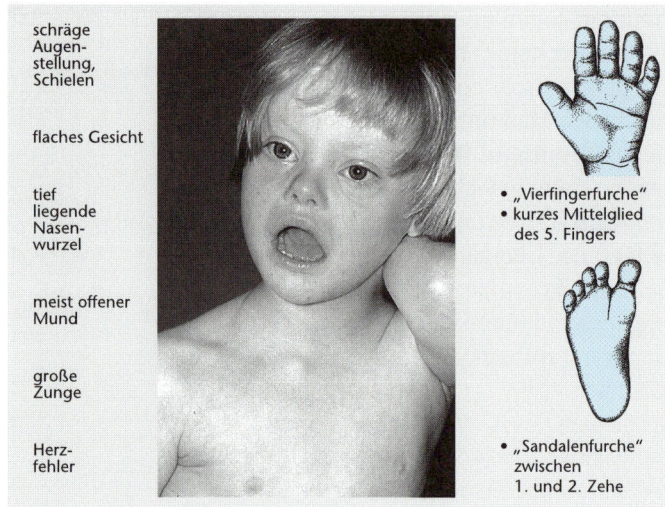

Abb. 2: Down-Syndrom und seine Morphologie. [6]

- Perinatal: organische Hirnschäden (Hypoxie bei Geburt, Hirnblutung; 10%)
- Postnatal: metabolisch: Phenylketonurie, Hypothyreose (beides, wenn nicht therapiert); Vernachlässigung durch die Eltern, die keine stimulierende Umgebung schaffen
- Erkrankungen in der Kindheit

Genetische Syndrome
Trisomie 21 (Down-Syndrom)

Die Erkrankung kommt durch ein überzähliges Chromosom 21 zustande; sie steht in Zusammenhang mit dem zunehmenden Alter der Mutter bei Empfängnis. Die Patienten haben ein typisches Aussehen (z. B. mongoloide Lidachsenstellung, Vierfingerfurche und Sandalenfurche an den Füßen,

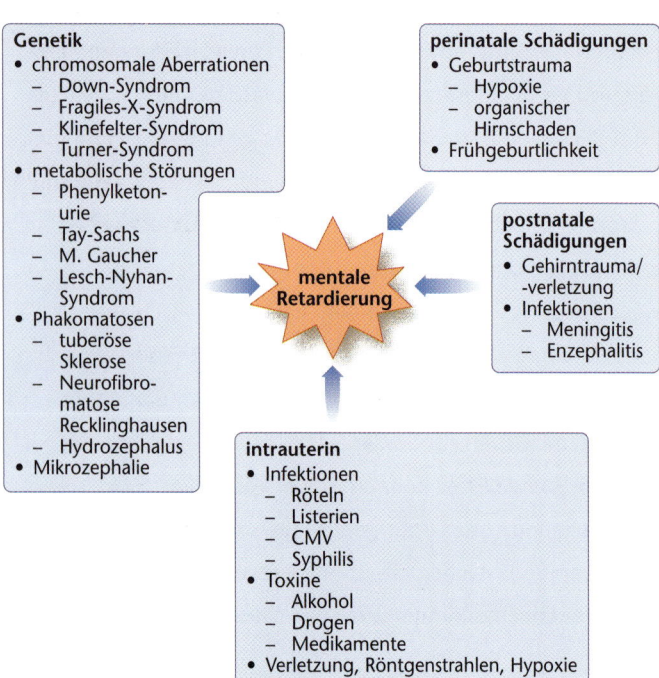

Abb. 1: Ätiologie mentaler Retardierung. [2]

Abb. 3: Junge mit Fragilem-X-Syndrom; große Ohren. [7]

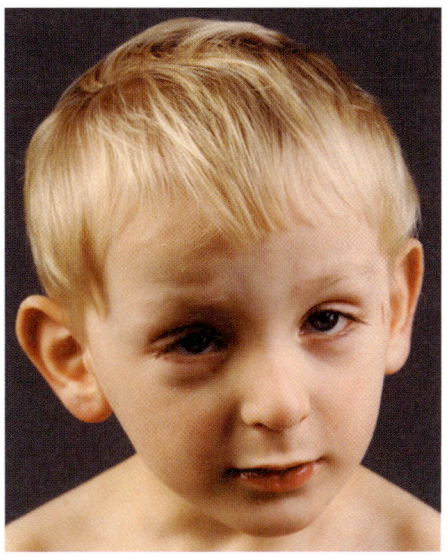

Abb. 2). Begleitend kommen Herzfehlbildungen vor und ein bis zu 30fach erhöhtes Risiko, an Leukämie zu erkranken. Der IQ der Betroffenen liegt durchschnittlich bei 50, für eine gute geistige und körperliche Entwicklung sorgen Maßnahmen der Frühförderung, Physiotherapie, spielerisches Lernen etc. (s. a. Therapie).

Fragiles-X-Syndrom (Martin-Bell-Syndrom)

Das Fragile-X-Syndrom ist wohl mit die häufigste organische Ursache geistiger Behinderung. Zugrunde liegt eine gesteigerte Brüchigkeit des X-Chromosoms. Jungen sind schwerer betroffen als Mädchen, da sie nur ein X-Chromosom besitzen und die Fragilität nicht – wie bei Mädchen – durch ein anderes, gesundes X-Chromosom ausgeglichen werden kann. Der IQ liegt durchschnittlich bei ca. 50. Die Jungen haben große Ohren (Abb. 3), vergrößerte Hoden und sind oft hyperaktiv.

Komorbiditäten

Bei über 40% der Patienten mit Intelligenzminderung findet sich ein gleichzeitig vorkommendes psychiatrisches Krankheitsbild, wie z. B. Persönlichkeitsstörungen, Schizophrenien, affektive Störungen, Angst- oder Zwangsstörungen. Außerdem finden sich oft ADHS-Syndrome (s. S. 66) und Verhaltensstörungen, die leider oft auch mit einem Abusus von Drogen oder Alkohol einhergehen.

Diagnostik und Differentialdiagnosen

- Familienanamnese
- Frühkindliche Entwicklung
- Aktuelle Entwicklungsretardierung? (Sprache, Motorik, Sozialisierung, IQ-Test)
- Internistische, neurologische, psychologisch-psychiatrische Untersuchung und ggf. Testung
- Bei Verdacht auf Vorliegen eines Syndroms sollte man dies genetisch abklären.

Differentialdiagnostisch muss an die Demenz gedacht werden. Bei dieser ist jedoch die Entwicklung nicht verzögert, sondern sie war zunächst altersentsprechend und wurde ab einem bestimmten Zeitpunkt rückläufig.

Therapie

Die Behandlung erfolgt symptomatisch:
- Spezielle G-Schulen (für geistig Behinderte), Kunst- oder Musiktherapie, Beschäftigungstherapie
- Physiotherapie
- Verhaltenstherapie
- Unterstützung der Familien
- Eingehen auf die emotionalen Bedürfnisse der Kinder
- Arbeitsmöglichkeiten, z. B. in speziellen Werkstätten
- Medikamentöse Therapie ggf. zur Linderung einer Hyperaktivität: niederpotente Neuroleptika, Methylphenidat (Ritalin®)

Zusammenfassung

Eine Intelligenzminderung kann sehr verschiedene Ursachen haben. Jedes Kind muss von seiner Umgebung gefördert und stimuliert werden, damit sich zentrale Neurone entsprechend entwickeln können. Kinder, die mit einem Intelligenzdefekt zur Welt kommen, sind sensibel, haben Gefühle und verstehen auch. So empfangen sie Gefühle der Zurückweisung oder der Enttäuschung seitens der Eltern durchaus, können aber ihre Trauer darüber oft nicht adäquat ausdrücken. Ein behindertes Kind muss frühestmöglich gefördert werden, damit es die Chance hat, sich entsprechend seinen Möglichkeiten zu entwickeln. Falls ein Syndrom zugrunde liegt, ist eine genetische Abklärung und ggf. Beratung sinnvoll, auch im Hinblick auf weiteren Kinderwunsch der Eltern. Ebenso ist es wichtig, betroffene Familien in allen Bereichen zu unterstützen, da ein behindertes Kind oftmals intensivere Pflege und Erziehung benötigt. Die Therapie ist meist symptomatischer Natur (z. B. Physiotherapie, Beschäftigungs-, Kunst- oder Bewegungstherapie). Spezielle Schulen und später Werkstätten können den Betroffenen ein gewisses Coping im Alltag ermöglichen.

Gerontopsychiatrie I

Weltweit verändert sich die demographische Entwicklung: Es wird immer mehr alte Menschen geben, die Lebenserwartung steigt ständig und liegt in Deutschland im Durchschnitt derzeit für Frauen bei ca. 80 und für Männer bei etwa 75 Jahren. Die Gerontopsychiatrie bemüht sich entsprechend interdisziplinär um die Erkennung und die adäquate Behandlung psychischer Krankheiten des alternden Menschen.

Eine der wichtigsten Diagnosen in der Gerontopsychiatrie ist sicherlich die Demenz, also der erworbene Intelligenzmangel, wobei aber auch depressive Veränderungen, Schlafstörungen und andere Gedächtnisstörungen keinesfalls als Teil des normalen Alterungsprozesses angesehen werden dürfen.

Kompetenzen

Als Kompetenzen bezeichnet man das Zusammenspiel von persönlichen Ressourcen und den Anforderungen, die unsere Umwelt an uns stellt. Diese individuellen Leistungen bestimmen das Maß, wie wir uns im Alltag zurechtfinden. Man unterscheidet Hilfsbedürftigkeit in unterschiedlichem Maße von Unselbstständigkeit mit Angewiesensein auf Hilfe anderer. Um die Kompetenzen eines Menschen einschätzen zu können, gibt es verschiedene Beurteilungsskalen, die die Bewältigung von Alltagsaufgaben wie Essen, Einkaufen, Waschen, Toilettengang, Treppensteigen und einige weitere Haushaltstätigkeiten untersuchen. Über ein Punktzahlensystem ist die individuelle Kompetenz des Betroffenen relativ gut objektivierbar, woraus das Ausmaß der Hilfsbedürftigkeit abgeleitet werden kann.

Prävention

Gerontopsychiater sollten nicht erst zum Krisenmanagement eingeschaltet werden, wenn die Krankheit bereits weit fortgeschritten ist. Es gibt durchaus auch Möglichkeiten der Prävention, z. B. gerontopsychiatrische Zentren, Gedächtnissprechstunden.

Gedächtnistraining

Das Ziel ist hier nicht nur eine reine Förderung kognitiver Leistungen, sondern auch eine Verbesserung der sozialen Integration und des emotionalen Befindens. In Studien konnte gezeigt werden, dass eine gleichzeitige gezielte Förderung von Gedächtnisleistungen und psychomotorischen Fertigkeiten die besten Erfolge bringt. Dabei wird auch auf den Erhalt vorhandener Kompetenzen geachtet, die einen eigenständigen Alltag ermöglichen. Des Weiteren sind eine Steigerung der Aktivitäten und eine Aufrechterhaltung von sozialen Kontakten anzustreben.

Affektive Störungen/Depressionen

Depressionen sind mit ca. 15% die häufigsten Störungen alternder Menschen – häufig auch im Kontext mit somatischen, oft chronischen Leiden wie z. B. Gefäßkrankheiten. Nicht selten bei älteren Menschen sind aber auch depressive Störungen, die mit einem somatischen Syndrom einhergehen, wobei sich die Depression teilweise in Form z. B. von Bauchschmerzen und Appetitverlust oder „Wehwehchen" somatisiert. Da gezeigt wurde, dass sich die Mortalität nach einem Schlaganfall bei gleichzeitig bestehender Depression erhöht, sollte auch der Behandlung der depressiven Störung Bedeutung beigemessen werden.

Schmerzen

Die Schmerzschwelle bleibt im Alter gleich, jedoch nimmt die Schmerztoleranz ab. Akuter Schmerz hat eine Warnfunktion. Bei chronischen Schmerzen hingegen ist dies nicht mehr der Fall, und es finden sich dabei dann häufig psychische Veränderungen wie depressive Verstimmung, Reizbarkeit und Stimmungslabilität. Als Folge eines Schmerzsyndroms treten oft Interessenverlust und sozialer Rückzug auf. Gefährlich dabei sind zudem der Schmerz- und/oder Schlafmittelabusus. Nicht zuletzt steigt bei chronischen Schmerzen auch das Suizidrisiko.

Suizidalität

In vielen Ländern, so auch in Deutschland, liegen die Suizidraten von über 75-Jährigen am höchsten. Allgemein lässt sich sagen, dass Suizidversuche häufiger von Frauen, vollendete Suizide aber viel häufiger von Männern begangen werden. So betrug die Suizidrate 1996 bei Männern etwa 24%, bei

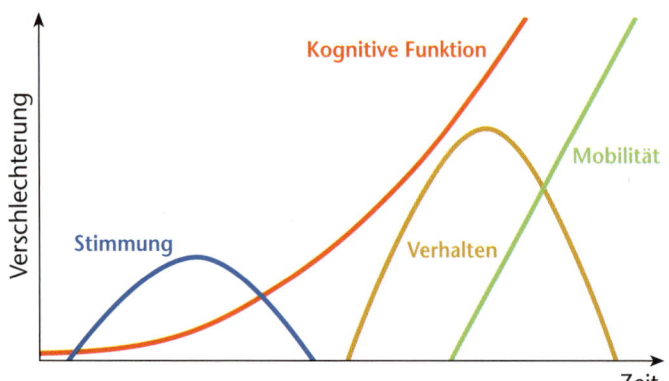

■ Abb. 1: Symptomentwicklung bei der Alzheimer-Demenz im Verlauf. [1]

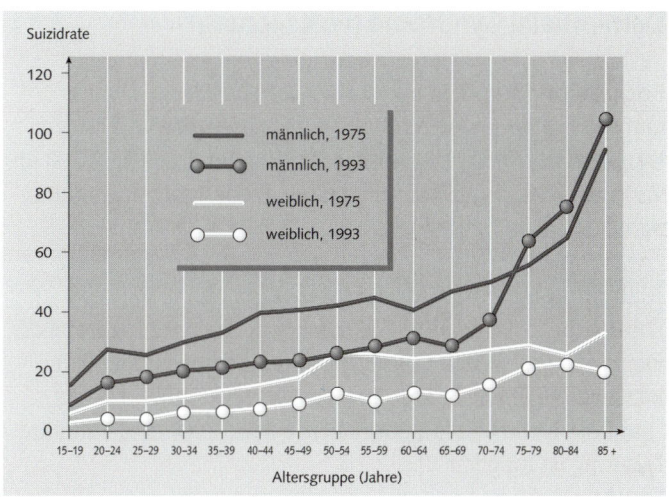

Abb. 2: Suizidraten in Abhängigkeit vom Alter. [4]

Frauen ca. 8 %. Männer wählen eher „härtere" Methoden, um sich das Leben zu nehmen, wie Erhängen oder Erschießen. Bei Frauen findet man vor allem die Einnahme einer Überdosis von Medikamenten.

Risikofaktoren

Bei alten Menschen gelten soziale Isolation und Vereinsamung als Hauptrisikofaktoren für Suizidalität, gefolgt von chronischen Erkrankungen und Gebrechen, mit denen der Alltag nicht mehr aktiv gestaltet werden kann. Der Verlust von Lebenspartnern und Freunden kommt oft erschwerend hinzu. Die Komorbidität organischer Psychosen bei suizidalen Patienten beträgt ca. 55 %. Im Gegensatz zu jüngeren Menschen begehen ältere Menschen einen Suizid meist nicht aus einer spontanen, unüberlegten Situation heraus. Sie bilanzieren vielmehr in zunehmender Verzweiflung, wenn sich keine Alternativen für sie bieten (sog. Bilanzsuizid).

> Suizidäußerungen bei alten Menschen sind immer äußerst ernst zu nehmen!

Präventionsstrategien

Viele ältere Menschen haben keine sinnvollen oder zumindest unterhaltenden Tätigkeiten mehr in ihrem Alltag. Dies hängt evtl. auch mit begleitenden Erkrankungen zusammen, die z. B. körperliche Aktivität oder Flexibilität nicht mehr zulassen. Dies beeinträchtigt sowohl die Lebensqualität als auch das Selbstwertgefühl erheblich. Damit beginnt eine depressive Spirale, bestehend aus Gefühlen der Sinnlosigkeit → Antriebsmangel → Einschränkung positiver Aktivitäten → Grübeln → Selbstabwertung → negative Emotionen, u. a. wieder Sinnlosigkeitsgefühle etc. Deshalb ist es gerade bei älteren depressiven bzw. lebensmüden Menschen wichtig, positive Unternehmungen, körperliche Bewegung und soziale Integration zu fördern.

Dunkelziffer

Die Dunkelziffer bei Selbsttötungen bei über 75-Jährigen wird als sehr hoch eingeschätzt. So vermutet man hinter unklaren Medikamentenintoxikationen ebenso wie unklaren Autounfällen häufig einen Suizid.

Dementielle Syndrome

Die Definition einer Demenz nach ICD-10 beinhaltet folgende Elemente:
- Gedächtnisstörung
- Beeinträchtigung eines weiteren Teilbereiches (z. B. Orientierung, abstraktes Denken, Urteilsfähigkeit, Sprache)
- Alltagsrelevanz der Symptomatik, d. h. Einschränkungen in der Bewältigung des alltäglichen Lebens aufgrund dieser Störungen

Der Begriff Demenz erlaubt keine Aussage hinsichtlich des Verlaufs der Erkrankung. Eine Demenz kann grundsätzlich sowohl progredient als auch reversibel sein. Letzteres ist allerdings eher selten der Fall.

Diagnostik

Eine ausführliche **Anamnese** und auch Fremdanamnese (die Patienten haben ja auf den ersten Blick eine z. T. noch relativ gut erhaltene Fassade!) hilft zu erkennen, ob Schwierigkeiten in der Verrichtung alltäglicher Aufgaben zu Hause bestehen und ob weitere Veränderungen des Verhaltens und der Persönlichkeit, die auf eine Demenz hinweisen, erkennbar sind. Der **Mini-Mental-State** (MMS, s. Anhang) hilft als Screeningmethode bei der Einschätzung kognitiver Defizite, ist jedoch nur ein sehr grobes Werkzeug. Enthalten sind Fragen nach Orientierung, Rechnen, Erinnerung von Wörtern etc. Außerdem ist eine ausführliche **somatische Abklärung** inklusive neurologischem Status, EEG, Blutbild und bildgebenden Verfahren unabdingbar.

Gerontopsychiatrie II

Dementielle Syndrome (Fortsetzung)

Formen und Klinik
Gut die Hälfte der Betroffenen leidet unter einer Alzheimer-Demenz (ca. 60%), ein weiterer großer Teil (ca. 15–20%) an vaskulärer Demenz. Nur ein kleiner Prozentsatz erkrankt an behandelbaren Demenzen.

Alzheimer-Demenz (Morbus Alzheimer)
Diese primär degenerative Hirnerkrankung mit progredienter Demenz wird wegen des recht frühen Beginns in der 2. Lebenshälfte auch als präsenile Demenz bezeichnet. Frauen sind doppelt so häufig betroffen wie Männern; eine familiäre Häufung ist möglich.

Die **Ätiologie** ist noch unklar; diskutiert werden genetische Faktoren mit chromosomalen Mutationen sowie Transmitterstörungen (Acetylcholinmangel, ▮ Abb. 3). Organisches Korrelat ist eine makroskopische Hirnatrophie, insbesondere der Hirnrinde im frontotemporalen und parietookzipitalen Bereich. Histologisch zeigen sich neurofibrilläre Degenerationen, Amyloidplaques, neuritische Degenerationen und Nervenzellverluste. Die morphologischen Veränderungen treten weniger ausgeprägt und im fortgeschritteneren Lebensalter auch während des normalen Alterungsprozesses auf (Altersdemenz).

Die **Klinik** ist gekennzeichnet durch zu Beginn schleichende Gedächtnisstörungen; Frühsymptome sind auch Apathie, Rückzug und Stimmungslabilität. Im weiteren Verlauf stehen Unruhe, Störungen der Orientierung, des Kurz- und Langzeitgedächtnisses sowie Werkzeugstörungen (v. a. aphasische und agnostische Störungen) im Vordergrund. In den Anfangsstadien findet sich häufig eine depressive Symptomatik, psychotische oder neurologische Auffälligkeiten treten dagegen meist erst in fortgeschrittenen Stadien auf.

Zur **Diagnostik** gehören psychiatrische und neurologische Untersuchungen und eine Fremdanamnese – die Alzheimer-Demenz ist eine Ausschlussdiagnose! Zu finden sind unspezifisches oder normales EEG, in der kranialen Computertomographie Normalbefund oder innere und äußere Hirnatrophie, in der Positronenemissionstomographie (s. S. 9) typische Zeichen von Hirnstoffwechselstörungen.

Eine kausale **Therapie** ist nicht bekannt. Symptomatisch stehen Gestaltung des Umfeldes, Gedächtnisschulung und andere Trainingsverfahren zur Verfügung. Medikamentös hat man die Möglichkeit, Cholinesterasehemmer (z. B. Donepezil) und/oder Nootropika (wie Tacrin) zu verabreichen, jedoch mit sehr mäßigen Erfolgen (s. S. 20). Begleitende psychiatrische Symptome werden entsprechend psychopharmakologisch behandelt.

Vaskuläre Demenzformen
Dabei besteht ein zeitlicher Zusammenhang zwischen vaskulär bedingten Hirnläsionen und erkennbaren Auffälligkeiten. Die Symptomatik beginnt somit eher abrupt und verläuft – im Gegensatz zum progredienten M. Alzheimer – in Schüben. Man spricht von einem fluktuierenden Verlauf. Eine **Sonderform** ist M. Binswanger (Multiinfarktdemenz).

Ätiologie: Hirnschäden infolge arteriosklerotisch-ischämisch bedingter multipler Infarkte führen zu einer Erweichung des Gehirns (Enzephalomalazie). Folgen sind Markdestruktionen v. a. im Bereich des Temporal- und Okzipitallappens sowie im Bereich der Stammganglien.

Klinik und Diagnostik: Es zeigen sich fortschreitende Demenz, Antriebsstörungen und Herdsymptome je nach betroffener Region, z. B. Hirnrindenausfälle, epilepsieartige Anfälle, Stimmungsschwankungen, emotionale Störungen mit Affektlabilität und -inkontinenz, Wahnvorstellungen. Lakunäre Infarkte und periventrikuläre Demyelinisierung lassen sich durch CCT oder Kernspintomographie nachweisen. Zur **Therapie** wichtig ist die Kontrolle der vaskulären Risikofaktoren wie Hypertonie, Diabetes, Nikotinabusus sowie die Verbesserung der Hämodynamik; Nootropika wirken unterstützend.

M. Pick
Hierbei handelt es sich um eine umschriebene degenerative Atrophie des Frontalhirns und umschriebener Bereiche des Temporallappens mit zunehmendem Persönlichkeitszerfall und präseniler Demenz. Manifestationsalter ist zwischen dem 40. und 60. Lebensjahr. Histologisch ist diese Krankheit durch das Auftreten von Pick-Zellen (angeschwollene kortikale Neurone) charakterisiert.

Klinik und Diagnostik: Es kommt zu Veränderungen der Persönlichkeit und des Charakters, zu emotionalen Veränderungen mit Enthemmung, sinnentleertem Rededrang und Distanzlosigkeit bis Apathie, Amimie, daneben zum Verfall sozialer Bindungen, zu schneller Ermüdbarkeit, Unfähigkeit, schwierigere Probleme zu lösen und abstrakt zu denken (bei lange erhaltenem Gedächtnis), evtl. aphasischen Störungen. Im cCT zeigen sich eine diffuse Erweiterung des Ventrikelsystems sowie frontale und temporäre Atrophie. Da keine kausale **Therapie** bekannt ist, erfolgt eine symptomorientierte Behandlung mit Psychopharmaka.

Demenz bei M. Parkinson
Der M. Parkinson wird verursacht durch eine Degeneration dopaminerger Neurone in der Substantia nigra der Basalganglien. Im Vordergrund stehen zunächst motorische Störungen wie Rigor, Tremor und Hypo- bis Akinese. Eine Komorbidität mit einem M. Alzheimer und einer vaskulären Demenz ist

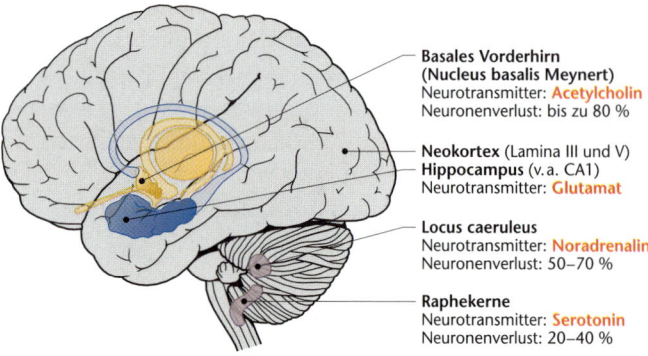

▮ Abb. 3: Betroffene Neurotransmittersysteme bei Alzheimer-Demenz. [1]

nicht selten. Im fortgeschrittenen Stadium nehmen die motorischen Defizite zu. Am Ende steht in ca. 30% der Fälle eine begleitende Demenz, die sich in Form folgender Symptome äußern kann:
- Kognitive Störungen
- Sprachverarmung
- Wahn und Halluzination (können beide auch als Nebenwirkung einer Therapie mit L-Dopa auftreten)
- Depressive Symptomatik, die oft den neurologischen Symptomen vorausgeht

Die Diagnose erfolgt aufgrund des klinischen Bildes und Untersuchungen wie bei Demenzen anderer Genese. Therapeutisch wird das Fortführen mit L-Dopa und/oder MAO-Hemmern in variabler Dosierung empfohlen.

Differentialdiagnosen
- Delir (plötzliches Auftreten, Bewusstseinstrübung, kurze Dauer, kognitive Leistungen nur kurzfristig beeinträchtigt)
- Depressive Demenz (sog. Pseudodemenz oder Ganser-Syndrom, reversibel; s. S. 47)
- Alkoholisch bedingte Gedächtnisstörung (s. S. 59)
- Infektionen (Enzephalitis z. B. bei Herpes- oder HIV-Infektion)

Therapie
Leider ist bis heute eine kurative Therapie v. a. der Alzheimer-Demenz nicht möglich. Zur symptomatischen Behandlung von Demenzen stehen von pharmakologischer Seite zur Verfügung:
- **Acetylcholinesterasehemmer** (z. B. Donezepil, Rivastigmin, Galantamin): Sie hemmen den Abbau von Acetylcholin und erhöhen so dessen Konzentration. Sie bewirken bei der Demenz vom Alzheimer-Typ eine Verlangsamung der Progression der Erkrankung, evtl. auch eine vorübergehende leichte Besserung der Symptomatik. Nicht nur die kognitiven Funktionen, sondern auch die Kompetenzen im Alltag sowie assoziierte psychiatrische Symptome werden günstig beeinflusst. Diese Gruppe von Medikamenten wird bei leichten bis mittelschweren Demenzen eingesetzt. Die Nebenwirkungen dieser Substanzklasse ergeben sich aus der verstärkten cholinergen Aktivität und beinhalten gastrointestinale Beschwerden (Übelkeit, Erbrechen, Durchfall), Bradykardie, Hypotonie, Hyperhidrosis, Hypersekretion und Schlafstörungen.
- **Nootropika** (Piracetam, Selegilin = MAO-Hemmer): Weder der genaue Wirkmechanismus (unspezifische Wirkung auf den Hirnstoffwechsel) noch die Wirksamkeit sind hier näher belegt. Der Stellenwert der Nootropika ist also nicht geklärt. Man hat allerdings in Tierversuchen gesehen, dass sie die Hirndurchblutung verbessern.
- **Glutamatmodulatoren** (z. B. Memantin) binden an einen Subtyp der Glutamatrezeptoren, wodurch die Wirkung pathologisch erhöhter Glutamatkonzentrationen blockiert wird. Bei schweren Formen der Alzheimer- und der vaskulären Demenz einsetzbar.
- **Phytotherapeutika**: z. B. Ginkgopräparate (Durchblutungsförderung) und Vitamin E (Radikalfänger, somit antioxidative Wirkung)

Angehörige
Nicht zuletzt muss auch die Arbeit der Angehörigen gewürdigt werden, und der Arzt sollte sich auch um deren adäquate Betreuung kümmern. Sie leisten oft einen erheblichen Beitrag zur Patientenversorgung und -betreuung und opfern viel Zeit für die Betroffenen. Da eine Demenz nicht heilbar ist, wird die Frustrationstoleranz der Angehörigen oft ausgereizt bzw. regelmäßig überschritten. Deshalb sollte auch gemeinsam ein Pflegekonzept erarbeitet werden, solange der Betroffene im Kreise der Familie betreut wird. Außerdem sollte den Angehörigen entsprechende Hilfe bzw. Austausch angeboten werden, z. B. in Form von Selbsthilfegruppen oder Informationsveranstaltungen.

Zusammenfassung

Die Überalterung in unserer Gesellschaft stellt ein erhebliches Problem dar. Die immer ausgereifteren und hochtechnisierten Therapiekonzepte in der Medizin tragen ebenfalls dazu bei. Die Lebenserwartung steigt stetig, was man von der damit zusammenhängenden Lebensqualität nicht unbedingt sagen kann. Deshalb sollte im Zentrum dieses Themas auch die sinnvolle Eingliederung alternder Menschen in unsere Gesellschaft stehen. Die Gerontopsychiatrie befasst sich mit der Betreuung und Behandlung älterer Menschen mit psychischen Störungen. Die häufigsten psychisch-psychiatrischen Symptome bzw. Syndrome in dieser Altersgruppe sind Demenz und Depression. Häufig findet man auch die „somatisierte Depression", bei der der Gemütszustand auf den Körper projiziert wird.

Interessanterweise hat sich gezeigt, dass die Mortalität vieler internistischer oder anderer somatischer Krankheitsbilder vom psychischen Zustand des Patienten abhängt. So ist z. B. die Mortalität nach einem Herzinfarkt bei gleichzeitig bestehender Depression erhöht. Dies sollte unbedingt berücksichtigt werden, vor allem im Hinblick auf die adäquate psychische Versorgung alter Menschen.

Psychiatrische Notfälle

Zu den psychiatrischen Notfällen – mit denen Ärzte jeder Disziplin konfrontiert werden können – zählen:
▶ Akute Suizidalität
▶ Erregungszustände (z. B. im Rahmen akuter Angst- und Panikattacken)
▶ Intoxikationen (Drogen, Medikamente)
▶ Bewusstseinsstörungen (Delir, Verwirrtheit)
▶ Stupor und Katatonie
▶ Malignes neuroleptisches Syndrom (s. S. 19)

Allgemeines Vorgehen

Ein wichtiges Kriterium bei allen Notfällen ist die Abschätzung des Grades der **Beeinträchtigung des Bewusstseins** (▌Abb. 1).

Bewusstseinsstörungen

Je nach Ausprägung sind mit ansteigendem Ausmaß der Bewusstseinseinschränkung zu unterscheiden: leichte **Benommenheit** (Schläfrigkeit), **Somnolenz** (ausgeprägte Schläfrigkeit und Apathie, aber Reaktion auf Ansprache), **Sopor** (nur durch starke Weck-[Schmerz-]reize erweckbar), **Koma** (nicht erweckbar).
Ein **Delir** kann sowohl organischer Ursache sein (Trauma, Infektionen, medikamentös) als auch im Rahmen von Entzugssyndromen auftreten (s. S. 59). Das nicht durch Alkohol oder psychotrope Substanzen bedingte Delir muss nach ICD-10 folgende Kriterien erfüllen: Störung des Bewusstseins (bis zum Koma möglich), des Gedächtnisses und der Aufmerksamkeit, Halluzinationen (meist visueller Art), Wahn(ideen), Desorientiertheit, psychosomatische Störungen (wie Nesteln, Hyper- oder Hypoaktivität); akutes Auftreten.

Vorgehen

▶ Eigen-/Fremdanamnese: Medikamente? Sonstiger Substanzabusus? Dauer?
▶ Labor/weitere Diagnostik: Suche nach metabolischen Entgleisungen (Hypo-/Hyperglykämie → Glukose; Elektrolyte → EKG; akutes Nierenversagen → Harnstoff, Kreatinin; Leberausfallkoma → Leberenzyme, Quick, Albumin; Infektion → Entzündungsparameter, Urinstatus, Rö-Thorax, CT, Liquorpunktion)

Zur diagnostischen Abklärung erfolgt eine stationäre Aufnahme, bei aggressiven Patienten ggf. die Gabe von Haloperidol. Die Eckpunkte der weiteren Statuserhebung sind:
▶ Suizidalität?
▶ Fremdgefährdung?
▶ Krankheitseinsicht?
▶ Psychomotorik? (verlangsamt? gesteigert?)
▶ Produktive Symptome?

> **Die häufigsten psychiatrischen Gründe für eine Vorstellung in der Ambulanz sind:**
> ▶ Affektive Störungen, sowohl die Exazerbation einer depressiven als auch einer manischen Episode
> ▶ Angststörungen (auf Komorbidität mit depressiver Symptomatik achten!)
> ▶ Alkoholintoxikation

Schwierigkeiten bei der richtigen Diagnosestellung bereiten die zumeist somatischen Beschwerden, die oft im Vordergrund stehen. Wird die eigentliche Ursache, nämlich die psychische, nicht erkannt, erhält der Patient keine kausale Therapie. Deshalb sollte auch bei vorrangiger somatischer Symptomatik gezielt nach Stimmung und Affekt gefragt werden. Situationen, in denen zu einer psychiatrischen Behandlung geraten wird, zeigt ▌Abb. 2.

Suizidalität

> Suizidäußerungen von Patienten sind immer ernst zu nehmen! Suizidalität immer dokumentieren!

Patienten in einem Vier-Augen-Gespräch auf Gründe ansprechen (häufig kommen vor: Hoffnungslosigkeit, Gefühl der Einsamkeit und der inneren Leere, Verzweiflung, fehlender Realitätsbezug). Dem Betroffenen sollte ggf. kurzfristig eine Auszeit von seinen negativen Gefühlen gewährleistet werden, z. B. durch Gabe von Lorazepam oder Diazepam. Ein akut eigengefährdeter Patient ist immer auf eine geschützte bzw. geschlossene psychiatrische Station aufzunehmen. Geachtet werden sollte auch auf den Einfluss von Alkohol oder sonstigen Drogen (s. a. S. 58 ff.).

Erregungszustände

Symptome sind affektive Enthemmung, Unruhe, Angst, Aggressivität, Gereizt-

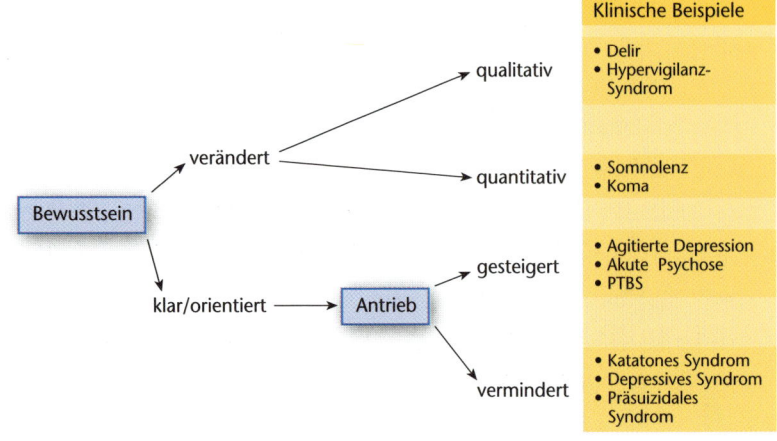

▌Abb. 1: Symptomorientierter Entscheidungsweg bei psychiatrischen Notfällen. [1]

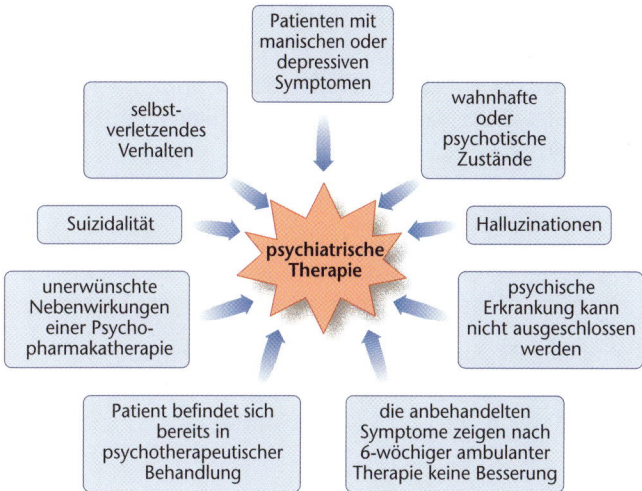

Abb. 2: Gründe für die Einleitung oder Empfehlung einer psychiatrischen Therapie. [2]

heit, Gewaltausbrüche, Steigerung von Antrieb und Psychomotorik und Kontrollverlust. Erregungszustände können ein Symptom im Rahmen vieler psychiatrischer Störungen sein, z. B. Angststörungen, Manie, Schizophrenie, Persönlichkeitsstörungen. Sie treten auch bei organischen Grunderkrankungen auf wie Hyperthyreose, hirnorganischen Erkrankungen, Intoxikationen/Rausch. Diese müssen bei Einleitung einer psychiatrischen Therapie entsprechend ausgeschlossen werden (Labor, CCT, Urin, Drogenscreening).

Intoxikationen

In Frage kommen ursächlich: Alkohol, Medikamente und jede andere Droge (s. S. 58 ff.). Grundsätzlich ist nach internistischen Notfall-Algorithmen zu handeln.

▶ **Opiatintoxikation:** Besonders muss auf die potentiell letal endende Nebenwirkung der Atemdepression geachtet werden. Typische Symptome sind Miosis, Bradykardie und Bradypnoe mit schlechter Sauerstoffsättigung. Intensivmedizinische Überwachung ist angezeigt. Bei Opiatintoxikationen kann der Partialantagonist Naloxon gegeben werden.

▶ Bei **Alkoholintoxikation** wird auf eine ausreichende Flüssigkeitssubstitution geachtet, bei Erregungszuständen kann Haloperidol verabreicht werden. Bei schweren Intoxikationen muss gegebenenfalls intubiert werden, um einer Aspiration vorzubeugen. Je nach Ausprägung sind verwaschene Sprache, Halluzinationen, Aggressivität, Apathie zu erwarten.

▶ **Cannabisintoxikation:** Patienten mit Mydriasis, geröteten Konjunktiven, Tachykardie, evtl. Halluzinationen und Agitiertheit. Gefahr des Kreislaufversagens. Evtl. Gabe von Diazepam zur Beruhigung, Distanzierung und Anxiolyse.

Stupor

Zustand fehlender psychomotorischer Aktivität. Trotz wachen Bewusstseins keinerlei Reaktionen auf Reize jeder Art (akustisch, Schmerz), was auch als passiver Negativismus bezeichnet wird. Das völlige Versiegen der Sprachproduktion nennt man Mutismus. Nahrung muss hierbei ggf. per Sonde zugeführt werden. Die Ausscheidung sollte medikamentös und mittels Katheter unterstützt werden. Mögliche Ursachen sind schwere Depression, Schizophrenie (katatoner Stupor), Belastungsreaktionen, hirnorganische Erkrankungen.

Eine akute Gefährdung entsteht durch Nahrungs-/Flüssigkeitsverweigerung und durch die Immobilität (Thrombosen, Pneumonie). Es erfolgt die Behandlung der Grundkrankheit und internistisch-medizinische Unterstützung.

Malignes Neuroleptisches Syndrom

Schwere Nebenwirkung einer Neuroleptikatherapie, die letal enden kann. Symptomatik: Rigor mit CK-Erhöhung, Stupor, Fieber, Bewusstseins- und Kreislaufstörungen. DD: Katatonie. Therapeutisch setzt man das betreffende Neuroleptikum sofort ab und gibt Dantrolen i. v. (ein Muskelrelaxans).

Zusammenfassung

Psychiatrische Notfälle können sowohl Teil einer psychischen Störung als auch Symptom einer organischen Grunderkrankung sein. Jede medizinische Fachrichtung kann mit ihnen konfrontiert werden. Je nach Ausprägung stehen bei fehlendem Bewusstsein oder Intoxikationen zunächst die Notfall-Algorithmen im Vordergrund. Wichtig ist, nach bestehenden organischen und psychischen Grunderkrankungen zu fahnden bzw. zu fragen (Fremdanamnese!). Nach akuter Notfallintervention und Sicherung der Vitalparameter muss ein Spezialist hinzugezogen werden, der eine psychiatrisch-psychotherapeutische Therapie einleiten kann.

Sexualstörungen

Der Geschlechtsakt gliedert sich bei beiden Geschlechtern in mehrere sexuelle Phasen:
- Appetenzphase (sexuelles Verlangen)
- Erregungsphase (vaginale Lubrikation [Befeuchtung], männliche Erektion)
- Plateauphase
- Kohabitation (Penetration)
- Orgasmus
- Entspannung

Die meisten Sexualstörungen betreffen als Funktionsstörungen diese Phasen, im Speziellen die Libido, Erektion und Lubrikation sowie Orgasmus und Ejakulation.

Einteilung

In der ICD-10 werden die Sexualstörungen in drei Syndromkomplexe eingeteilt:
- **Sexuelle Dysfunktionen** (am häufigsten)
  - Störungen der sexuellen Appetenz oder Störungen in einer der sexuellen Phasen
  - Störungen mit Schmerzen beim Verkehr
  - Postorgastische Verstimmung
- **Identitätsstörungen mit dem eigenen Geschlecht**
  - Transsexualität
- **Präferenzstörungen** (auch: Paraphilien)
  - **Exhibitionismus**: meist zwanghaftes Zurschaustellen der eigenen Geschlechtsteile, mit oder ohne Masturbation; die sexuelle Befriedigung erfolgt meist als Reaktion auf den „Schock" der unfreiwilligen Zeugen.
  - **Fetischismus**: Bestimmte Objekte oder Gegenstände (die einer bestimmten Person gehören) können das Liebesspiel ersetzen und zu sexueller Erregung führen.
  - **Pädophilie**: sexuelles Interesse und Befriedigung an Kindern
  - **Sadismus/Masochismus**: Bei Ersterem kann sexuelle Lust nur durch Quälen und Demütigung des Partners entstehen, bei Letzterem ist man selbst der Gequälte; Erregung durch Verschmelzung von Schmerz und Lust
  - **Transvestitismus**
  - **Voyeurismus**: ein mit sexueller Erregung verbundener Zwang, Nacktheit oder sexuelle Handlungen bei Fremden zu beobachten
  - **Sodomie**: sexuelle Neigung zu und Handlungen an Tieren

Da die Dysfunktionen mit Abstand zu den häufigsten Sexualstörungen gehören, werden diese im Folgenden näher beschrieben. Die übrigen Störungen werden am Ende des Kapitels stichwortartig abgehandelt.

Sexuelle Funktionsstörungen

Ätiologie und Epidemiologie
Bei Frauen finden sich häufiger Appetenzstörungen oder Störungen in der Erregungsphase, während Männer häufiger über eine zu frühe Ejakulation oder fehlende Erektion klagen.

Häufig liegt die Ursache einer sexuellen Dysfunktion im **psychischen Bereich** (z. B. beruflicher oder sonstiger Stress, Versagensängste, Partnerschaftsprobleme, sexuelle Vergangenheit, elterliche Erziehung). Als **somatische Ursachen** sexueller Funktionsstörungen sind neben Medikamentennebenwirkungen (z. B. von Antidepressiva) auch Gefäßkrankheiten (z. B. Arteriosklerose) oder endokrinologische Störungen (v. a. Diabetes) zu nennen (Abb. 1).

Diagnostik
Anamnestisch müssen die Art des Problems, dessen Dauer und Zusammenhänge mit anderen Faktoren wie Arbeitsproblemen, Beziehungsstress, Schmerzen o. Ä. erörtert werden. Da viele Patienten nicht gewohnt sind, über ihr Sexualleben zu sprechen, ist dies oft schwierig. Deshalb sollte vor allem der Therapeut offen über sexuelle Themen sprechen können. Außerdem muss er sicherstellen, dass der Patient ihn versteht: Dazu sollten Ausdrücke wie Erektion und Ejakulation besprochen oder umschrieben werden.
Differentialdiagnostisch muss also geklärt werden, ob es sich um ein Problem organischer Natur handelt, ob eine andere psychische Erkrankung vorliegt, z. B. eine Depression, bei der das sexuelle Verlangen allgemein verringert ist, oder ob Medikamente eingenommen werden, welche die Libido bzw. sexuelle Funktionen beeinträchtigen können. Außerdem muss analysiert werden, ob vielleicht Partnerschaftsprobleme den eigentlichen Hintergrund bilden und deshalb ggf. auch der Partner in die Therapie eingebunden werden sollte.

Klinik
Die sexuellen Dysfunktionen können je nach ihrem Vorkommen in den einzelnen Phasen der sexuellen Erregung beschrieben werden:

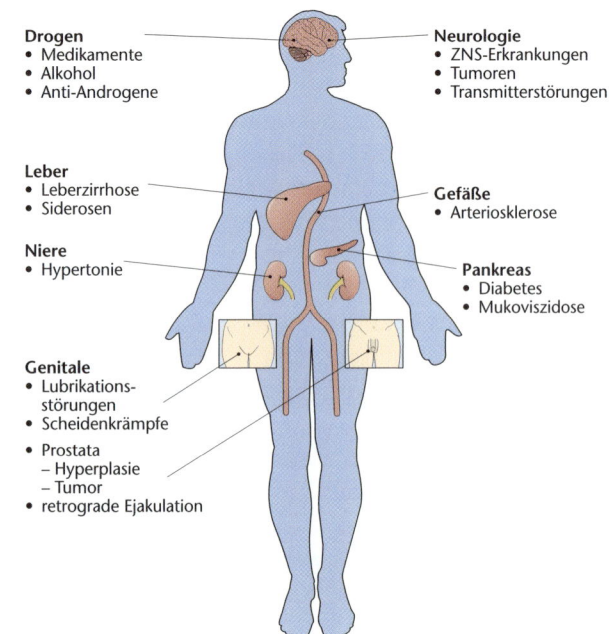

Abb. 1: Organische Störungen, die einer sexuellen Dysfunktion zugrunde liegen können. [2]

- Appetenzphase: fehlendes oder reduziertes sexuelles Verlangen, bei Frauen wesentlich häufiger anzutreffen als bei Männern
- Erregungsphase: vaginale Trockenheit, erektile Dysfunktion = Unfähigkeit der Erektion (sowohl organisch als auch psychisch bedingt)
- Plateauphase: Die sexuelle Erregung kann nicht aufrechterhalten werden.
- Kohabitation (Penetration): Vaginismus = Scheidenkrampf, Dyspareunie = Schmerzen beim Eindringen und während des Aktes
- Orgasmus: Anorgasmie = Unfähigkeit, einen Orgasmus zu erleben, trotz erfolgter Erektion orgastische Dysfunktion = verspätete oder retrograde Ejakulation oder Ejaculatio praecox (= vorzeitige Ejakulation)
- Entspannung: postorgastische Gereiztheit, Traurigkeit etc.

Therapie
Psychotherapeutisch

Ziel psychotherapeutischer Maßnahmen bei Sexualstörungen kann es z. B. sein, bestehende Aversionen oder Probleme zur Sprache zu bringen, zu analysieren und Änderungsvorschläge zu erarbeiten. Da die Funktionsstörungen oft sehr eng mit partnerschaftlichen Störungen verknüpft sind, müssen auch diese Faktoren erörtert und besprochen werden. Abwehrverhalten und die Abneigung gegen Veränderungen sollten reduziert werden. Wichtige Therapiekomponenten sind also:
- Beratung/Aufklärung
- Paartherapie
- Analyse des bestehenden sexuellen Verhaltens mit Änderungshinweisen und Übungsvorschlägen

Besonders bekannt ist die Sexualtherapie für Paare nach Masters und Johnson, die u. a. (paradox) mit einem vorübergehenden Koitusverbot arbeitet.

Medikamentös/andere

- Phosphodiesterasehemmer wie Sildenafil (Viagra®); Cave: Sexuelle Dysfunktionen können durchaus ihren „Sinn" haben. Nicht selten wurde auch von Vergewaltigungen in der Ehe unter Viagra®, berichtet. Es kann also verheerend sein, als Arzt Sildenafil zu verschreiben, ohne die genaueren Absichten des Patienten oder psychologische Hintergründe in einer Partnerschaft zu erfragen.
- Schwellkörperautoinjektionstherapie
- Vaginismus: mehrmaliges Einführen von Hegar-Stiften mit zunehmendem Durchmesser zur Habituation
- Ejaculatio praecox: Verhinderung der frühzeitigen Ejakulation durch Fingerdruck auf den Penis

Transsexualität

Die Transsexualität ist eine Störung der Geschlechtsidentität, heißt also, dass sich die betroffene Person nicht mit ihrem angeborenen Geschlecht identifizieren kann. Die Ätiologie ist weitgehend unbekannt. Der Mann-zu-Frau-Transsexualismus findet sich häufiger. Die Betroffenen fühlen sich fremd in ihrem Körper, sie tragen Kleidung des anderen Geschlechts und treten auch entsprechend in der Öffentlichkeit auf. Dies dient nicht der eigenen sexuellen Befriedigung, sondern stellt ein Grundbedürfnis dar.

> Der Transsexualismus ist im Gegensatz zum Transvestitismus keine „sexuelle Perversion". Transvestiten tragen zwar auch die Kleider des entgegengesetzten Geschlechts, haben jedoch nicht den Wunsch, dauernd diese Rolle zu übernehmen.

Eine Behandlung der Transsexualität geschieht durch psychotherapeutische Betreuung und Beratung mit evtl. Hormonbehandlung und operativer Geschlechtsumwandlung als Therapie der letzten Wahl.

Sexualpräferenzstörungen

Wie oben bereits aufgeführt, ist die Liste der Paraphilien lang. Sie sind in der Regel sehr schwer zu behandeln. Es gibt verschiedene Versuche, die Entstehung von Paraphilien zu erklären: Der tiefenpsychologische Ansatz geht von einer Traumatisierung oder einem seelischen Konflikt aus, der zu einer Perversion führt. Oftmals ist ein Konflikt oder eine fehlende Ablösung von einer Primärperson, meist der Mutter, in der Biographie der Betroffenen zu finden. Dabei hat das deviante (abweichende) sexuelle Verhalten eine Ich-stabilisierende Aufgabe und dient der Konfliktvermeidung. Es gibt verschiedene therapeutische Ansätze: So kann versucht werden, medikamentös eine bessere Impuls- bzw. eine Appetenzkontrolle herzustellen. Psychotherapeutische Verfahren sind oft schwierig durchzuführen und haben leider meist keine hohe Erfolgsrate.

> **Zusammenfassung**
>
> Es gibt vielfältige Sexualstörungen, wobei sexuelle Funktionsstörungen in unserer Gesellschaft am häufigsten vorkommen. Für ihre Entstehung gibt es sowohl mögliche körperliche als auch psychische Faktoren, die eruiert, geklärt und entsprechend therapiert werden müssen. Dem steht aber die Angst und Scham in weiten Teilen der Bevölkerung vor einem Arztbesuch wegen sexueller Störungen gegenüber. Ein wichtiges Element ist deshalb auch die Aufklärung der Bevölkerung.

Psychiatrische Krankheitsbilder in Neurologie und Innerer Medizin

Neurologie

Creutzfeldt-Jakob-Krankheit (CJK)

Diese schwere Form der Demenz zählt zu den Prionenkrankheiten und kommt in verschiedenen Formen vor, für die allerdings alle der schnelle Verfall und Tod innerhalb von Monaten typisch sind:

▶ **Sporadische Form:** wird in 5–10% der Fälle autosomal-dominant vererbt.

▶ **Iatrogene Form:** die von Mensch zu Mensch übertragene, erst nach vielen Jahren in Erscheinung tretende CJK, die vermutlich durch die Gabe von infiziertem menschlichen Wachstumshormon oder Transplantation von infizierten Materialien ausgelöst wird

▶ Eine **neue Variante der CJK** (erstmals vor einigen Jahren aufgetreten, vCJD), die durch den Verzehr von an **BSE** erkrankten Rindern in Zusammenhang zu stehen scheint. Unterschied: Durchschnittsalter der Patienten ca. 30 Jahre, längerer Krankheitsverlauf (durchschnittlich 13 Monate). Übertragen wird dabei ein abnormes Prion (proteinaseresistentes Protein, welches sich selbst repliziert), das post mortem in Plaques innerhalb des Gehirns gefunden werden konnte.

Psychiatrische Symptome sind depressive Verstimmung, Angstzustände, schneller Verfall der Gedächtnisleistungen bis zur schweren Demenz mit pyramidalen, extrapyramidalen und zerebellären Symptomen. Differentialdiagnostisch kommen M. Alzheimer und M. Parkinson in Betracht.

Chorea Huntington (Chorea major)

Diese autosomal-dominant vererbte Krankheit zeichnet sich durch eine abnormale Expansion eines Trinukleotids auf Chromosom 4 aus und manifestiert sich zwischen dem 30. und 50. Lebensjahr. Sie ist gekennzeichnet durch einen neuronalen Zelluntergang im Vorderlappen und v. a. in den Basalganglien (besonders Striatum/Nucleus caudatus).

Klinisch fallen die Patienten durch plötzlich einschießende, unwillkürliche arrhythmische Bewegungen und Zuckungen auf, die erst im Gesicht und später am ganzen Körper auftreten.

Psychiatrische Symptome sind depressive Verstimmung, Persönlichkeitsveränderungen (wie Aggressivität, Triebdurchbrüche oder Delinquenz) sowie evtl. psychotische Symptome (Choreophrenie). Die unausweichliche Demenz tritt erst relativ spät auf.

Multiple Sklerose (Encephalomyelitis disseminata)

Dies ist eine primär entzündliche Erkrankung des ZNS mit herdförmiger Entmarkung sowie Schädigung von Axonen. Sie tritt bevorzugt im mittleren Alter zwischen 20 und 40 Jahren auf. Frauen sind wesentlich häufiger betroffen als Männer, eine familiäre Häufung konnte nachgewiesen werden.

Ätiologisch geht man von einem autoimmunen Geschehen gegen Markscheidenantigene aus. Genetische Faktoren sowie eine Assoziation mit dem HLA-System spielen wohl eine Rolle. Auch ein Zusammenhang mit einem viralen Infekt sowie Umwelteinflüssen konnte nachgewiesen werden.

Pathologie: Im gesamten ZNS finden sich makroskopisch grauweiße, münzförmige sklerosierte Herde. Sie besitzen unterschiedliche Größe und befinden sich bevorzugt periventrikulär und perivenös. Histologisch kann man eine Entmarkung mit lymphozellulären Infiltraten und im weiteren Verlauf Narbenbildung erkennen.

Klinik: Je nach Lokalisation der Herde sind die Symptome sehr variabel. Das Symptombild reicht von spastischen Paresen, Sensibilitätsstörungen und zerebellärer Ataxie bis zur Querschnittslähmung. Als Erstsymptome treten häufig Lähmungen, Sensibilitätsstörungen und/oder eine Retrobulbärneuritis auf. Die (z.T. auch durch die Pathologie erklärbare) **psychische Symptomatik** (hirnorganisches Psychosyndrom z.B. in Form eines depressiven Syndroms, Euphorie, selten auch paranoide Psychose) tritt meist erst im späteren Krankheitsstadium auf. Meist ist der Verlauf primär schubförmig mit jeweils kompletter oder teilweiser Remission, z.T. aber auch chronisch progredient

Diagnostik: klinisches Bild und Verlauf; im Liquor typischerweise leichte Pleozytose (überwiegend Lymphozyten und Plasmazellen) und in ca. 95% sog. oligoklonale IgG-Banden; mittels MRT lassen sich die Entmarkungsherde darstellen; im Anfangsstadium erfolgt eine neurologische Diagnostik mit VEP (visuell evozierte Potentiale, die meist verzögert sind) und EEG (evtl. typische Herdveränderungen).

Therapie: Eine Heilung kann nicht erreicht werden. Deshalb steht die symptomatische Behandlung im Vordergrund. Dabei gilt die Wirksamkeit von Glukokortikoiden zur Verkürzung der jeweiligen Schubdauer als gesichert. β-Interferon und Azathioprin können die Schubfrequenz verringern, β-Interferon verlangsamt darüber hinaus das Fortschreiten von Behinderungen. Krankengymnastik, ggf. Blasentraining, Logopädie und Ergotherapie sowie psychosoziale Unterstützung und Selbsthilfegruppen sind andere wichtige therapeutische Maßnahmen.

M. Parkinson

Bei der Parkinson-Krankheit handelt es sich um ein extrapyramidales Syndrom infolge einer Degeneration dopaminerger Neurone in der Substantia nigra. Sie ist die häufigste neurologische Erkrankung im fortgeschrittenen Lebensalter (bei ca. 1% der > 60-Jährigen).

Leitsymptome sind Trias: Rigor, Tremor, Akinese:

▶ **Rigor:** Steifigkeit der Muskulatur durch die gleichzeitige Aktivierung von Agonisten und Antagonisten; induziert oder verstärkt durch aktive Bewegung der kontralateralen Seite

Spezielle Themen

Erkrankung	Symptomatik	Psychiatrische Symptomatik	DD	Ätiologie
HIV-Enzephalitis		Depressive Verstimmung, Antriebsarmut, Konzentrationsstörungen, allgemeine Verlangsamung, Apathie, progrediente Demenz	Depressive Episode, beginnende Demenz	HIV-Infektion
Herpes-simplex-Enzephalitis	Desorientiertheit, Krampfanfälle	Depressive Stimmung, Wahn, Halluzinationen, Bewusstseinstrübung bis zum Koma	Depressive Episode, wahnhafte Störung, beginnende Demenz	Komplikation einer Herpes-simplex-Infektion, befällt v. a. Temporallappen und limbisches System
Hyperthyreose	Tremor, Schwitzen, Tachykardie	Starke Unruhe, Nervosität, Gereiztheit, Schlafstörungen	Manische Zustände, andere Psychosen	Immunogen
Hypothyreose	Gewichtszunahme	Müdigkeit, Passivität	Depressive Episode	
Hirntumoren	Abhängig von Lokalisation	Je nach Lage alle Symptome denkbar von Euphorie bis Depressivität; Persönlichkeitsveränderungen bei Beteiligung des Frontallappens	Depressive Episode, Manie, Schizophrenie, Demenz	
Systemischer Lupus erythematodes (SLE)	Depression, Krampfanfälle	Häufigste Organmanifestationen sind Arthritiden, Hauterscheinungen, Nephritis und auch verschiedene psychische Symptome	Epilepsie, depressive Episode	Systemkollagenose, v. a. junge Frauen betroffen; Autoantikörper gegen verschiedene Organsysteme
Hypoglykämie	Starke Unruhe, Zittern, Schweißausbrüche, Heißhunger bis hin zum Koma	Kopfschmerzen, Verstimmung, Reizbarkeit, Konzentrationsschwäche, Verwirrtheit, Krampfanfälle, Koma	Epilepsie	
Porphyrie	abdom. Schmerzen, Koliken, Polyneuropathie, Leberschädigung	Durch Anreicherung von Porphyrinen im ZNS können verschiedene psychiatrische Symptome entstehen, z. B. extreme Erregung, katatone Zustände, Verwirrtheit oder halluzinatorische Zustände, psych. Verstimmung, Apathie		Angeborener oder erworbener Defekt in der Hämbiosynthese

Tab. 1: Internistische Erkrankungen mit psychiatrischen Symptomen.

- Tremor: initial einseitiger, kleinamplitudiger Ruhetremor mit zunehmender Intensität bei mentaler und emotionaler Belastung; Pillendreherphänomen (Tremor manus)
- Akinese: leise und monotone Sprache, Verlangsamung der Willkürbewegungen, verminderte Mimik und seltener Lidschlag, kleinschrittiger Gang mit fehlender physiologischer Mitbewegung der Arme, Fallneigung
- Häufig auch vegetative Störungen, z. B. Seborrhö (Salbengesicht), orthostatische Hypotonie, Obstipation

Zur **psychiatrischen Symptomatik** gehören Stimmungslabilität, Melancholie, Gedächtnisstörungen bis hin zur Demenz (bis zu 50 %) und Schlafstörungen (Schlafumkehr).
Die **Therapie** ist medikamentös:
- Dopaminsubstitution mit
  - Levodopa (L-Dopa), oft in Kombination mit
  - Decarboxylasehemmern (z. B. Benserazid)
  - Dopaminagonisten (z. B. Bromocriptin, Cabergolin)
  - Monoaminoxidasehemmer (MAO-Hemmer, z. B. Selegilin)
  - Amantadin

- Anticholinergika (z. B. Biperiden) helfen v. a. bei starkem Ruhetremor.
- Betarezeptorenblocker

Internistische Erkrankungen

Auch zahlreiche internistische Krankheitsbilder gehen mit psychiatrischer Symptomatik einher. Einen Überblick gibt Tab. 1.

Zusammenfassung

Es gibt zahlreiche neurologische und internistische Krankheitsbilder, die mit psychiatrischen Symptomen einhergehen oder erst dadurch auffallen. Deshalb ist es besonders wichtig, auch in einer nichtpsychiatrischen Ambulanz Verhaltens-, Wesens- oder sonstige Änderungen zu eruieren, um diese differentialdiagnostisch einordnen zu können. Durch entsprechend frühe und zielgerichtete Diagnostik können organische Erkrankungen erkannt und behandelt werden.

Forensische Psychiatrie

Die forensische Psychiatrie beschäftigt sich u.a. mit von psychisch Kranken begangenen Straftaten. Aufgaben des Arztes sind, die Schuldfähigkeit bei Strafdelikten zu untersuchen, eine Zwangsunterbringung bei Eigen- oder Fremdgefährdung zu veranlassen und/oder eine Betreuung zu regeln. In der Forensik tätig sind sowohl klinische Psychiater als auch speziell ausgebildete Gerichtsmediziner.

Gutachten

Der Psychiater soll dem zuständigen Gericht als medizinischer Sachverständiger zu Rate stehen, was die Schuldfähigkeit angeht. Er muss ein schriftliches Gutachten erstellen, in dem er den Zustand des Beschuldigten nach folgenden Gesichtspunkten beurteilt:
- Jetziger psychischer und körperlicher Zustand
- Versuch, aus dieser Beurteilung auf den Zustand des Beschuldigten während der Tatzeit zu schließen
- Einschätzung der Schuldfähigkeit unter Berücksichtigung des § 20 StGB (Strafgesetzbuch)

Häufige Straftatbestände, bei denen ein Gutachten angefordert wird, sind:
- Alkoholstraftaten
- Diebstähle
- Affektdelikte
- Sexualdelinquenz

§ 20 StGB (Schuldunfähigkeit)

„Ohne Schuld handelt, wer bei Begehung der Tat wegen einer krankhaften seelischen Störung, wegen einer tief greifenden Bewusstseinsstörung oder wegen Schwachsinns oder einer schweren anderen seelischen Abartigkeit unfähig ist, das Unrecht der Tat einzusehen oder nach dieser Einsicht zu handeln."

Nach ICD-10 sind diese krankhaften Zustände wie folgt definiert:
- **Krankhafte seelische Störung:**
  - Schwere Formen der affektiven Störung wie z. B. chronisch-rezidivierende depressive oder bipolare Störungen
  - Schizophrene Psychosen und wahnhafte Zustände
  - Suchterkrankungen wie Alkoholkrankheit, Drogenabhängigkeit oder Folgekrankheiten wie z. B. das Korsakow-Syndrom
  - Organisch begründbare psychische Störungen wie dementielle Syndrome (s. S. 72)
- **Tief greifende Bewusstseinsstörung:**
  - Affektstörungen oder im Affekt begangene Straftaten. Affekt heißt „in einer akuten Belastungssituation".
- **Schwachsinn:**
  - Intelligenzminderung (s. S. 68)
- **Seelische Abartigkeit:**
  - Persönlichkeits- oder Verhaltensstörungen
  - Neurotische, somatoforme oder Belastungsstörungen
  - Abhängigkeit von psychotropen Substanzen
  - Schizotype Störungen
  - Anhaltende affektive Störungen

§ 21 StGB (verminderte Schuldfähigkeit)

„Ist die Fähigkeit des Täters, das Unrecht der Tat einzusehen oder nach dieser Einsicht zu handeln, aus einem der in § 20 bezeichneten Gründe bei Begehung der Tat erheblich vermindert, so kann die Strafe nach § 49 Absatz 1 gemildert werden."

Unterbringung in einem psychiatrischen Krankenhaus

Falls die §§ 20 oder 21 zum Einsatz kommen, besteht die Möglichkeit, den Straftäter in einer psychiatrischen Anstalt unterzubringen. Gegenstand der Therapie sollten dabei sowohl eine Besserung der Symptomatik als auch eine Verhinderung bzw. eine Reduktion des Risikos erneuter Straftaten beinhalten.

Unterbringung gegen den Willen des Betroffenen

Bei bestehender Eigen- oder Fremdgefährdung, die nur durch eine stationäre Einweisung in eine psychiatrische Klinik abzuwenden ist, kann der zuständige Arzt eine Unterbringung (StGB § 63 im Fall von zu erwartender Straffälligkeit bzw. BGB § 1846 als Notaufnahme z. B. bei Selbstgefährdung) beantragen. Dies geschieht, indem der Arzt ein Unterbringungszeugnis ausstellt und an das

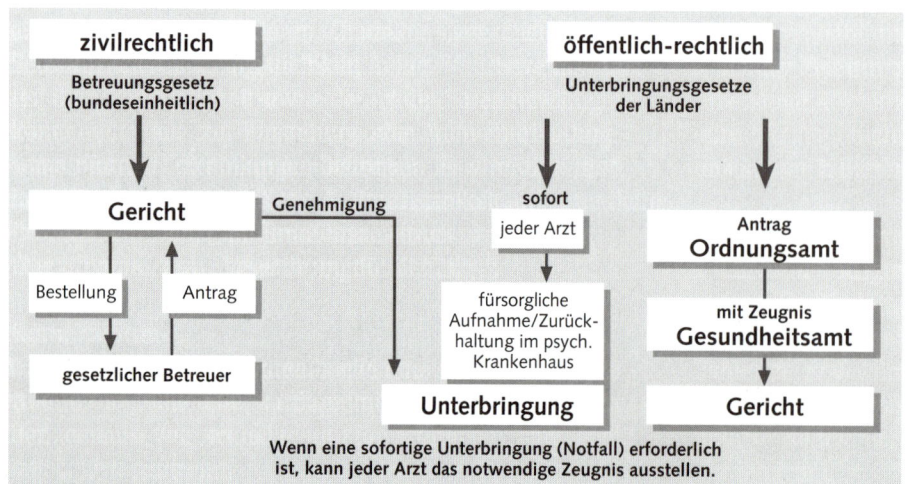

Abb. 1: Unterbringung in einem psychiatrischen Krankenhaus gegen den Willen und zum Schutz psychisch Kranker. [4]

Tab. 1: Eckdaten der Rechtsstellung nach Lebensalter.

Alter	Rechtsstellung
Geburt	Rechtsfähigkeit
6 Jahre	Schulpflicht
7 Jahre	Beschränkte Rechts- und Deliktfähigkeit
14 Jahre	Ende des strafrechtlichen Kinderschutzes, insbesondere Mitbestimmungs- und Anhörungsrechte
15 Jahre	Ende der allgemeinen Schulpflicht, Berufsschulpflicht
16 Jahre	Teilweise Ende des Jugendstrafschutzes, Eidesmündigkeit, Testierfähigkeit*
18 Jahre	Volljährigkeit, Geschäftsfähigkeit, Beurteilung als Heranwachsende
21 Jahre	Ende der Anwendbarkeit des JugendStrR, Ende der Hilfe für junge Volljährige
24 Jahre	Ende des Jugendstrafvollzugs

* Testierfähigkeit bedeutet die Fähigkeit zur Abfassung eines rechtswirksamen Testamentes

zuständige Amtsgericht sendet. Die Gründe für die Unterbringung müssen verständlich erläutert sein. Der Patient hat das Recht auf eine richterliche Anhörung. Verschiedene Wege einer Erwirkung zeigt ∎ Abb. 1.

Jugendgerichtsgesetz

Die Rechtsstellung variiert je nach Alter des Betroffenen. Eine Übersicht gibt ∎ Tab. 1.

Einrichtung einer Betreuung (§ 1896 BGB)

Das Betreuungsgesetz löst die früher existierenden Paragraphen für die Entmündigung, die Vormundschaft und Pflegschaft ab. Betreuung bedeutet nicht Entmündigung des Patienten, sondern „**beratender Beistand**". Dem Patienten sollen Möglichkeiten der eigenen Gestaltung seiner Angelegenheiten offen bleiben. Zur Einrichtung einer Betreuung muss der Betroffene selbst angehört werden, und es muss ein ärztliches Gutachten verfasst werden, das die Notwendigkeit einer Betreuung darlegt. Außerdem sollen die Dauer und der Umfang der Betreuung benannt sein. Die **Geschäftsfähigkeit** ist von der Betreuung unabhängig. So kann eine betreute Person durchaus geschäftsfähig sein. Der Betreuer hat natürlich rechtliche Pflichten, wie z.B. die Erledigung der Aufgaben des zu Betreuenden zu dessen Wohl und Berücksichtigung seiner Wünsche und Vorstellungen. Vor Erledigung wichtiger Aufgaben ist immer mit dem Betroffenen Rücksprache zu halten.

Schweigepflicht

Ärzte sind per Gesetz an die Schweigepflicht gebunden. Verstöße können strafrechtlich geahndet werden. Da in manchen Situationen die Einhaltung dieser Pflicht mit anderen Pflichten kollidieren kann, gibt es den sog. rechtfertigenden Notstand (§ 34, StGB), der eine geringere Beachtlichkeit der Schweigepflicht beinhaltet. Dennoch sollte der Arzt eine schriftliche Entbindung von der Schweigepflicht vom betroffenen Patienten einholen. Der Schweigepflicht unterliegen vom Patienten Anvertrautes, Diagnosen, Prognosen, Befunde und die Krankheitsvorgeschichte. Für den Arzt gibt es hier also ein **Recht** auf Offenbarung, aber keine **Pflicht**, falls er dadurch die Schweigepflicht verletzen müsste.

Zusammenfassung

Das Gebiet der forensischen Psychiatrie beschäftigt sich u.a. mit Straftätern, die eine Straftat im Zustand einer psychischen Erkrankung begangen haben. Der Arzt fungiert als Sachverständiger und vermittelt zwischen Patient und Gericht, indem er die zugrunde liegende Krankheit bei dem Betreffenden exploriert. Der Arzt muss unter Berufung auf die §§ 20 und 21 StGB entscheiden, ob bei der zu beurteilenden Person eine Schuldunfähigkeit oder eine verminderte Schuldfähigkeit zum Tatzeitpunkt festgestellt werden kann. Zu Konflikten kann dabei u.U. die ärztliche Schweigepflicht führen: Der Arzt darf nämlich nur dann Einzelheiten über den Patienten und seine Krankheit offen legen, wenn dieser ihn schriftlich von seiner Schweigepflicht entbunden hat. Falls dies nicht der Fall ist, kann § 34 zum Einsatz kommen, durch den der Arzt ein Recht auf Offenbarung erhält. Häufige psychiatrisch relevante Delikte sind Sexualstraftaten, Straftaten unter Alkoholeinfluss oder Einfluss sonstiger psychotroper Substanzen sowie Affektdelikte.

Fallbeispiele

84 Fall 1: Suizidalität
86 Fall 2: Schizophrenie
88 Fall 3: Essstörung
90 Fall 4: Somatoforme Störung

C Fallbeispiele

Fall 1: Suizidalität

Eine 45-jährige Frau wird abends gegen 20 Uhr von ihrem Mann in die Ambulanz der psychiatrischen Klinik gebracht. Der Ehemann berichtet, dass er, als er von der Arbeit nach Hause kam, auf dem Esstisch einen Brief seiner Frau vorgefunden hat, in dem sie sich von ihm und seinen Kindern verabschiedet. Er habe sich sofort auf die Suche nach ihr gemacht und sie weinend vor einem Haufen Tabletten im Schlafzimmer vorgefunden.

Frage 1: Was sind die möglichen Verdachtsdiagnosen bei Frau Schmidt?

Antwort 1:
- Depressive Episode mit akuter Suizidalität
- Anpassungsstörung
- Suizidalität ohne Grunderkrankung
- Akute Belastungsreaktion
- PTBS
- Akute schizophrene Psychose
- Histrionische oder auch Borderline-Persönlichkeitsstörung (BPS)

Szenario 1

Bei der weiteren Anamnese erfahren Sie, dass Frau Schmidt vor kurzem einen Autounfall erlitten hat. Als Beifahrer verunglückte ihr Bruder tödlich, wohingegen sie selbst mit leichten Verletzungen davonkam. Sie stand ihrem Bruder sehr nahe und plagt sich seitdem mit schweren Vorwürfen.

Frage 2: Wie lautet Ihre Verdachtsdiagnose? Welche Fragen müssten dazu erörtert werden?

Frage 3: Wodurch unterscheiden sich akute Belastungsreaktion und PTBS?

Frage 4: Was würden Sie Frau Schmidt anraten? Worauf müssen Sie besonderen Wert legen?

Frage 5: Welche Möglichkeiten haben Sie, falls sich die Patientin gegen eine stationäre Aufnahme ausspricht?

Frage 6: Welche Behandlungsmöglichkeiten gibt es bei einer PTBS?

Szenario 2

Bei der weiteren Exploration erfahren Sie, dass Frau Schmidt in letzter Zeit sehr niedergedrückt ist, sich zunehmend aus dem Familienleben zurückzieht und auch sichtliche Probleme mit der Haushaltsführung hat, den sie sonst problemlos führt. Familiäre Aktivitäten interessieren sie nicht mehr, sie fühle sich dazu auch zu müde. Herr Schmidt berichtet, dass solche Episoden schon öfter aufgetreten sind und seine Frau im Hause aufgrund ihrer stationären Voraufenthalte bekannt ist.

Frage 7: Wie sieht Ihr weiteres Vorgehen aus?

Frage 8: Welche Kriterien müssen zur Diagnosestellung einer Depression erfüllt sein? Wie ist eine schwere Episode definiert?

Sowohl die Patientin als auch ihr Ehemann erklären sich mit der Aufnahme einverstanden und sehen den Interventionsbedarf.

Frage 9: Während des letzten Aufenthaltes war Frau Schmidt erfolgreich mit Amitriptylin behandelt worden. Welche Therapie würden Sie ansetzen? Was müssen Sie dabei beachten?

Frage 10: Welche möglichen Nebenwirkungen können unter den angesetzten Antidepressiva auftreten?

Szenario 3

Sie bemerken, dass das Verhältnis zwischen den Ehepartnern angespannt ist. Frau Schmidt scheint die Gegenwart ihres Mannes eher einzuschüchtern. Deshalb bitten Sie Herrn Schmidt, kurz draußen Platz zu nehmen, damit Sie sich mit der Patientin allein unterhalten können. Sie sprechen die Suizidalität und den Abschiedsbrief an und erfahren, dass es die Patientin nicht über sich gebracht hätte, die Tabletten wirklich einzunehmen. Ihr wird im Gespräch klar, das der Suizidversuch eher als Hilfeschrei zu verstehen ist, um mehr Aufmerksamkeit von ihrem Mann zu bekommen.

Frage 11: Worauf könnte der Schrei nach mehr Aufmerksamkeit hindeuten?

Frage 12: Was würden Sie therapeutisch tun, wenn sich die histrionische Persönlichkeit bestätigen würde?

Szenario 1

Antwort 2: Verdachtsdiagnose ist eine posttraumatische Belastungsstörung (PTBS). Laut ICD-10 ist diese folgendermaßen definiert: Die Betroffenen sind kurz oder lang einem Geschehnis von außergewöhnlicher Bedrohung oder katastrophalem Ausmaß ausgesetzt. Die PTBS äußert sich erst nach einigen Wochen, in der Regel aber spätestens nach 6 Monaten. Die Patienten erinnern sich an oder wiedererleben das traumatisierende Ereignis auch in Form so genannter Flashbacks. Außerdem leiden sie häufig unter Schlafstörungen sowie unter Schuld- und Schamgefühlen.

Antwort 3: Die akute Belastungsreaktion, die im Volksmund auch als Nervenzusammenbruch bezeichnet wird, ist eine Reaktion, die stunden- bis tagelang nach einem außerordentlichen seelischen Trauma anhält. Bei der PTBS dauert die Reaktion entweder viel länger an, oder sie entsteht erst verzögert.

Antwort 4: Da bei Frau Schmidt eine akute Eigengefährdung durch die sehr konkreten Selbstmordgedanken anzunehmen ist, müssen Sie Frau Schmidt **stationär aufnehmen**. Sie klären die Patientin und ihren Mann über Ihre Verdachtsdiagnose einer PTBS auf und erläutern, warum Ihrer Meinung nach sowohl eine stationäre Aufnahme als auch psychotherapeutische Behandlung unbedingt nötig ist.

Antwort 5: Bei akuter Suizidalität haben Sie die Pflicht, die Patientin aufgrund ihrer Selbstgefährdung – notfalls gegen ihren Willen nach **§ 1846 BGB (Unterbringungsgesetz** vom 5.4.1992) – in eine psychiatrische Abteilung einzuweisen. Ein Unterbringungsantrag muss schriftlich beim zuständigen Amtsgericht eingereicht werden. Ein Vormundschaftsrichter wird dann die Patientin innerhalb von 24 h mündlich anhören und danach über die weitere Unterbringung entscheiden.

Antwort 6: Bei solch akuten Manifestationen ist zur Entlastung der Patienten eine medikamentöse Intervention im Sinne einer Anxiolyse und Sedierung anzuraten. Dazu käme ein niederpotentes Neuroleptikum in Frage (z.B. Perazin). Im Hinblick auf eine Langzeittherapie (als Unterstützung bei der psychotherapeutischen Traumabewältigung und Trauerarbeit) scheint auch die frühzeitige Gabe eines SSRI (z.B. Sertralin) geeignet. Als nichtmedikamentöse Therapie kommt z.B. eine Verhaltenstherapie in Betracht.

Szenario 2

Antwort 7: Sie fragen nach Grund und Verlauf der früheren Klinikaufenthalte. Frau Schmidt war wegen rezidivierenden depressiven Episoden in Behandlung, Sie erörtern den Schweregrad der aktuellen depressiven Episode und thematisieren die Suizidalität.

Antwort 8: Drei Hauptkriterien und auch mindestens vier Nebenkriterien sind erfüllt, die auf Nachfragen länger als zwei Wochen bestehen.

Antwort 9: Da die Patientin bereits früher erfolgreich mit Amitriptylin behandelt wurde, setzen Sie auch diesmal 100 mg Saroten® an. Wegen der Schlafstörungen erhält die Patientin abends 1,5 mg Lorazepam. Vor der Antidepressiva-Gabe müssen Sie ein EKG schreiben und die Blutwerte untersuchen, insbesondere großes Blutbild, Leber- und Nierenwerte und endokrinologisch die Schilddrüsenwerte (DD: Hyper-/Hypothyreose als Depressionsursache).

Antwort 10: Bei trizyklischen Antidepressiva stehen die anticholinergen NW im Vordergrund, wie z.B. Mundtrockenheit, Obstipation, Miktionsstörungen und Überleitungsstörungen am Herzen (EKG!). Die Patientin bessert sich unter o.g. Medikation und zusätzlicher Psychotherapie innerhalb der nächsten Wochen und kann nach 10-wöchiger stationärer Behandlung entlassen werden. Als Erhaltungstherapie nimmt die Patientin Saroten®, in voller Dosis für die nächsten 6 Monate ein. Weitere Therapie: ambulante Psychotherapie, evtl. generelle Phasenprophylaxe mit Lithium.

Szenario 3

Antwort 11: Die Hauptmerkmale einer histrionischen Persönlichkeitsstörung (PS) sind übermäßiges Verlangen nach Aufmerksamkeit, ständiges Stehen im Mittelpunkt, übermäßige Emotionalität. Somit könnte dieser appellative Suizid als Teil einer solchen Persönlichkeitsstörung verstanden werden.

Antwort 12: Im Vordergrund steht die Psychotherapie. Da die klassische **Psychoanalyse** als Grund für das Entstehen dieser PS eine Fixierung in der ödipalen Phase ansieht, konzentriert sie sich auf die Identifikation und Lösung dieser ödipalen Konflikte.

Ziel von **verhaltenstherapeutischen** Strategien ist die Stärkung des Selbstwertgefühls und der Persönlichkeit. Im Fall von Frau Schmidt wäre auch eine Paartherapie gemeinsam mit ihrem Mann denkbar, der somit lernt, wie er adäquat auf sie eingehen kann und wie er ihr bei der Umsetzung der therapeutisch erlernten Strategien behilflich sein kann.

Diagnosekriterien für die Einschätzung der Schwere der Episode	
Hauptkriterien	
Affekt	Niedergeschlagen, kann keine Freude mehr empfinden, depressive Verstimmung
Antrieb	Gehemmt, Interessenverlust
Ermüdbarkeit	Erhöht
Nebenkriterien	
Konzentration	Fast nicht mehr möglich
Schlaf	Ein- und Durchschlafstörungen bestehen
Selbstwertgefühl	Schämt sich, den Haushalt nicht mehr führen zu können und sich nicht mehr ausreichend um die Kinder zu kümmern
Suizidgedanken	Sehr konkret vorhanden
Inhaltliche und	Wahnideen, wie Verarmungs- oder Versündigungswahn; bei Frau Schmidt nicht vorhanden
Formale Denkstörungen	Verlangsamtes und gehemmtes Denken
Appetit	Vermindert

Fall 2: Schizophrenie

Eine Mutter kommt mit ihrem 24-jährigen Sohn per Überweisungsschein des Hausarztes in die Ambulanz der psychiatrischen Klinik. Die Mutter berichtet, dass ihr Sohn sich seit geraumer Zeit immer mehr verändere. Es habe vor etwa einem Jahr mit nachlassenden Leistungen an der Uni begonnen. Auch habe ihr Sohn sich immer mehr in sich zurückgezogen und sich zunehmend mit Philosophie beschäftigt.

Szenario 1

Peter berichtet, dass er noch nie wirkliche Freunde gehabt hätte. Soziale Kontakte oder Verbindlichkeiten habe er nie geschätzt und auch nicht gebraucht. Alterstypische Freizeitbeschäftigungen hätten ihn nie interessiert. Er beschäftigt sich am liebsten mit Philosophie, hat viele Bücher gelesen und konzentriere sich auf dieses Thema. Zu seiner Mutter habe er ein vertrauensvolles Verhältnis, wobei er sich durch ihre ständige Sorge um seine „soziale" Zukunft bedrängt fühle. So habe er noch nie eine Beziehung gehabt, vermisse dies aber auch nicht.
Frage 1: Versuchen Sie die Symptomatik in wenigen Stichworten zusammenzufassen.
Frage 2: Auf welche Diagnose würden diese Symptome passen, womit könnten Sie sie sichern/ausschließen?

Peter begegnet Ihrer Frage mit Unverständnis. Ihm gehe es gut, und er leide natürlich nicht unter seiner Situation. Er verstehe ohnehin nicht, warum er hier sei, etwa weil ihn Philosophie interessiere? Sie beobachten den Jungen genau und stellen fest, dass er sehr kühl und distanziert wirkt, auch seiner Mutter gegenüber. Bei genauerem Nachfragen erfahren Sie, dass Peter nie richtig Gefühle zeigen konnte, dass er dies aber auch von seinem Umfeld nicht erwarte. Er sei gegenüber Lob oder Kritik recht gleichgültig.
Frage 3: Fassen Sie erneut die Leitsymptome zusammen und äußern Sie nun Ihre Verdachtsdiagnose!

Szenario 2

Die Mutter erzählt, dass Peter seit einigen Tagen über fremde Mächte berichte, die Besitz über ihn ergreifen wollten und ihm Befehle erteilten. Außerdem meine er, dass die Welt bald von Außerirdischen regiert würde. Er selbst würde sich dem aber als Auserwählter widersetzen können und habe dies den Außerirdischen bereits so mitgeteilt. Seit der Pubertät habe Peter zunehmend Probleme mit Freunden in der Schule gehabt, zudem auch Autoritäten nicht anerkennen können. Dies habe dazu geführt, dass er bei anfänglich sehr guten Leistungen in der 10. Klasse das Gymnasium verlassen musste. Er sei auch den Eltern gegenüber immer aufsässig und schnippisch gewesen, habe gesetzte Grenzen ignoriert und sei zunehmend unzugänglicher geworden.
Frage 4: Woran denken Sie nach dieser Schilderung?
Frage 5: Worauf weisen das Prodromalstadium bzw. die Vorgeschichte hin?
Frage 6: Ordnen Sie die oben beschriebenen Symptome den Schneider-Kriterien zu!
Frage 7: Wie würden Sie weiter vorgehen? Was fehlt anamnestisch noch?

Sie versuchen der Mutter und auch dem Sohn die dringende Notwendigkeit einer stationären Aufnahme zu erläutern.
Frage 8: Bei der Erstmanifestationen einer solchen Störung muss eine Reihe von Differentialdiagnosen ausgeschlossen werden. Welche organischen Differentialdiagnosen fallen Ihnen ein?
Frage 9: Welche psychiatrischen Erkrankungen kommen differentialdiagnostisch in Betracht?
Frage 10: Welche Untergruppen der Schizophrenie kennen Sie? Erläutern Sie stichwortartig deren Symptomatik!
Frage 11: Sie nehmen den Patienten auf einer geschlossenen Station auf. Was raten Sie ihm nun?
Frage 12: Welche Klassen von Neuroleptika kennen Sie? Mit welchem Präparat würden Sie den Patienten behandeln?
Frage 13: Was würden Sie dem Patienten über die medikamentöse Therapie hinaus anraten?

Szenario 3

Die Mutter berichtet von einem neulich aufgetretenen Ereignis: Ihr Sohn sei früher von der Uni nach Hause gekommen und hatte dabei Schürfwunden im Gesicht. Er konnte sich nicht erklären, wie diese dorthin gekommen seine, er erinnere sich bloß, auf dem Weg zur Uni plötzlich gestürzt zu sein und kurz das Bewusstsein verloren zu haben. Er führte dies auf seinen niedrigen Blutdruck zurück.
Frage 16: Nach welchen Begleitumständen fragen Sie?

Es gibt keine Zeugen, zum Arzt sei Peter wegen der paar Schürfwunden nicht gegangen. Er hatte sich wohl beim Sturz noch auf die Zunge gebissen.
Frage 17: Welche Verdachtsdiagnose stellen Sie?

Weder Peter noch sonstige Verwandte leiden unter einer Epilepsie.
Frage 18: Was tun Sie als Nächstes?

Szenario 1

Antwort 1: Im Vordergrund stehen Interesselosigkeit an sozialen Kontakten, Rückzug, Introvertiertheit und Antriebshemmung.

Antwort 2: Dies könnten die Symptome einer beginnenden oder bestehenden depressiven Episode sein. Sie fragen, wie sich der Patient fühlt und ob er unter seiner Situation leide.

Antwort 3: Leitsymptome sind außer den bereits oben genannten: emotionale Kühle, abgeflachter Affekt, reduzierte Fähigkeit, Gefühle zu äußern (Freude, Ärger), Gleichgültigkeit gegenüber Lob und Kritik, Bevorzugung von Aktivitäten oder Interessen, die alleine durchführbar sind, mangelhaftes Gespür für soziale Normen.

Als Verdachtsdiagnose wird somit das Bestehen einer schizoiden Persönlichkeitsstörung gestellt. Als Entwicklungsmodell postuliert Johnson, dass bereits im frühen Säuglinsalter Affekte von der primären Bezugsperson (also meist der Mutter) nicht erwidert oder beachtet werden, was zu einer allgemeinen Affektverflachung führt. Sie fungiert als eine Art Schutzmechanismus vor Verachtung oder Zurückweisung. Kretschmer unterscheidet eine hyperästhetische Schizoidie, bei der Reizbarkeit und Hypersensibilität im Vordergrund stehen, von einer anästhetischen Schizoidie, die wie bei Peter durch Gleichgültigkeit und Distanziertheit geprägt ist. Der hyperästhetische Typus weist im Gegensatz zum anästhetischen Typ eine erhöhte Prävalenz zur schizophrenen Erkrankung auf.

Szenario 2

Antwort 4: Der Patient wird aufgrund einer akut paranoid-halluzinatorischen Schizophrenie vorgestellt, die der Hausarzt vermutet und weshalb er ihn in die Klinik eingewiesen hat. Nach den Schilderungen der Mutter scheint der Manifestation der Schizophrenie eine Prodomalphase bzw. auch schon eine schizophrene Vorgeschichte vorausgegangen zu sein.

Antwort 5: Sie weisen auf eine hebephrene Schizophrenie hin, bei der die läppische, alberne Symptomatik schon in der Pubertät zum Vorschein kam. Dabei fehlen die „Schneider-Symptome" zunächst völlig. Kennzeichnend sind Störungen wie Distanzlosigkeit, Affekt-, Denk- und Antriebsstörungen, Erregungs- und Unruhezustände. Bleiben Schneider-Symptome aus, hat die hebephrene Schizophrenie eine sehr ungünstige Prognose.

Antwort 6: Tab. 2, S. 32

Antwort 7: Sie sollten alle Symptome ersten und zweiten Ranges nach Schneider abfragen, sowohl in der Intensität als auch in der Reihenfolge ihres Auftretens. Wie immer müssen Sie auch nach Suizidalität in der Gegenwart und in der Vergangenheit fragen. Wichtig ist weiter die Familienanamnese für Schizophrenie oder sonstige Psychosen. Fragen Sie auch nach Alkohol- und Drogenkonsum.

Antwort 8: In Frage kämen z. B. zerebrale Tumoren oder Infektionen, endokrine oder metabolische Störungen. Des Weiteren kommen alle Arten von Intoxikationen in Betracht, sowohl mit Drogen jeder Art als auch durch Schwermetalle oder Medikamente. Um all diese Möglichkeiten auszuschließen, sind multiple Untersuchungen nötig.

Antwort 9: Manische Episode, wahnhafte Störungen, Zwangsstörung oder Persönlichkeitsstörungen.

Antwort 10: Die häufigste Form der Schizophrenie ist die beim Patienten aktuell vermutete **paranoid-halluzinatorische** Form. Die **hebephrene** Form der Schizophrenie beginnt meist schon in der Pubertät, oft mit Affekt- (läppisch-albernes Verhalten), Denk- (bizarre Sprache, ungeordnetes Denken) und Antriebsstörungen (Apathie) oder Distanzlosigkeit. Die **katatone** Schizophrenie äußert sich entweder in katatonem Stupor, in Form von Haltungs- und Sprachstereotypien oder psychomotorischer Agitiertheit.

Antwort 11: Sie raten ihm zu einer Therapie mit einem antipsychotisch wirksamen Medikament.

Szenario 2

Antwort 12: Man unterscheidet die zwei großen Gruppen der **klassischen** und der **atypischen** Neuroleptika. Innerhalb der klassischen kann man wiederum die **hochpotenten** (stark antipsychotisch und wenig sedierend) von den **niedrigpotenten** Antipsychotika (stark sedierend, nur schwach antipsychotisch) abgrenzen.
Bei der Erstmanifestation einer Schizophrenie beginnt man meist mit einem klassischen NL, wie z. B. Haloperidol. Um eine Sedierung zu erreichen, die wegen der Angst vor den fremden Mächten notwendig erscheint, kombiniert man ggf. das Neuroleptikum vorübergehend mit einem Benzodiazepin (z. B. Lorazepam).

Antwort 13: Wichtig ist die Psychoedukation, also die ausführliche Aufklärung über die Erkrankung und deren Therapie. Erklären Sie, dass die Fortführung der medikamentösen Therapie im Sinne einer Rückfallprophylaxe ein entscheidender Faktor für die Prognose ist.

Szenario 3

Antwort 16: Hat jemand den Sturz beobachtet? Ist das Ereignis diagnostisch abgeklärt worden? Gab es sonstige Verletzungen?

Antwort 17: Sie vermuten einen epileptischen Anfall und fragen, ob in der Familie eine Epilepsie bekannt sei.

Antwort 18: Sie veranlassen umgehend eine bildgebende Diagnostik, und zwar CT und/oder MRT. Des Weiteren wird ein EEG angefertigt.

Auf den Bildern des Gehirns lässt sich eine Raumforderung in der rechten Großhirnhemisphäre erkennen. Aufgrund der radiologischen Gegebenheiten und des Häufigkeitsgipfels zwischen dem 20. und 40. Lebensjahr wird die Diagnose eines Astrozytoms WHO-Grad II gestellt. Aufgrund des langsamen Wachstums ist die Prognose nach erfolgter operativer Entfernung gut. Auch die Wesensänderung mit nachlassenden Interessen und Antriebslosigkeit wird auf den Tumor zurückgeführt.
Sie klären den Patienten behutsam über Ihren Verdacht auf und überweisen ihn in die Neurochirurgie.

Fall 3: Essstörung

In die Ambulanz kommt eine 17-jährige junge Frau mit ihrer Mutter, die Ihnen eine Überweisung vom Hausarzt überreicht. Die Mutter berichtet, es könne so nicht mehr weitergehen mit der Tochter, sie würde ja bald vom Fleisch fallen. Deshalb habe sie sie zum Besuch beim Hausarzt gezwungen, der sie dann zu Ihnen überwiesen habe. Das Mädchen rollt während des Gesprächs sichtlich genervt mehrmals mit den Augen, bis ein Streit zwischen den beiden entflammt. Die Tochter wirft der Mutter Einmischung in ihre persönlichen Angelegenheiten vor, und sie neige doch sehr zur Übertreibung. Um die Situation zu entschärfen, bitten Sie die Mutter, vor der Türe zu warten, und versuchen zunächst ein Gespräch mit der Patientin unter vier Augen.

Frage 1: Worauf achten Sie beim Erstgespräch?

Antwort 1: Da Ihre Patientin ganz offensichtlich nicht aus eigenem Antrieb zu Ihnen kommt, sollten Sie darauf achten, einen guten Zugang in einem entsprechenden Gespräch zu finden. Dazu gehört das verständnisvolle Anhören der Sicht der Tochter, bevor weitere diagnostische oder gar therapeutische Schritte möglich sind.

Szenario 1

Sie achten auf Merkmale der äußeren Erscheinung, die auf die vermutete Diagnose hinweisen können. Sie sehen ein sehr schlankes Mädchen mit etwas eingefallenen Wangenknochen, tief liegenden Augen. Allerdings ist eine genauere Aussage wegen der sehr locker fallenden Kleidung nicht möglich.

Frage 2: Wie beginnen Sie das diagnostische Gespräch?
Frage 3: Wie errechnen Sie den Body-Mass-Index (BMI)?
Frage 4: Was wären die Grenzen zum Normal- bzw. Untergewicht?
Frage 5: Nennen Sie verschiedene Untertypen der Anorexia nervosa.
Frage 6: Nach welchen möglichen körperlichen Folgestörungen erkundigen Sie sich bzw. fahnden Sie bei einer Untersuchung?
Frage 7: Welche Erkrankungen aus demselben Formenkreis kennen Sie?
Frage 8: Wie gehen Sie nun weiter vor? Was raten Sie der Patientin?

Sie erklären ihr also Ihre Verdachtsdiagnose und dass Ihrer Meinung nach dringend Handlungsbedarf besteht. Die Patientin streitet jedoch alles ab und bezichtigt Sie, mit der Mutter unter einer Decke zu stecken. Sie verlässt aufgebracht das Untersuchungszimmer. Sie erklären der ebenso aufgebrachten Mutter, dass Ihnen juristisch die Hände gebunden sind und Sie eine stationäre oder andere Behandlung nicht erzwingen können.

Frage 9: Was wissen Sie über die Prognose der Anorexia nervosa?

Szenario 2

Selina berichtet, dass ihr in letzter Zeit einfach der Appetit vergangen sei. Die Mutter könne das überhaupt nicht verstehen, sie werfe ihr ständig vor, bloß dünn sein und abnehmen zu wollen, aber Selina empfindet das nicht so. Sie möchte eigentlich essen, doch bekommt sie keinen Bissen herunter. Am liebsten würde sie nach der Schule einfach ins Bett fallen.

Frage 10: Was muss Sie bei einer solchen Schilderung aufhorchen lassen, und welche Symptome sollten Sie gezielt erfragen? Was ist Ihre Verdachtsdiagnose?

Selina berichtet von nachlassenden schulischen Leistungen, außerdem habe sie kein Interesse mehr, mit ihren Freundinnen zum Shoppen zu fahren oder am Wochenende auszugehen. Sie bleibe lieber zu Hause und denke über ihre große Liebe nach, die aber nichts von ihr wissen wolle. Dieses Thema ginge ihr nicht mehr aus dem Kopf, so könne sie deswegen auch nachts schwer einschlafen.

Frage 11: Wonach müssen Sie – wie fast immer – auf jeden Fall fragen?

Selina verneint Gedanken an Selbstmord. Sie sei eben einfach nicht so gut drauf und hoffe, dass sich bald alles wieder einrenke.

Frage 12: Wie gehen Sie nun weiter vor?

Szenario 3

Um die Situation zu entschärfen, fragen Sie Selina, was denn ihrer Meinung nach zu der Gewichtsabnahme geführt habe. Sie merken, dass die Patientin etwas herumdruckst und sogar etwas errötet. Dann erzählt sie Ihnen, dass sie seit geraumer Zeit massive und übel riechende Stühle beobachte und unter Blähungen leide. Da sie das sehr störe, esse sie nur noch sehr wenig und hauptsächlich Salate, die sie in ihren Augen besser vertrage.

Frage 13: Welche somatischen Differentialdiagnosen kämen in Betracht?
Frage 14: Wie gehen Sie weiter vor, um Ihre Verdachtsdiagnose zu erhärten?

Szenario 1

Antwort 2: Sie fragen nach den Ernährungsgewohnheiten, nach dem Lieblingsessen, der Anzahl der Mahlzeiten und woraus sie bestehen. Außerdem sind die Regelmäßigkeit von sportlicher Betätigung und auch deren Ausmaß zu erfragen. Gab es einen Gewichtsverlust in den letzten Monaten? Letztendlich muss natürlich die Frage nach Größe und Gewicht gestellt werden (Vorsicht – heißes Eisen für jede essgestörte Patientin!).

Antwort 3: Nach der Formel: Körpergewicht in kg/(Körpergröße in Metern)^2.

Antwort 4: Siehe ■ Tab. 1.

Ihre Patientin wiegt bei einer Größe von 1,70 m 43 kg, was einem BMI von etwa 15 entspricht.

Antwort 5: Im DSM-IV unterscheidet man den restriktiven Typ, der durch striktes Einhalten einer Diät gekennzeichnet ist.

Der „purging type" ist ähnlich wie bei der Bulimie durch „Heißhungerattacken" gekennzeichnet, die Gewichtsregulation erfolgt durch induziertes Erbrechen, Laxanzien-/Diuretikaeinnahme. Die Abgrenzung zur Bulimia nervosa erfolgt über den BMI, der bei der Bulimie normal bis erhöht ist.

Antwort 6: Es können fast alle Organsysteme betroffen sein, besonders typische Symptome sind: Bradykardie, Hypotonie, Amenorrhö, Osteoporose.

Antwort 7: Eine weitere Essstörung ist die Bulimia nervosa, bei der die Betroffenen unter Essanfällen und Heißhungerattacken leiden.

Antwort 8: Eine stationäre Therapie ist ab einem BMI von weniger als 14,5 dringend indiziert, da dann eine vitale Gefährdung besteht. Andererseits ist eine kontrollierte Gewichtszunahme auch schon bei einem BMI von z. B. 17 im Rahmen eines **stationären** Aufenthalts angezeigt. Es würde aber grundsätzlich auch die Möglichkeit bestehen, die Patientin **ambulant** zu betreuen.

Antwort 9: Es gilt die Drittel-Regel: ein Drittel Heilung, ein Drittel Gewichts-

Klassifikation	W	M
Untergewicht	< 19	< 20
Normalgewicht	19–24	20–25
Übergewicht	24–30	25–30

■ Tab. 1: Klassifikation des Gewichts abhängig vom Geschlecht.

Szenario 1

normalisierung mit jedoch weiterhin persistierender Körperschemastörung und gestörtem Essverhalten, ein Drittel chronischer Verlauf. Die Letalität bei anorektischen Patienten beträgt zwischen 10 und 20% (!) ohne Behandlung, mit Behandlung sind es immerhin noch ca. 3%!

Die Patientin kommt ca. sechs Monate später in die Ambulanz mit einem Gewicht von jetzt noch 38 kg. Sie wird nun stationär behandelt und per Magensonde ernährt. Sie selbst fühlt sich schwach und müde. Sie gesteht ein, die Kontrolle über das Abnehmen verloren zu haben und möchte ihr Essverhalten ändern.

Szenario 2

Antwort 10: Appetitverlust und Antriebslosigkeit sind typische Symptome einer Depression. Auch Jugendliche in Selinas Alter können an dieser Symptomatik leiden. Oft fällt es den Erwachsenen/Eltern schwer, diese Zeichen bei ihrem Kind zu erkennen, da man eine Depression eher in fortgeschrittenem Alter vermutet. Um den psychopathologischen Befund zu komplettieren, sollten Sie gezielt fragen nach Stimmung (auch evtl. Tagesschwankungen), Empfinden von Freude, Interesse (z. B. Pflegen von Freundschaften, Ausgehen, Lebenspartner), Konzentrations- und Gedächtnisleistung (schulische Leistungen? Verschlechterung der Noten?), Schlafstörungen, verlangsamtem Denken oder Grübeln.

Antwort 11: Die Suizidalität – eines der häufigsten Symptome! In 82% der Fälle haben Depressive Suizidgedanken.

Antwort 12: Sie erklären Selina, dass Sie bei ihr eine depressive Episode vermuten und dass dieser Zustand behandlungswürdig sei. Sie schlagen ihr eine stationäre Aufnahme vor, die allerdings nicht sofort erfolgen muss. Sie fragen Selina, ob sie einverstanden sei, wenn Sie dies auch mit der Mutter besprächen, was sie bejaht. Die Mutter ist sichtlich überrascht, in ihren Augen stand mehr der Gewichtsverlust im Vordergrund. Nach längerer Aufklärung über die Symptomatik einer depressiven Episode akzeptieren jedoch Mutter und Tochter die Diagnose und erklären sich zu einer stationären Aufnahme bereit.

Szenario 3

Antwort 13: Grundsätzlich alle „konsumierenden" Erkrankungen wie Tumoren oder Infektionskrankheiten, aber auch eine Hyperthyreose oder entzündliche Darmkrankungen (M. Crohn, Colitis ulcerosa) können zu Kachexie und Gewichtsverlust führen. Bei dieser Anamnese ist eher an Letzteres zu denken.

Antwort 14: Sie überweisen Selina zur ausführlichen Diagnostik in eine internistische Klinik. Eine entzündliche Darmerkrankung muss mittels Endoskopie (Darm- und ggf. auch Magenspiegelung) gesichert werden. Außerdem müssen extraintestinale Manifestationen überprüft werden (Augenkonsil, dermatologisches Konsil etc. [s. entsprechendes Kapitel Innere Medizin]). Bei Sicherung einer der beiden Diagnosen bieten Sie Selina aber eine psychosomatische Begleitung an und weisen sie auf Selbsthilfegruppen hin.

Fall 4: Somatoforme Störung

Der 37-jährige Herr K., Geschäftsleiter einer Autofirma, berichtet von wechselnden körperlichen Beschwerden seit 3 Jahren: Gliederschmerzen bereits nach geringen Belastungen, kommende und gehende Rückenschmerzen mit wechselnder Lokalisation, Muskel- und Gelenkschmerzen, wiederholt Herzklopfen oder -rasen sowie ein Engegefühl in der Brust, Schwindel, Kopfdruck, allgemeine Reizbarkeit, sowie häufiges Urinieren. Bei den Blutroutineuntersuchungen und im EKG konnte der Hausarzt keinen pathologischen Befund entdecken.

Frage 1: Woran müssen Sie bei dieser Anamnese denken? Was sind die Kennzeichen?
Frage 2: Welche Unterformen kennen Sie?
Frage 3: Welche differentialdiagnostischen Überlegungen stellen Sie an?

Antwort 1: An eine somatoforme Störung. Diese ist gekennzeichnet durch über mind. sechs Monate andauernde und für den Patienten schwer belastende Schmerzzustände, die an den meisten Tagen spürbar sind. Typischerweise findet sich in zahlreich durchgeführten Untersuchungen kein (ausreichender) Anhalt für eine zugrunde liegende körperliche Erkrankung.
Antwort 2: Nach ICD-10 gibt es folgende Unterformen: Die **Somatisierungsstörung**, bei der überwiegend körperliche Symptome auftreten; wechselnde Organsysteme sind hier betroffen, v. a. GI-Trakt und kardiovaskuläres System. Bei der **somatoformen Schmerzstörung** stehen anhaltende schwere Schmerzen, die ihre Lokalisation zuweilen auch wechseln können, im Vordergrund. Wegen dieser Schmerzen und/oder daraus resultierender Ängste ziehen sich die Patienten häufig immer mehr zurück. Bei der **hypochondrischen Form** sind die Patienten fest davon überzeugt, an einer schweren körperlichen Erkrankung zu leiden. Manchmal können sie die befürchtete Erkrankung genau beschreiben („Darmkrebs") und schildern dafür mehr oder weniger typische Symptome. Bei der **Dysmorphophobie** sind die Patienten der festen (objektiv fälschlichen) Überzeugung, ein entstelltes Körperteil (z. B. Segelohren oder eine schreckliche Nase) zu haben. Auch die **Konversionsstörung** bildet laut DSM-IV eine Untergruppe der somatoformen Störungen – hier steht eine pseudoneurologische Symptomatik (z. B. psychogene Anfälle oder psychogene Blindheit) im Vordergrund].
Antwort 3: Natürlich müssen alle in Frage kommenden organischen Erkrankungen ausgeschlossen werden. Dabei sollen, wenn möglich, Mehrfachuntersuchungen vermieden werden.

Szenario 1

In den vergangenen Jahren waren bei unserem Patienten im Rahmen diverser Abklärungen verschiedene Antikörpertiter positiv, u.a. auch EBV-IgG und Toxoplasmose-IgG, die Borrelien-AK waren jedoch negativ, was also nicht zur Erklärung der Gelenk- und Muskelbeschwerden herangezogen werden kann.

Frage 4: Somatoforme Störungen kommen häufig in Verbindung mit anderen psychiatrischen Grunderkrankungen vor. Wissen Sie, bei welchen?
Frage 5: Was wissen Sie über die ätiologischen Entstehungsmodelle?

Szenario 2

Herr K. berichtet von einem allgemeinen Gefühl der Erschöpfung, körperlich wie geistig. Appetitverlust, Verdauungsstörungen und erhebliche Schlafstörungen machen ihm schwer zu schaffen. Auf der Arbeit war er zunehmend unkonzentriert. Die Sorge um den Familienbetrieb, den er von seinem Vater übernommen hatte, gepaart mit zunehmender finanzieller Unsicherheit (das Geschäft lief nicht besonders gut), habe ihn regelrecht „krank" gemacht. Seit 2 Monaten ist der Patient nun arbeitsunfähig.

Frage 6: Worauf deutet dieser Zustand hin?

Szenario 3

Herr K. berichtet außerdem über gelegentliche anfallsartige Zustände, meist ohne auslösende Ursache, die völlig unerwartet auftreten. Dabei spürt er, wie sein Herz heftig und schnell klopft, er bekommt Schweißausbrüche und zittert am ganzen Körper. Er entwickelt unglaubliche Angst, einen Herzinfarkt zu erleiden und zu sterben. Deshalb stellt er sich dann in einer Notfallambulanz vor. Er interpretiert diese Anfälle im Rahmen seiner noch immer nicht aufgeklärten Grunderkrankung und versteht nicht, weshalb diese bis jetzt noch nicht gefunden werden konnte.

Frage 7: Wie würden Sie vorgehen wenn Sie einen solchen Patienten in der allgemeinen Notfallambulanz betreuen würden?
Frage 8: Nennen Sie Diagnosekriterien einer Panikattacke, spezifische Symptome (möglichst drei verschiedene Organbereiche) und Ausschlusskriterien!
Frage 9: Nennen Sie stichwortartig mögliche Therapieprinzipien, die für somatoforme Störungen allgemein in Betracht kommen.
Frage 10: Welche medikamentösen Möglichkeiten stünden zur Verfügung?

Fallbeispiele

Szenario 1

Antwort 4: Komorbid werden somatoforme Störungen v.a. bei Depressionen, Angst- und (z.B. Borderline-)Persönlichkeitsstörungen diagnostiziert. Hier steht die Fixierung auf die körperlichen Symptome im Vordergrund.

Antwort 5: Es existiert kein einheitliches Entstehungsmodell zum Auftreten somatoformer Störungen. Man geht von einer erhöhten Anfälligkeit aus, die teilweise vererbbar zu sein scheint, aber auch auf Umweltfaktoren (Erziehung) zurückgeführt werden kann. Auch individuelle Persönlichkeitsfaktoren (individuelle Schmerzschwelle, erhöhte Aufmerksamkeit für interozeptive Reize) spielen eine Rolle (Vulnerabilität). Hinzu kommt häufig noch ein spezifischer Auslöser wie z.B. eine vorübergehende Erkrankung oder auch „life events" (z.B. Trennung, Tod eines nahe stehenden Menschen, Arbeitsplatzprobleme oder Arbeitslosigkeit). Aufrechterhaltende Faktoren sind u.a. eine zunehmende Fixierung auf die körperlichen Beschwerden sowie eine zunehmende Beschäftigung mit diesen. So wird oftmals aufwändig in (Fach-)Literatur nach Krankheiten geforscht, die für die Entstehung der jeweiligen Symptomatik verantwortlich sein könnten.

Szenario 2

Antwort 6: Auf ein „Burn-out"-Syndrom. Dies ist gekennzeichnet durch eine anhaltende Stressreaktion durch Überforderung am Arbeitsplatz. Es kommt zu psychischen und körperlichen Beschwerden und auch zu relevanten Veränderungen im Verhalten und kognitiver Funktionen (z.B. Konzentrationsstörungen) eines Menschen. Die Patienten klagen über einen anhaltenden Zustand der Müdigkeit und des „Ausgebranntseins" (Burn-out). Andere mögliche unspezifische Symptome sind (die oben beschriebenen) wechselnden Arthralgien, Hals- und Kopfschmerzen, zunehmendes Abstumpfen und Verlust des Selbstbewusstseins. Bei im Vordergrund stehender Müdigkeit und einem evtl. vorausgegangenen Virusinfekt könnte auch die Diagnose Chronic-Fatigue-Syndrom gestellt werden, dessen Kriterien mit den Symptomen, die der Patient präsentiert, auch erfüllt sind.

Szenario 3

Antwort 7: Genaueste Anamnese mit Erfragen aller körperlichen Symptome, die während eines Anfalls aufgetreten sind. Wie war die zeitliche Entwicklung? Wie und wo hat alles begonnen? Gab es solche Episoden bereits in der Vergangenheit? Wie endet ein solcher Anfall? Gibt es auslösende Faktoren? Gibt es Vermeidungsverhalten? Bestehen Grundkrankheiten? Natürlich muss ein Notfalllabor abgenommen werden, mit Herzenzymen (DD: Angina pectoris, Myokardinfarkt) und Elektrolyten (DD: Elektrolytentgleisung), TSH (DD: Hyperthyreose), Leber- und Nieren-(Retentions-)parametern, sowie ein EKG angefertigt werden. Gibt es keine Hinweise auf eine akute Exazerbation einer organischen Erkrankung, muss immer eine Panikattacke in Betracht gezogen werden. Dazu sollte auch ein fachärztliches Konsil (Psychiater) eingeholt werden.

Antwort 8:
- Diagnosekriterien: Panikattacken (ohne Agoraphobie) beginnen abrupt, ohne speziellen Auslöser, sie erreichen rasch ihr Maximum und dauern in der Regel mehrere Minuten bis zu einer halben Stunde an. Sie sind durch folgende Symptome charakterisiert: Vegetativum: Angst, Schweißausbrüche, Zittern; Palpitationen, Herzrasen; Dyspnoe, Thoraxschmerzen; neurologisch: Schwindel, Parästhesien.
- Ausschlusskriterium ist der Nachweis einer körperlichen Erkrankung, welche die Symptome erklärt.

Antwort 9: Verfahren der Wahl bei somatoformen Störungen ist die kognitive Verhaltenstherapie. Ein Behandlungsplan könnte folgendermaßen aussehen: Beziehungs- und Motivationsaufbau. Diese Patienten sind zurecht sehr empfindlich, wenn sie mit ihren Symptomen nicht ernst genommen werden, denn sie empfinden die Beschwerden wirklich und bilden sich diese nicht ein. Nur liegt die Ursache nicht dort, wo sie sie selbst vermuten (im Körper), sondern eben im Kopf, d.h. in ihrer Art und Weise, Schmerzen oder andere unangenehme Körpergefühle zu verarbeiten, was in der Folge zu einer Aufschaukelung führt („somatosensory amplification"). Deshalb wie immer: Symptome schildern lassen, ernst nehmen, empathischer Umgang. Nicht zu frühe Konfrontation mit einem psychischen Hintergrund, da sonst evtl. keine tragende therapeutische Beziehung zustande kommen kann. Bei ausreichender Motivation kann dann ein psychosomatisches Krankheitsmodell erarbeitet werden. Dazu ist die Psychoedukation wichtig: Der Patient wird über psychovegetative Zusammenhänge aufgeklärt. Danach werden Auslöser für die Symptome erarbeitet und protokolliert, um daraus Bewältigungsstrategien abzuleiten. Dazu eignen sich z.B. ein Symptomtagebuch und die Anwendung von Entspannungsverfahren. Der bei den Patienten häufig begleitende soziale Rückzug sollte thematisiert und abgebaut werden. Die negativen Auswirkungen sowohl von etwaigem Medikamentenmissbrauch (Selbstmedikation) als auch eines „doctor shopping" (zur steten Rückversicherung, ob die Symptome bedenklich sind oder eine Ursache haben) müssen besprochen werden.

Antwort 10: Es gibt nur wenige Medikamente, für die eine tatsächliche Wirksamkeit nachgewiesen werden konnte. Evtl. kann bei der Somatisierungsstörung mit gewissem Erfolg ein Anxiolytikum (Opipramol) eingesetzt werden. Bei der somatoformen Schmerzstörung können trizyklische Antidepressiva (Amitriptylin), Mirtazapin oder der neue SSNRI Duloxetin den Schmerz ein Stück weit modulieren.

D Anhang

Glossar

A

Agitiertheit: motorische Unruhe, erhöhte innere Erregbarkeit
Agnosie: Störung des Erkennens, z. B. Seelenblindheit oder -taubheit
Agranulozytose: gefährliche Granulozytopenie mit Abwehrschwäche und körperlichen Symptomen wie Fieber, Schüttelfrost, Schleimhautnekrosen, Lymphknotenschwellung
Akinese: Bewegungslosigkeit
Amenorrhö: Ausbleiben der Menstruation, Unterscheidung in primär (Regel war noch nie da) und sekundär (Regel bleibt plötzlich aus)
Amimie: Fehlen der Mimik
Amnesie: Form der Gedächtnisstörung, meist mit inhaltlicher oder zeitlich begrenzter Erinnerungslücke
Analgesie: aufgehobene Schmerzempfindung
Anankasmus: ängstliches, sehr gewissenhaftes Verhalten mit Zwanghaftigkeit im Denken und Handeln
Angina pectoris: Folge einer koronaren Minderdurchblutung → es entstehen ischämische Bereiche im Herzmuskel → Schmerzen im Brustkorb
Anosmie: Unfähigkeit, zu Riechen
Anurie: keine Urinproduktion (< 100 ml in 24 h), normal: bis 1,5 l in 24 h
Anxiolyse: Distanzierung von bestehenden Ängsten, z. B. durch Gabe von Benzodiazepinen
Aphasie: zentrale Sprachstörung, z. B. nach Hirnschlag
Ataxie: allg.: Störung von Bewegungsabläufen, **zerebelläre A.** durch Erkrankung/Schädigung des Kleinhirns. Zeichen einer Ataxie sind Dysarthrie, Dysdiadochokinese, Störungen der Okulomotorik und des Gangbildes
Autismus: Kontaktstörung mit Rückzug

B

Basalganglien: bestehen aus folgenden zerebralen Strukturen: Nucleus caudatus, Putamen, Claustrum, Corpus amygdaloideum; Koordination von Muskeltonus, Körperhaltung und gezielten Bewegungen
BSE: bovine spongiforme Enzephalopathie, bei Rindern vorkommende Prionenkrankheit. Bei Verzehr infektiösen Fleisches kann beim Menschen die CJK entstehen

C

Cave: (lat.) Vorsicht, Achtung
Cholestase: Gallestau
Compliance: Bereitschaft des Patienten, mit dem Arzt zusammenzuarbeiten, eine Therapie durchzuziehen oder Medikamente einzunehmen
Coping: Bewältigungsstrategien

D

Delinquenz: Straffälligkeit
Diadochokinese: Begriff für die Koordination, schnelle antagonistische Bewegungen, z. B. Supination/Pronation mit dem Unterarm
Dyspnoe: Atemnot mit verstärkter Atemarbeit
Dysthymie: Verstimmung
Dysurie: Schmerzen beim Wasserlassen

E

Empathie: Einfühlungsvermögen

F

Fugue: Flucht, plötzliches Verlassen der gewohnten Umgebung, evtl. wird eine neue Identität angenommen (dissoziative Fugue); bei schizophrenen Störungen

G

Galaktorrhö: spontane Milchabsonderung aus der Mamma
Grübeln: unablässiges Beschäftigen mit den immer gleichen und wiederkehrenden Gedanken, die meist unangenehmen Inhalts sind

H

Hebephrenie: Form der Schizophrenie, die in der Jugend beginnt und vorrangig durch affektive Symptome gekennzeichnet ist
Hypalgesie: vermindertes Schmerzempfinden
Hypästhesie: verminderte Empfindlichkeit für Sinnesreize
Hyperhidrosis: verstärktes Schwitzen
Hypo-/Hypersomnie: es wird zu wenig bzw. zu viel geschlafen
Hypomanie: gehobene Stimmung, jedoch nicht so stark ausgeprägt wie bei der Manie
Hypoxie: verminderte Sauerstoffkonzentration

I

Iatrogen: durch den Arzt/Therapeuten verursacht
Insomnie: Schlaflosigkeit
Introspektionsfähigkeit: Fähigkeit, in sich selbst hineinzuschauen und selbstkritisch Verhaltensweisen oder Charaktereigenschaften zu begutachten

K

Katatonie: Störung der Psychomotorik; Formen: katatoner Stupor (Zustand der absoluten Reglosigkeit), katatoner Erregungszustand. Die Formen können ineinander übergehen
KHK: koronare Herzkrankheit (Arteriosklerose der Herzkranzgefäße)
Kognition: Wahrnehmungs-, Denk- und Erinnerungsprozesse. Kognitive Störungen beinhalten Gedächtnis-, Denk- und Konzentrationsstörungen
Komorbidität: das Nebeneinander von mehreren Krankheiten bei einem Patienten

L

Laxanzien: Abführmittel
Libido: sexuelles Verlangen
Limbisches System: funktionelles System, dem verschiedene Hirnstrukturen angehören und das eine Rolle spielt bei der Gedächtnis- und Lernfunktion des Gehirnes, außerdem ist es für Emotionalität im Verhalten verantwortlich und steuert Triebimpulse
Logopädie: beschäftigt sich mit Stimm-, Sprech- oder Sprachstörungen

M

MCV: mittleres korpuskuläres Volumen der Erythrozyten; vermindert z. B. bei Eisenmangelanämie → Hypochromie, vermehrt z. B. bei Vit.-B_{12}-Mangel → Hyperchromie
Miosis: Engstellung der Pupillen (z. B. im Hellen oder nach Opioidgabe)
Mutismus: Versiegen der Sprachproduktion bei intaktem Sprechorgan
Mydriasis: Weitung der Pupillen (z. B. im Dunkeln)

N

Negativsymptomatik (auch Minussymptomatik): gehemmter Antrieb, gedrückter Affekt, Freudlosigkeit, Apathie, Verlangsamung. Spielt eine große Rolle bei der Depression und der Schizophrenie
Neuroleptanalgesie: Anästhesieform, bei der ein hochpotentes, kurz wirksames Opiat in Kombination mit einem Neuroleptikum i. v. verabreicht wird; v. a. bei kleineren operativen Eingriffen

O

Obstipation: Verstopfung
Oligophrenie: Intelligenzminderung
Oligurie: verminderte Harnausscheidung (< 500 ml in 24 h); vgl. Anurie
Orthostase: aufrechtes Stehen
Orthostatische Dysregulation: Beim Übergang vom Liegen zum Stehen kommt es infolge Hypotonie und zerebraler Minderdurchblutung zu Schwindel, Schwarzwerden vor Augen, Ohrensausen

P

Palpitationen: subjektiv empfundenes Herzklopfen oder Herzrasen
Parästhesie: Sensibilitätsstörung: kribbelnde oder brennende Missempfindungen
Parathymie: Affekte, die einer Situation nicht angemessen sind, z. B. lautes Lachen bei einer Beerdigung
Parkinsonoid: dem Parkinson-Syndrom ähnliches Zustandsbild, das allerdings andere Ursachen hat (z. B. Neuroleptika-Nebenwirkung)
Perseveration: Wiederholen bestimmter Handlungen oder Gedanken, Haftenbleiben
Phytotherapeutika: Medikamente auf pflanzliches Basis
Pleozytose: erhöhte Zellzahl im Liquor
Polyurie: erhöhte Harnausscheidung, > 2 l in 24 h, vgl. Oligurie
Postiktal/postikterisch: nach einem (epileptischen) Krampfanfall (oft postiktaler Schlaf und/oder Verwirrtheitszustand)
Prion (proteinaceous infectious particle): infektiöses, fehlgefaltetes Protein („Erreger" von BSE)
Promiskuität: durch häufig wechselnde Partner gekennzeichnetes Sexualleben
Psychose: durch verändertes Erleben gekennzeichnete Störung; man unterscheidet organische (Delir, frühkindlicher Hirnschaden, Trauma) von den körperlich nicht begründbaren Psychosen (z. B. Schizophrenie, affektives Psychosen wie Depression, Manie)

R

Rebound-Phänomen: der Wirkung entgegengesetzte Reaktion nach plötzlichem Absetzen z. B. von Medikamenten
Retrobulbärneuritis: Entzündung des N. opticus, häufiges Erstsymptom bei multipler Sklerose
Rhabdomyolyse: Untergang von Muskelgewebe entweder medikamentös bedingt, traumatisch (Verkehrsunfall) oder nach exzessivem Sport
Rigor: Steifigkeit der Muskulatur durch eine Erhöhung des Muskeltonus, typisch z. B. bei Parkinson-Syndrom

S

Schizoid: der Schizophrenie ähnlich mit den Eigenschaften Ungeselligkeit, Introvertiertheit, emotionale Kälte
Seborrhö: vermehrte Talgproduktion
Sedation/Sedierung: Beruhigung, dämpfende Wirkung auf das ZNS
Stupor: Zustand der psychischen und motorischen Reglosigkeit

T

Tachypnoe: schnelle Atmung
Tetanie: neuromuskuläre Übererregbarkeit, evtl. Ausbildung von Muskelkrämpfen, Pfötchenstellung der Hände, Einteilung in normo- und hypokalzämische T., auch durch Hyperventilation auslösbar
Torticollis: muskulärer Schiefhals

V

Vigilanz: Wachheit

Z

Zerebellum: Kleinhirn. Funktionen: Aufrechterhaltung des Muskeltonus, der Koordination, des Gleichgewichts, Koordination von Bewegungsabläufen
Zyklothymie: instabile Stimmung mit ständigen Wechseln zwischen „himmelhochjauchzend" und „zu Tode betrübt"

Anhang

Geprüfte Neurologie	Fragen-/Aufgabenstellung	Pkt.
Orientierung	Frage nach Jahr, Jahreszeit, Monat, Wochentag, aktuelles Datum (je 1 Punkt)	0–5
	Frage nach derzeitigem Aufenthaltsort: Land, Bundesland, Stadt, Klinik, Name des Arztes (je 1 Punkt)	0–5
Aufnahmefähigkeit	Nachsprechen von drei Wörtern (ein Wort/Sek.) vorsprechen	0–3
Aufmerksamkeit/ Rechnen	Patient soll von 100 jeweils 7 subtrahieren (100-93-86-79-72-65), nach 5 Antworten wird abgebrochen (je 1 Punkt)	0–5
Kurzzeitgedächtnis	Patient soll die vorgesprochenen (s. o.) Wörter wiederholen (je 1 Punkt)	0–3
Sprache	Patient soll zwei gezeigte Gegenstände (Bleistift, Uhr) benennen (je 1 Punkt)	0–3
	Patient soll nachsprechen: „Wie Du mir, so ich Dir" (1 Punkt)	
Ausführen einer Handlungsanweisung	„Nehmen Sie das Blatt Papier, falten Sie es und legen Sie es auf den Boden!" (je 1 Punkt pro Handlungsweise)	0–3
Lesen	Patient soll lesen: „Schließen Sie die Augen" und die Handlung umsetzen	0–1
Schreiben	Patient soll einen kurzen Satz nach eigener Wahl schreiben	0–1
Zeichnen	Patient soll zwei sich überschneidende Fünfecke auf einem separatem Blatt nachzeichnen	0–1

▌ Tab. 1: Mini-Mental-State-Test als Standard-Screeningverfahren bei Verdacht auf Demenz. Die Bewertung erfolgt durch das Addieren der erreichten Punktezahl. Ein Normalbefund liegt zwischen 25 und 30 Punkten, eine leichte Demenz zwischen 22 und 24. Bei Werten unter 21 ist von einer erheblichen Demenz auszugehen.

Quellenverzeichnis

[1] Brunnhuber, S./Frauenknecht, S./; Lieb, K.: Intensivkurs Psychiatrie und Psychotherapie. Urban & Fischer, 5. Auflage 2004.

[2] Stevens, L./Rodin, I: Psychiatry. Churchill Livingstone, 2001.

[3] Brunnhuber, S./Lieb, K.: Kurzlehrbuch Psychiatrie. Urban & Fischer, 4. Auflage 2000.

[4] Berger, M.: Psychische Erkrankungen. Urban & Fischer, 2. Auflage 2003.

[5] Möller, H.-J./Laux, G./Deister, A.: Duale Reihe Psychiatrie und Psychotherapie. Thieme, 3. Auflage 2005.

[6] Illing, S./Claßen, M.: Klinikleitfaden Pädiatrie. Urban & Fischer, 6. Auflage 2003.

[7] Muntau, A.: Intensivkurs Pädiatrie. Urban & Fischer, 3. Auflage 2003.

E Register

Register

A

AA (Anonyme Alkoholiker), Alkoholabhängigkeit 61
Abhängigkeit
– körperliche 58
– psychische 58
Abstinenz 11
Abwehr 10
Acamprosat, Alkoholabhängigkeit 61
Acetylcholinesterasehemmer 21
– Demenz 73
ADHS (Aufmerksamkeits-Defizit-Hyperaktivitätssyndrom) 66
– mentale Retardierung 69
– Psychostimulanzien 66
– Verhaltenstherapie 66
Affektarmut/-starre 5
affektive Störungen/Affektstörungen 5, 24–29
– im Alter 70
– anhaltende 24
– bipolare 24
– DD 43
– Gutachten 80
– Schizophrenie 30–31
– unipolare 24
– Valproat 29
Agoraphobie 36–37, 39
Agranulozytoserisiko, Neuroleptika 19
Akathisie, Neuroleptika 18, 35
Akinese, Parkinson-Syndrom 79
Akrophobie 37
Alkoholabhängigkeit/-krankheit bzw. Alkoholismus 2, 58–61
– AA (Anonyme Alkoholiker) 61
– Acamprosat 61
– Benzodiazepine 61
– CAGE-Interview 58
– Clomethiazol 60
– Clonidin 61
– Demenz 59
– Disulfiram 61
– Entgiftung 60
– Entwöhnung 61
– Entzug (Entgiftung) 60
– Folgekrankheiten 59
– Gutachten 80
– Halluzinose 59
– Intoxikation 75
– Jellinek-Einteilung 59
– Komorbidität 59–60
– Korsakow-Syndrom 59
– Krampfanfallsprophylaxe 61
– Laboruntersuchungen 58
– Lernfaktor 58
– Polyneuropathie 59
– Rausch 59, 80
– Rückfallprophylaxe 61
– Selbsthilfegruppen 61
– soziale Folgen 60
– sozialer Faktor 58
– Suizidalität 59
– Tremor 59
– Wernicke-Enzephalopathie 59
Alkohol(entzugs)delir (Delirium tremens) 59–60
Alkoholentzugssyndrom 59–60
– Prädelir 60
Alpha-Alkoholiker 59
Alpträume 55, 57
– Kindesalter 65
Alzheimer-Demenz 72
Amantadin 21
– Parkinson-Syndrom 79
Amisulprid 18
Amitriptylin 16
Amnesie, dissoziative 46
amnestisches Syndrom, Alkoholabhängigkeit 59
Amphetamine, Drogenabhängigkeit 62
anale Phase 10
Analgetika, Drogenabhängigkeit 62
Anamnese 2
Angehörigengruppen 15
Angststörungen 2, 36–39
– Alkoholabhängigkeit 59
– Antidepressiva 38
– Anxiolytika 20
– Benzodiazepine 38
– β-Blocker 38
– DD 38, 40
– Desensibilisierung 39
– Ebenen 36
– Entspannungstechniken 38
– Essstörungen 53
– Flooding 39
– generalisierte 37, 66
– Kindesalter 66
– kognitive Therapie 38–39
– Komorbiditäten 36
– MAO-Hemmer 38
– Persönlichkeitsstörungen 48
– psychiatrischer Notfall 74
– Psychoedukation 38
– Reizüberflutung 39
– Verhaltenstherapie 38
Anonyme Alkoholiker (AA) 61
Anorexia nervosa 52–53
Anorexie 52
Anorgasmie 77
Anosmie 3
Anpassungsfähigkeit 49
Anpassungsstörungen 44
– Psychotherapie 45
Anticholinergika, Parkinson-Syndrom 79
Antidementiva 20–21
Antidepressiva 16
– Abbau 16
– Angststörungen 38
– Belastungsstörungen, posttraumatische 45
– Klassifikation 16
– Nebenwirkungen 16–17
– Schlafstörungen 55
– tetrazyklische 16
– trizyklische 16–17
– – sedierende 20
– Zwangsstörungen 41
Antiepileptika 17
Antihistaminika, Schlafstörungen 55
Antikonvulsiva
– bipolare Störungen 28
– rapid cycling 29
– Zyklothymie 29
Antipsychotika
– Persönlichkeitsstörungen 51
– Schizophrenie 34
Antriebssteigerung/-störungen 5
– Manie 28
Anxiolytika 20
– Nebenwirkungen 20
Appetenzphase, sexuelle Funktionsstörung 76–77
Arbeitstherapie 15
Areflexie 3
Asperger-Typ, Autismus 67
Assoziation, freie 10–11
Athlet 48
Aufmerksamkeits-Defizit-Hyperaktivitätssyndrom s. ADHS
Aufmerksamkeitsstörungen 4
Auftreten, äußeres 4
Augenmuskelparese 3
Ausscheidungsstörungen 65
Autismus 64, 66–67
– Asperger-Typ 67
– frühkindlicher 67
– – Zwangsstörungen 40
– Kanner-Typ 67
autogenes Training 14

B

Baldrian 20
Barbiturate 20
– Drogenabhängigkeit 62
Begriffszerfall 31
Beistand, beratender, Betreuung 81
Belastungsreaktionen/-störungen
– akute 44–45
– – DD 85
– Gutachten 80
– posttraumatische (PTBS) 44
– – Angststörungen 38
– – Antidepressiva 45
– – SSRI 45
Benommenheit, psychiatrischer Notfall 74
Benperidol 18

Benzodiazepine 20
- Alkoholabhängigkeit 61
- Angststörungen 38
- Drogenabhängigkeit 62
- Schlafstörungen 55
- Therapierichtlinien 20
Beta-Alkoholiker 59
Betarezeptorenblocker
- Angststörungen 38
- Parkinson-Syndrom 79
Betreuung, Einrichtung 81
Bewegungsstörungen, dissoziative 46
Bewusstseinsstörungen 4
- psychiatrischer Notfall 74
- qualitative 4
- quantitative 4
- tiefgreifende, Gutachten 80
Binswanger-Syndrom 72
Biofeedback 14
bipolare Störungen 24, 28–29
- Antikonvulsiva 28
- EKT (Elektrokonvulsivtherapie) 28
- Lithium 28–29
- Neuroleptiker 28
- rapid cycling 28
Blickparese 3
Blutalkohol, Promillewerte, Berechnung 58
BMI, Essstörungen 53
Borderline-Persönlichkeitsstörung 49
- somatoforme Störungen 42
Bromazepam 20
Bulimie/Bulimia nervosa 52
- Diagnostik 53
- Fressanfälle/Heißhungerattacken 52–53
Burn-out-Syndrom 42

C

CAGE-Interview, Alkoholabhängigkeit 58
Cannabis/Cannabinoide
- Drogenabhängigkeit 62
- Intoxikation 75
Carbamazepin 17
Chloraldurat 20
Chlorprothixen 18
Chorea
- major (Huntington) 78
- minor (Sydenham), Zwangsstörungen 41
Chronic-fatigue-Syndrom 42
Citalopram 16
CJK s. Creutzfeldt-Jakob-Krankheit
Clomethiazol, Alkoholabhängigkeit 60
Clonidin
- Alkoholabhängigkeit 61
- Drogenabhängigkeit 63
Clozapin 18

Co-Alkoholismus 58
Colon irritabile 43
Computer-Tomographie (CT) 9
Creutzfeldt-Jakob-Krankheit (CJK) 78
- neue Variante (nCJK) 78

D

Delir(ium)
- DD 73
- psychiatrischer Notfall 74
- tremens (Alkoholdelir) 59
Delta-Trinker 59
Demenz
- Acetylcholinesterasehemmer 73
- Alkoholabhängigkeit 59
- im Alter 70–72
- depressive, DD 73
- Gutachten 80
- Parkinson-Syndrom 72–73
- Schlafstörungen 57
- vaskuläre 72
Denken, eingeengtes 4
Denkhemmung/-verlangsamung 4
Denkstörungen 4
- formale 4
- inhaltliche 4–5
- Schizophrenie 31
Denkverlangsamung 4
Denkzerfahrenheit 31
Depersonalisation 31, 46–47
Depression 2, 24–27
- Akuttherapie 26
- Alkoholabhängigkeit 59
- im Alter 70
- Anxiolytika 20
- EKT (Elektrokrampftherapie) 27
- Erhaltungstherapie 26
- Kindesalter 67
- larvierte 43
- Lichttherapie 27
- Monoaminmangel-Hypothese 24
- Parkinson-Syndrom 73
- Persönlichkeitsstörungen 48
- postschizophrene 32
- Prophylaxe 26
- Psychotherapie 26
- psychotische Symptome 25
- Schlafstörungen 57
- somatische Syndrome 25
- somatoforme Störungen 42
- Suizidalität 26
- wahnhafte 25
- Zwangsstörungen 40
depressive Syndrome s. Depression
Derealisation 31, 46–47
Desensibilisierung
- Angststörungen 39
- systematische 12

Deutung 11
Diagnoseebene 8
Diagnosestellung, Standardisierung 6
Diagnostik 8
- apparative 9
Diazepam 20
- Drogenabhängigkeit 63
Diebstähle, Gutachten 80
Dikaliumclorazepat 20
dissoziative Störungen 46–47
Distanzlosigkeit, Manie 28
Disulfiram, Alkoholabhängigkeit 61
Donepezil 21
Dopaminsubstitution, Parkinson-Syndrom 79
Down-Syndrom (Trisomie 21) 68
Doxepin 16
Drogenabhängigkeit 62–63
- Clonidin 62
- Diazepam 62
- Gutachten 80
- Komorbidität 62
- Methadon 62
- Naloxon 62
- Naltrexon 62
- Psychotherapie 62
Drogenscreening 9
DSM IV 6–7
Durchschlafstörungen 54–55
dysmorphophobe Störungen/Dysmorphophobie 42
- DD 90
Dyspareunie 77
Dyssomnie 55

E

Ecstasy, Drogenabhängigkeit 62
EEG (Elektroenzephalographie) 9
Einschlafstörungen 54–55
Ejaculatio praecox 77
Ejakulation, retrograde/vorzeitige 77
EKT (Elektrokonvulsiv- bzw. -krampftherapie)
- bipolare Störungen 28
- Depression 27
Elektroenzephalographie 27
Empfindungsstörungen, dissoziative 46
Encephalomyelitis disseminata 78
Enkopresis 65
Entgiftung, Alkoholabhängigkeit 60
Entspannung, sexuelle Phasen 76
Entspannungstechniken/-training 14
- Angststörungen 38
- Persönlichkeitsstörungen 51
- Schlafstörungen 55
Entwicklung, kindliche, normale 64
Entwicklungsphasenstörung, Fixierung 10

Register

entwicklungspsychologisches Modell 10
Entwicklungsstörungen, umschriebene 64
Entwöhnung, Alkoholabhängigkeit 61
Entzug
– Alkoholabhängigkeit 60
– kalter 63
Enuresis 65
– diurna/nocturna 65
environmental intolerance 43
EPI (Eysenck-Persönlichkeitsinventar) 8, 50
EPMS (extrapyramidal-motorische Störungen), Neuroleptika 18
Epsilon-Trinker 59
Ergotherapie 15
Erkrankungen, frühere 2
Erregungsphase, sexuelle 76
– Funktionsstörung 77
Erregungszustände 74–75
– katatone 31
– psychiatrischer Notfall 74
Erschöpfungssyndrom 43
Erstarrungszustand 31
Erstmanifestation 8
Es 10
Essstörungen 52–53
– BMI 53
– DD 88–89
– Life event 52
– Persönlichkeitsstörungen 48
– primäre 52
– seelische Konflikte, unbewusste 52
Euphorie 5
Exazerbation 8
Exhibitionismus 76
Expositionsverfahren 12
extrapyramidal-motorische Störungen (EPMS), Neuroleptika 18
Extraversion 49
Eysenck-Persönlichkeitsinventar (EPI) 8, 50

F

Familienanamnese 3
Familientherapie 14
– Depression 26
Fetischismus 76
Fibromyalgiesyndrom 42
Fixierung, Entwicklungsphasenstörung 10
Flooding, Angststörungen 39
Fluoxetin 16
Fluphenazin 18
Fluvoxamin 16
forensische Psychiatrie 80–81
Fragiles-X-Syndrom 69

Freiburger Persönlichkeitsinventar (FPI) 8, 49–50
Fremdanamnese 3
Fressanfälle, Bulimie 52
Freud, Sigmund 11
Frühdyskinesien, Neuroleptika 18, 35
Fugue, dissoziative 46

G

Galantamin 21
Gamma-Alkoholiker 59
Gangbild 3
Ganser-Syndrom 46–47
– DD 73
Gedächtnisstörungen 4
– im Alter 70
Gedächtnistraining im Alter 70
Gedankenabreißen 4, 31
Gedankenausbreitung 31
Gedankeneingebung 31
Gedankenentzug 31
Gedankensperren 4
Gegenübertragung 11
geistige Behinderung 68–69
Gerontopsychatrie 70–73
Geschäftsfähigkeit, Betreuung 81
Gesprächstherapie 13
Gewissenhaftigkeit 49
Gilles-de-la-Tourette-Syndrom 65
– Zwangsstörungen 41
Ginkgo(präparate) 21
– Demenz 73
Glutamatmodulatoren 21
– Demenz 73
Größenwahn 5, 31
Grübeln 4
Gründlichkeit 49
Gutachten 80

H

Haften 4
Halluzinationen 5
– akustische, gustatorische, olfaktorische bzw. optische 31
– Alkoholabhängigkeit 59
– Parkinson-Syndrom 73
– Schizophrenie 31
Halluzinogene, Drogenabhängigkeit 62
Haloperidol 18
Hamburg-Wechsler-Intelligenztest für Erwachsene (HAWIE) 8
Haschisch, Drogenabhängigkeit 62
Heidelberger Dissoziationsinventar (HDI), dissoziative Störungen 47
Heißhungerattacken, Bulimie 52
Heroin, Drogenabhängigkeit 62

Herpes-simplex-Enzephalitis, psychiatrische Symptome 79
Hirntumoren, psychiatrische Symptome 79
HIV-Enzephalitis, psychiatrische Symptome 79
Hoffnungslosigkeit 5
Hopfen 20
Hypästhesie 3
Hypalgesie 3
Hyperreflexie 3
Hypersomnie 55–56
Hyperthyreose, psychiatrische Symptome 79
Hypnose/Hypnotherapie 14–15
Hypnotika 20
hypochondrische Störung 42
– DD 90
Hypoglykämie, psychiatrische Symptome 79
Hyporeflexie 3
Hypothyreose, psychiatrische Symptome 79

I

ICD-9 6
ICD-10 6
Ich 10
Ich-Störungen 5
– Schizophrenie 31
Ideenflucht 4
– Manie 28
Identitätsstörungen
– dissoziative 46
– mit dem eigenen Geschlecht 76
Illusionen 5
Imipramin 16
Informationsgruppen 15
Insomnie 54–55
Instanzenmodell 10
Intelligenzminderung 68–69
interpersonelle Psychotherapie s. IPT
Interviews
– standardisierte 8
– strukturierte 8
Intoxikationen
– psychiatrische Notfälle 75
– psychiatrischer Notfall 74
Introversion 49
Inzidenz 8
IPT (interpersonelle Psychotherapie) 13
– Depression 26

J

Jellinek-Einteilung, Alkoholabhängigkeit 59
Jugendgerichtsgesetz 81

K

Kanner-Typ, Autismus 67
Kastrationsangst 11
Katalepsie 31
Kataplexie 56
Katatonie
– perniziöse 31
– psychiatrischer Notfall 74
– Schizophrenie 31
Kinder- und Jugendpsychiatrie 64–69
Körperbeschwerden, umweltbezogene (UBK) 43
kognitive Störungen, Parkinson-Syndrom 73
kognitive Therapie/Verhaltenstherapie 12
– Angststörungen 38–39
– Belastungsstörungen, posttraumatische 45
– Depression 26
– Zwangsstörungen 41
Kohabitation
– sexuelle Funktionsstörung 77
– sexuelle Phasen 76
Kokain, Drogenabhängigkeit 62
Koma, psychiatrischer Notfall 74
Kompetenzaufbau 12
Konditionieren, operantes 12
Konditionierung, klassische 12
Konflikttrinker 59
Konfrontationstherapie 12
Konstitutionslehre, nach Kretschmer 48
Kontrollzwang 5
Konversionsneurose/-störung 46
– DD 90
Kopfschmerzen, schlafbezogene 55
Korsakow-Syndrom
– Alkoholabhängigkeit 59
– Gutachten 80
Krampfanfälle
– Alkoholabhängigkeit 61
– Anxiolytika 20
– dissoziative 46
Krankheitsgeschichte, aktuelle 2
Krankheitsgewinn, dissoziative Störungen 46
Krankheitskonzepte 10
Krisenintervention, Belastungsstörungen, akute 45
Kurzzeitgedächtnis 4

L

Labordiagnostik 9
Lamotrigin 17
Langzeitgedächtnis 4
Lasègue-Zeichen 3
Latenzphase 10
Legasthenie 64
Leibeshalluzinationen 31
Leistungsdiagnostik 8
Leptosom 48
Lernfaktor, Alkoholabhängigkeit 58
Lese-Rechtschreib-Schwäche 64
Levomepromazin 18
Lichttherapie, Depression 27
Liebeswahn 31
Life event, Essstörungen 52
Liquordiagnostik 9
Lithium 17
– bipolare Störungen 28–29
– Intoxikation 29
– Nebenwirkungen 17, 29
Lorazepam 20
Low-dose-Abhängigkeit 62
LSD, Drogenabhängigkeit 62
Lupus erythematodes, systemischer 79

M

Magersucht 52
Magnetresonanz-Tomographie (MRT) 9
Major-Depression, Schlafstörungen 57
Manie 24, 28
– Schlafstörungen 57
MAO-Hemmer 16
– Angststörungen 38
– Demenz 73
– Parkinson-Syndrom 79
Maprotilin 16
Marihuana, Drogenabhängigkeit 62
Martin-Bell-Syndrom 69
Masochismus 76
MCS (Multiple-Chemical-Sensitivity-Syndrom) 43
Medikamentenabhängigkeit 62
Medikamentenanamnese 3
Memantin 21
– Demenz 73
mentale Retardierung 68–69
Mescalin, Drogenabhängigkeit 62
Methadon, Drogenabhängigkeit 63
Methylphenidat 21
– Drogenabhängigkeit 62
Mianserin 16
Mini-Mental-State (MMS) 8
Minnesota Multiphasic Personality Inventory s. MMPI
Mirtazapin 16, 20
Missbrauch 65
Misshandlung 65
MMPI (Minnesota Multiphasic Personality Inventory) 8, 49–50
MMS (Mini-Mental-State) 8
Moclobemid 16
Modafinil 21
Modelllernen 12
Monoaminmangel-Hypothese, Depression 24
Monoamin-Oxidase-Hemmer s. MAO-Hemmer
Morbidität 8
Morbus Alzheimer 72
Morphin, Drogenabhängigkeit 62
Mortalität 8
Motorikstörungen 64–65
MRT (Magnetresonanz-Tomographie) 9
Multiinfarktdemenz 72
Multiphasic-Minnesota-Personality-Inventory s. MMPI
Multiple Sklerose 78
Multiple-Chemical-Sensitivity-Syndrom (MCS) 43
Muskelrelaxation, progressive nach Jacobson (PMR) 14
Muskelrelaxierung, Anxiolytika 20
Muskeltonus 3
Mutismus 31
Myelinolyse, zentrale, pontine 59

N

Nachlässigkeit 49
Naloxon, Drogenabhängigkeit 63
Naltrexon, Drogenabhängigkeit 63
Narkolepsie 56
Negativsymptomatik, Schizophrenie 30
Nervenzusammenbruch, DD 85
Neurasthenie 43
Neuroleptika 18, 20
– atypische 18–19
– – Nebenwirkungen 19
– bipolare Störungen 28
– hochpotente 34
– klassische 18–19
– Nebenwirkungen 18–19
– – anticholinerge 35
– – antidopaminerge 34–35
– – somatische 19
– niedrigpotente 34
– Schizophrenie 34
– Schlafstörungen 55
neuroleptisches Syndrom, malignes (MNL) 35, 74–75
neurologische Untersuchung 3
Neurotizismus 49
Nicergolin 21
non-purging-type, Bulimie 53
Nootropika 20–21
– Demenz 73
Noradrenalin-Wiederaufnahme-Hemmer, selektive (SNRI) 16
Notfälle, psychiatrische 74–75

Register

O

Objektivität, testpsychologische Untersuchungen 8
ödipale Phase 10
Offenheit 49
Olanzapin 18
Oligophrenie 68–69
operante Verfahren 12
Opiatintoxikation 75
Opioide, Drogenabhängigkeit 62
orale Phase 10
Orgasmus
– sexuelle Funktionsstörung 77
– sexuelle Phasen 76
Orientierungsstörungen 4
OSAS (obstruktives Schlafapnoesyndrom) 56

P

Paartherapie, Depression 26
Pädophilie 76
Panikattacken/-störungen 37
– Anxiolytika 20
– DD 43
– psychiatrischer Notfall 74
Parästhesie 3
Paralogie 31
Paraphilien 76
Parasomnie 55, 57
Parathymie 5
Paresen 3
Parkinson-Syndrom 78–79
– Amantadin 79
– Anticholinergika 79
– Betarezeptorenblocker 79
– Demenz 72–73
– Dopaminsubstitution 79
– MAO-Hemmer 79
– Neuroleptika 18, 35
– Selegilin 79
Paroxetin 16
Patientenratgeber 15
Pavor nocturnus 55, 57
– Kindesalter 65
Penisneid 11
Perseveration 4
Persönlichkeit
– Diagnostik 8
– multiple 46
Persönlichkeitsforschung 49
Persönlichkeitsstörungen 48–51
– abhängige (asthenische) 48
– ängstliche (vermeidende) 48
– Ätiologie 48
– Alkoholabhängigkeit 59
– anankastische (zwanghafte) 48
– Antipsychotika 51
– DD 50
– dependente 49
– Diagnostik 50
– dissoziale 48
– emotional instabile 48
– Entspannungstraining 51
– Epidemiologie 48
– Gutachten 80
– histrionische 48
– – DD 85
– Klassifikation 48
– Komorbidität 48
– Krisenintervention 50
– Leidensdruck 50
– narzisstische 48
– paranoide 48
– psychodynamische Therapie 51
– Psychopharmaka 51
– Psychotherapie 51
– schizoide 48
– schizotype 48
– Selbsthilfegruppen 51
– somatoforme Störungen 42
– SSRI 51
– Substanzmissbrauch 50
– Testpsychologie 50
– Verhaltenstherapie, kognitive 51
– zwanghafte 40
Perversion, sexuelle 77
PET (Positronen-Emissions-Tomographie) 9
pflanzliche Präparate 20
Phantasielosigkeit 49
Pharmakaspiegel, Überprüfung 9
Phasenprophylaktika 17
Phobien 36–37
– Kindesalter 66
– soziale 37
Phosphodiesterasehemmer, sexuelle Funktionsstörung 77
Physiotherapie, dissoziative Störungen 47
Phytotherapeutika, Demenz 73
Pick-Syndrom 72
Pillendreherphänomen, Parkinson-Syndrom 79
Pipamperon 18
Piracetam 21
– Demenz 73
Plateauphase, sexuelle 76
– Funktionsstörung 77
Platzangst 36–37
Poltern 64
Polyneuropathie, Alkoholabhängigkeit 59
Polysomnographie, Schlafstörungen 54
Porphyrie, psychiatrische Symptome 79
Positivsymptomatik, Schizophrenie 30
Positronen-Emissions-Tomographie (PET) 9
posttraumatische Belastungsstörungen (PTBS) 44
Prädelir, Alkoholentzugssyndrom 60
Präferenzstörungen 76
Prävalenz 8
Prodromi 8
Projektion 10
Promethazin 18
Prophylaxe, Therapieformen, begleitende 14–15
Pseudodemenz 46–47
– DD 73
pseudoneurologische Symptome, dissoziative Störungen 46
Psilocybin, Drogenabhängigkeit 62
Psychiatrie, forensische 80–81
psychiatrische Diagnostik, Untersuchungsinstrumente 8
psychiatrische Erkrankungen/Störungen 78–79
– DD 43
– Epidemiologie 7
– Schlafstörungen 57
psychiatrische Notfälle 74–75
psychiatrisches Krankenhaus, Unterbringung 80
psychische Vorgeschichte 2
Psychoanalyse, klassische 10–11
psychoanalytische Therapie 10
psychodynamische Therapie 10
– Persönlichkeitsstörungen 51
– Zwangsstörungen 41
Psychoedukation 15
– Angststörungen 38
– dissoziative Störungen 47
Psychomotorik, Störungen 5
Psychopathie
– depressive, hyperthyme bzw. selbstunsichere 48
– Typen 48
Psychopharmaka 16–21
– Persönlichkeitsstörungen 51
Psychosen, schizophrene, Gutachten 80
Psychostimulanzien 21
– ADHS 66
– Nebenwirkungen 21
Psychotherapie 10–15
– Anpassungsstörungen 45
– Depression 26
– dissoziative Störungen 47
– Drogenabhängigkeit 63
– interpersonelle (IPT) 13
– – Depression 26
– Persönlichkeitsstörungen 51
– Schizophrenie 35
– tiefenpsychologisch fundierte (dynamische) 11
– – Depression 26
– Zwangsstörungen 41
psychotische Symptome, Depression 25
psychotrope Substanzen, Abhängigkeit, Gutachten 80

PTBS (posttraumatische Belastungsstörungen) 44
- Angststörungen 38
- Antidepressiva/SSRI 45
Pubertätsphase 10
purging type, Bulimie 53
Putzzwang 5
Pykniker 48

Q

Quetiapin 18

R

rapid cycling
- Antikonvulsiva 29
- bipolare Störungen 28
Ratlosigkeit 5
Rausch 60
- einfacher 60
- pathologischer 60
RDS s. Reizdarmsyndrom
Reaktionsbildung 10
Reaktionsvermeidung, Zwangsstörungen 41
Reboxetin 16
Rechenstörung 64
Rehabilitation 15
- Therapieformen, begleitende 14-15
Reizdarmsyndrom (RDS) 43
Reizkonfrontation, Zwangsstörungen 41
Reizüberflutung 12
- Angststörungen 39
Reliabilität, testpsychologische Untersuchungen 8
Remission 8
Residualsymptomatik 8
Restless-legs-Syndrom (RLS) 56-57
α_2-Rezeptorantagonisten 16
Rigor 3
- Parkinson-Syndrom 78
Risperidon 18
Rivastigmin 21
RLS (Restless-legs-Syndrom), Therapie 57
Rückfälle/Rezidive 8
- Alkoholabhängigkeit 61
- Schizophrenie 32-33

S

Sadismus 76
Salbengesicht, Parkinson-Syndrom 79
SBS (Sick-Building-Syndrom) 43
Scheidenkrampf 77
Schizophrenia simplex 32

Schizophrenie 30-35
- Affektstörungen 30-31
- Angststörungen 38
- Antipsychotika 34
- DD 43, 86-87
- Denkstörungen 31
- Halluzinationen 31
- hebephrene 32
- Ich-Störungen 31
- katatone 31-32
- Komplikationen 33
- Krankheitsverlauf 32-33
- Langzeitprognose 33
- Negativsymptomatik 30
- Neuroleptika 34
- paranoide 32
- Positivsymptomatik 30
- Prodromalphase 32-33
- psychosozialer Auslöser 30
- Psychotherapie 35
- Rückfälle 32-33
- Schlafstörungen 57
- Soziotherapie 35
- Subtypisierung 32
- Suizidalität 33
- Wahn 31
- Zwangsstörungen 40
Schlafapnoesyndrom, obstruktives 56
Schlafentzug, Depression 26
Schlafhygiene, Schlafstörungen 55
Schlaflabor, Schlafstörungen 54
Schlafmittel 20
Schlafneigung, übermäßige 56
Schlafstörungen 54-57
- Antidepressiva/Antihistaminika 55
- Benzodiazepine 55
- CPAP-Maske 57
- Entspannungsverfahren 55
- Formen 54-55
- Kindesalter 65
- Neuroleptika 55
- Polysomnographie 54
- Schlafhygiene/Schlaflabor 54
Schlafwandeln 55, 57
- Kindesalter 65
Schmerzen im Alter 70
Schmerzstörungen, somatoforme 42
- anhaltende 42
- DD 90
Schulangst/-phobie, Kindesalter 66
Schuldfähigkeit, verminderte 80
Schuldunfähigkeit 80
Schuldwahn 25
Schwachsinn, Gutachten 80
Schweigepflicht 3, 81
Schwellkörperautoinjektionstherapie 77
Seborrhö, Parkinson-Syndrom 79
Sedativa 20
Sedierung, Anxiolytika 20
seelische Abartigkeit, Gutachten 80

seelische Konflikte, unbewusste, Essstörungen 52
seelische Störung, krankhafte, Gutachten 80
Selbsthilfegruppen
- Alkoholabhängigkeit 61
- Persönlichkeitsstörungen 51
Selbsthilfemanuale 15
Selegilin
- Demenz 73
- Parkinson-Syndrom 79
Sendungswahn 31
Sensibilitätsstörungen, dissoziative 46
Serotonin-Wiederaufnahmehemmer, selektive s. SSRI
Sertralin 16
Setting 10
Sexualdelinquenz, Gutachten 80
Sexualpräferenzstörungen 77
Sexualstörungen 76-77
sexuelle Dysfunktionen 76
sexuelle Funktionsstörungen 76-77
- Sildenafil (Viagra®) 77
sexuelle Phasen 76
sexueller Missbrauch 65
Sick-Building-Syndrom (SBS) 43
Sildenafil (Viagra®), sexuelle Funktionsstörungen 77
Single-Photon-Emissions-Computer-Tomographie (SPECT) 9
SNRI (selektive Noradrenalin-Wiederaufnahmehemmer) 16
Sodomie 76
somatische Syndrome, Depression 25
somatische Vorgeschichte 2
Somatisierungsstörungen/somatoforme autonome (vegetative) Funktionsstörung 42-43
- Angststörungen 38
- DD 90
- undifferenzierte 42-43
Somnambulismus 55, 57
- Kindesalter 65
Somnolenz, psychiatrischer Notfall 74
Sopor, psychiatrischer Notfall 74
Sozialanamnese 3
soziale Phobien 37
sozialer Faktor, Alkoholabhängigkeit 58
Sozialtherapie 15
Soziotherapie 14-15
- Schizophrenie 35
Spätdyskinesien, Neuroleptika 18, 35
Spastik 3
SPECT (Single-Photon-Emissions-Computer-Tomographie) 9
Speed, Drogenabhängigkeit 62
Sprachverarmung, Parkinson-Syndrom 73
Sprechstörungen 64-65
SSRI (selektive Serotonin-Wiederaufnahmehemmer) 16

Register

- Belastungsstörungen, posttraumatische 45
- Persönlichkeitsstörungen 51
- Zwangsstörungen 41

Stammeln 64
Standbild 3
Stimulanzien, Drogenabhängigkeit 62
Stottern 64
Streitsucht 49
Stupor
- depressiver 25
- dissoziativer 46
- katatoner 31
- psychiatrischer Notfall 74–75

Sublimierung 10
Substanzmissbrauch
- DD 32
- Essstörungen 53
- Schlafstörungen 57

Suchtanamnese 3
Suchterkrankungen, Gutachten 80
Suizidalität 74
- Alkoholabhängigkeit 59
- im Alter 70–71
- DD 84–85
- Depression 26
- psychiatrischer Notfall 74
- Schizophrenie 33

Symptomebene 8
Syndromebene 8
systemische Therapien 14

T

Testpsychologie 8
TGA (transitorische globale Amnesie) 46
Therapiedauer 11
Ticstörungen 65
Tourette-Syndrom 65
- Zwangsstörungen 41

Tranquilizer 20
transitorische globale Amnesie (TGA) 46
Transsexualismus 77
Transsexualität 77
Transvesti(ti)smus 76–77
Tranylcypromin 16
Traurigkeit 5

Tremor 3
- Parkinson-Syndrom 79

Trennungsangst, Kindesalter 66
Trisomie 21 (Down-Syndrom) 68

U

UBK (umweltbezogene Körperbeschwerden) 43
Über-Ich 10
Übertragung 11
Ultra-rapid-Metabolizer 16
unipolare Störungen 24
Unterbringung 80
- psychiatrisches Krankenhaus 80

Untersuchung, körperliche/neurologische 3

V

Vaginismus 77
Validität, testpsychologische Untersuchungen 8
Valproat 17
- affektive Störungen 29

Verarmungswahn 5, 25
Verdrängung 10
Verfolgungswahn 5
Verhalten 4
Verhaltensstörungen 66
- Gutachten 80

Verhaltenstherapie, kognitive 12
- ADHS 66
- Angststörungen 38
- Belastungsstörungen, posttraumatische 45
- Depression 26
- Persönlichkeitsstörungen 51
- Zwangsstörungen 41

Versündigungswahn 5, 25
Verträglichkeit, soziale 49
Viagra® (Sildenafil), sexuelle Funktionsstörung 77
Vitamin E 21
- Demenz 73

Vorbeireden 31
Vorgeschichte, psychische/somatische 2
Voyeurismus 76

W

Wahn 4–5
- Alkoholabhängigkeit 59
- Formen 5
- hypochondrischer 25
- Inhalte/Themen 5, 25
- nihilistischer 25
- Parkinson-Syndrom 73
- religiöser 31
- Schizophrenie 31

Wahneinfall/-ideen 5, 25, 31
Wahnstimmung 5, 31
Wahnwahrnehmung 5, 31
Wahrnehmungsstörungen 5
Waschzwang 5
Wernicke-Enzephalopathie, Alkoholabhängigkeit 59
Widmark-Formel, Blutalkoholberechnung 58
Willensbeeinflussung 31
Wochenbettdepression 25
Wochenendtrinker 59

Z

Zönästhesien 31
Zolpidem 20
Zopiclon 20
Zwänge 5
Zwangsgedanken/-handlungen 40
Zwangshandlungen 40
Zwangsstörungen 40–41
- Angststörungen 38
- Antidepressiva 41
- Essstörungen 53
- kognitive Verfahren 41
- psychodynamische Verfahren 41
- Psychotherapie 41
- Reaktionsvermeidung 41
- Reizkonfrontation 41
- SSRI 41

Zyklothymie 29
- Antikonvulsiva 29